TÉCNICAS PARA CURARTE A TI MISMO

El método Schneider de la salud

MEIR SCHNEIDER

TÍTULO ORIGINAL DE LA OBRA: *Movement for Self-Healing*.
Publicada por New Word Library, Novato, California.
Publicada inicialmente como *Self-Healing: My Life and Vision, por Methuen*, Inc., 1987

COORDINACIÓN EDITORIAL: Matilde Schoenfeld
CUIDADO DE EDICIÓN: Gilda Moreno Manzur
TRADUCCIÓN: Georgina Turner
PORTADA: Víctor M. Santos Gally

© 2007   Meir Schneider
© 2008, 2016   Editorial Pax México, Librería Carlos Césarman, S.A.
               Av. Cuauhtémoc 1430
               Col. Santa Cruz Atoyac
               México DF 03310
               Tel.: 5605 7677
               Fax: 5605 7600
               editorialpax@editorialpax.com
               www.editorialpax.com

Primera edición
ISBN 978-607-9472-13-9
Reservados todos los derechos

Índice

Agradecimientos xiii

Introducción xv

Parte 1. Crecer ciego 1

1 Savta: mis primeros años 3

Rumbo a la Tierra Prometida 5

Lidiar con la ceguera 6

La escuela primaria 8

La vida en un bachillerato "normal" 10

Desesperación y esperanza 13

2 Isaac: la libertad para ver 15

Un encuentro providencial.. 16

Expansión de mis horizontes... 21

Resistencia de mi familia... 24

Recaída 26

Un punto crucial 27

3 Miriam: la dicha del movimiento 31

La yoga me encuentra en la playa 33

4 Mis primeros pacientes 37

Por mi cuenta 37

Un aliado y un nuevo reto 40

Mi propio progreso 44

Danny 46

Más éxitos con la distrofia muscular 49

Una práctica emergente 52

5 **Vered: aprendiendo de la polio** **53**
   Intento de ingresar a una escuela profesional 54
   Trabajo con la poliomielitis de Vered 55
   Channi: otra persona con poliomielitis 61
   La severa polio de Frida 63
   Aprendizaje sobre la marcha 64

6 **Nuestro primer centro** **67**
   El nacimiento de un nuevo centro de terapia 68
   Trabajo con problemas oculares 70
      Ejercicio ocular: oscilación 70
   Distintos estilos terapéuticos................. 72
   Aprender a relacionarse con los pacientes 74
   Resistencia interna a la sanación 76
   El poder de la mente 78

7 **Tensores para Rivka** **79**
   Inicio del trabajo con Rivka 80
   Un obstáculo 82
   La amabilidad de extraños 87
   Dramática mejoría 87

Parte 2. Terapia de sanación personal **91**

8 **Problemas oculares** **93**
   El enfoque del doctor Bates 94
   Tía Esther cambia de opinión 96
   Camino a San Francisco 97
   Luelia: sanar al mismo tiempo el cuerpo y los ojos 100
   Donald: recuperación de la visión después de un
      accidente cerebrovascular 104
   Dafne: el poder de comprometerse 108
   Nancy: de la ceguera a la visión 110
   El método Bates básico y más allá 112
      Aplicación de las palmas de las manos 113

Balanceo 113

Oscilación 113

Baño de sol 114

Cómo mejorar tu visión 115

9 Problemas de espalda 121

Funcionar desde nuestro propio centro 123

Mi trabajo con problemas de espalda 124

Gabi: el insoportable peso del pesimismo 124

David: liberarse de cargas 125

Ayudar al señor Shadmi a atarse los cordones de

los zapatos 127

Tomar un tiempo para sanarnos 130

El amanecer de Naomi 131

Dar a Bert un sueño de buenas noches 134

Desarrollo de una espalda saludable 135

Ejercicio para la espalda: diferenciación 136

Ejercicio para la espalda: estiramiento y expansión 136

Ejercicio para la espalda: automasaje para mejorar

la circulación 137

Evitar la contracción 137

Ejercicio para la espalda: estiramiento de las piernas 137

Ejercicio para la espalda: caminar de lado o hacia atrás 138

Separar el uso de las extremidades y la espalda ... 139

Ejercicio para la espalda: incorporarse sin usar

los músculos de la espalda 139

Ejercicio para la espalda: relajar la tensión 139

Emociones y tensión física 140

Empezar desde abajo 140

Ejercicio para la espalda: caminar descalzo 141

Ejercicio para la espalda: trabajo con los dedos de los pies ... 141

Otras maneras de cuidar tu espalda 142

Ejercicio para la espalda: masaje con una pelota de tenis 142

Mantente consciente de tu espalda 143

Movimiento en muchos planos 143

Ejercicio para la espalda: rodar de un lado a otro 143

Ejercicio para la espalda: giros de los hombros 144

Tu programa de ejercicios para la espalda 145

10 Artritis 147

Rachel: alivio de la artritis 148

Eileen: superación de resistencias físicas y emocionales 150

Kristin: regeneración después de un reemplazo de cadera 156

Causas y alivio de la artritis 159

Ejercicio para artritis: expansión con la respiración 160

Restablecimiento de las articulaciones 161

Ejercicio para artritis: estiramiento de los dedos 161

Ejercicio para artritis: giro de antebrazos 162

Ejercicio para artritis: agua caliente con sal

para dedos de manos y pies 162

Ejercicio para artritis: articulaciones de los hombros 163

Ejercicio para artritis: movimiento de tobillos 163

Ejercicio para artritis: masaje para pies 164

Ejercicio para artritis: movimientos

de la articulación de la cadera 165

Ejercicio para artritis: relajación de la cadera

mediante movimientos circulares de las piernas 165

Ejercicio para artritis: estiramientos de la espalda 166

Cómo funcionan las articulaciones 166

Ejercicio para artritis: mirar hacia el frente

mientras caminas 167

Ejercicio para artritis: caminar bien 167

Ejercicio para artritis: sentarse bien 168

Ejercicio para artritis: masaje a la espalda

con una pelota de tenis 168

Ejercicios en agua tibia 169

Ejercicio para artritis: caminar en agua 169

Ejercicio para artritis: doblar brazos y piernas en agua 169

Ejercicio para artritis: escalar la pared de la piscina 170

Ejercicio para artritis: movimientos oscilatorios

de las piernas en agua 170

Ejercicio para artritis: movimiento pasivo
del brazo en agua 170
Mi punto de vista acerca de la medicación para la artritis 170
Conciencia diaria del movimiento 171
El papel del estrés 172
Ejercicio para artritis: la locomotora 173

11 Esclerosis múltiple **177**
Ilana: superación de la rigidez 178
Sofía: una cura sin precedentes 181
Menachem: dejar atrás la desesperanza 189
Mi conferencia en la Sociedad de Esclerosis Múltiple 194
Ejercicio para esclerosis múltiple: relajación
con la respiración 196
Indicadores para hacer los ejercicios 196
Ejercicio para esclerosis múltiple: fortalecimiento
de los dedos de los pies y relajación de los tobillos 197
Desarrollo de pies y pantorrillas fuertes 197
Ejercicio para esclerosis múltiple: masaje
del pie con una pelota de tenis 198
Control fino del movimiento 198
Ejercicio para esclerosis múltiple: abrir y cerrar la mano 199
Ejercicio para esclerosis múltiple: girar la cabeza 199
Más allá de los medicamentos 200
Ruth: aumento de la movilidad y la estabilidad 200
Ejercicio para esclerosis múltiple: equilibrar los ojos 200
La esclerosis múltiple en clima frío y clima cálido 201
Dejar la silla de ruedas 201
Shannon: recuperación de la visión dañada
por esclerosis múltiple 202

**12 La respiración, la visualización
y la conciencia del cuerpo** **205**
El señor Solano, la respiración como medio para
desprenderse de dolores menores de cabeza y de espalda 205
Viva: alivio de la anemia al mejorar la circulación 207

Dvora: restablecimiento de la fuerza interna 211
Naomi: el poder de la visualización 215
Aumentar la conciencia de tu propio cuerpo 216
Reaprender a caminar 217
Trabajo con músculos poco utilizados 218
Ejercicio de toma de conciencia del cuerpo:
   rodar de un lado a otro 218
Ejercicio de toma de conciencia del cuerpo:
   centrar y expandir 220
Ejercicio de toma de conciencia del cuerpo:
   separación de las funciones de piernas y espalda 221
Ejercicio de toma de conciencia del cuerpo:
   movimientos giratorios de antebrazos 222
Ejercicio de toma de conciencia del cuerpo:
   movimientos giratorios de las piernas 223
Ejercicio de toma de conciencia del cuerpo:
   estirarse hacia atrás 224
Ejercicio de toma de conciencia del cuerpo:
   movimientos amplios de las piernas 224
Ejercicio de toma de conciencia del cuerpo:
   aislar diversas áreas de la espalda 226
Liberación de emociones almacenadas 226
El papel de la imaginación 228
Ejercicio de toma de conciencia del cuerpo:
   prácticas sencillas de visualización 228

13 Distrofia muscular **231**
La naturaleza de la distrofia muscular 231
El señor Kominski: restablecer el funcionamiento 233
Lili: de una parálisis casi segura a la experiencia de caminar 235
Nuestro enfoque de la distrofia muscular 237
Rosie: adiós al bastón y volver a bailar 238
Beatriz: una sorpresa para los especialistas 239

14 Envejecer con gusto **241**
Superar hábitos destructivos 242

Movilidad 243
    Ejercicio para envejecer con gusto:
      desarrollo de los glúteos 245
    Ejercicio para envejecer con gusto: glúteos y abductores 245
    Ejercicio para envejecer con gusto: cuasi-*splits* 246
La visión 246
Circulación 247
    Ejercicio para envejecer con gusto: giros de los hombros 248
    Ejercicio para envejecer con gusto: movilidad
      de la articulación de la cadera 248
    Ejercicio para envejecer con gusto: movilidad pélvica 248
Entrando a los sesenta 249
Entrando a los setenta 249
    Ejercicio para envejecer con gusto: estirar la espalda media . 250
    Ejercicio para envejecer con gusto: relajar el cuello 250
Entrando a los ochenta 250
Entrando a los noventa 251
Más elementos de un envejecimiento satisfactorio 252

Parte 3. El siguiente horizonte 255

15 La mente 257
Cómo controla la mente el cerebro y el cuerpo 257
Mi profunda experiencia de sanación personal 260
La mente colectiva 263

16 Una comunidad de sanación personal 265

17 Treinta años después 269

Epílogo 277
Índice analítico 279

AGRADECIMIENTOS

Agradezco a mi esposa, Dror R. Schneider, su ayuda para estructurar esta obra. Trabajó con amor y devoción y le invirtió mucho talento al manuscrito.

Agradezco también a Hal Kramer y Linda Kramer, quienes decidieron publicar este libro. Linda Kramer nos hizo sugerencias muy útiles que lo hicieron más accesible, más actualizado y más ampliamente aceptado por el público.

Quiero darle las gracias a Maureen Ustenci y Marjory Annenberg, quienes me ayudaron a convertir mis pensamientos en manuscrito para el libro original.

Son muchas las personas que me apoyaron para escribir esta obra, y me gustaría agradecer a todas. Mi agradecimiento a mis alumnos, que escucharon las primeras lecturas. Hannerel Ebenhoech me enseñó a poner en palabras lo que había en mi mente, ya fuera en forma de publicación o no, y me alentó mucho. Gracias a Arnie Kottler pude darle al libro una forma legible. Sobre todo, quiero agradecer a mis pacientes, que son los héroes de este libro; ellos me ayudaron a comprender la vida con mayor profundidad y a crear mi método; asimismo, mediante su ejemplo, ayudaron a mucha gente a percibir la vida de otra manera.

Introducción

Mi propósito al escribir este libro es compartir la sensación de que la vida puede mejorar. Cuando percibimos que nuestro interior se expande, todo lo que se encuentra en el exterior empieza a funcionar más a nuestro favor. Cuando proyectamos optimismo a la gente que nos rodea, recibimos de vuelta el reflejo de nuestros sentimientos positivos.

He trabajado con personas que apenas podían moverse, lo mismo que con atletas. Aprendí que nuestras capacidades físicas tienen poco que ver con la seguridad en nosotros mismos, nuestro optimismo o nuestra desesperación. Cuando nos adentramos de manera profunda en nuestro interior y vemos el enorme poder con que contamos, la desesperación desaparece y el entorno comienza a mejorar.

En este libro narraré las historias de unas treinta personas que han trabajado conmigo para mejorar su salud. Algunas de ellas buscaban perfeccionar el funcionamiento de un cuerpo saludable. Algunas tenían una visión muy precaria, y cada logro les develaba algo del mundo. Otras sufrían parálisis y aprendieron a incrementar la gama de movimientos posibles. Algunas se mostraron optimistas desde el principio; otras, no.

Mi publicación anterior, *Self-Healing: My Life and Vision* (Arkana, 1989), constituye la versión original de este nuevo libro. En esta versión revisada he integrado más historias de recuperación y describo algunos de mis programas de ejercicios, con el propósito de que puedas experimentarlos. Si sufres algunos de los problemas que aquí analizo, verás que, tal como mejoraron estas personas, es posible que tú también mejores tu salud. Asimismo, en este libro explico la esencia de mi trabajo con mayor profundidad. Una mujer que leyó el manuscrito después de haber decidido suicidarse, concluyó que su vida era muy valiosa y que valía la pena vivir.

Este libro está escrito a partir de una serie de historias. Escribirlo me hizo sentirme expuesto porque hablo de la autenticidad de mi compromiso con cada una de las personas cuya historia relato. Quizá te identifiques con algunos de estos personajes; o tal vez alguno de ellos te recuerde a alguien a quien conoces. Espero que la determinación de estas personas, sus retos y sus triunfos te permitan ver de qué manera puedes mejorar tu vida. Ojalá sus historias preparen el camino para que profundices el conocimiento que tienes de ti mismo, te aceptes con amor y disfrutes de una salud más vibrante.

PARTE 1
CRECER CIEGO

1

SAVTA: MIS PRIMEROS AÑOS

Fue Savta, la madre de mi madre, quien primero se percató de que yo estaba ciego. Esto sucedió poco después de que nací, en Levov, Rusia, a las afueras de Kiev. Savta (que en hebreo significa "abuela") me observó con atención durante varios días; cuando estuvo segura, le pidió a Dios la fortaleza y la sabiduría para aceptar esta nueva tragedia: otro descendiente con discapacidad.

Mis padres, ambos, son sordos. Mi madre, Ida, perdió el oído a los tres años, a raíz de una enfermedad que no fue diagnosticada. Mi padre, Avraham, quedó sordo a la edad de un año como consecuencia del daño cerebral que sufrió cuando una nodriza lo dejó caer por accidente. Se conocieron en un baile escolar en Levov, se enamoraron y se casaron. La madre de mi padre tenía tanto miedo de que tuvieran hijos minusválidos que dormía con ellos para evitar que se consumara la unión. Pero, puesto que esto es imposible, mi madre quedó embarazada de Bella, mi hermana.

Bella fue una niña completamente sana. Ya con plena confianza, cinco años después tuvieron otro hijo. Nací con estrabismo, glaucoma (excesiva presión ocular), astigmatismo (curvatura irregular de la córnea), nistagmo (movimiento ocular involuntario) y catarata (opacidad del cristalino). En suma, estaba ciego. Mi padre estaba muy ocupado sacando adelante su estudio fotográfico, y mi madre, al ser sorda, se sentía incapaz de proporcionarle a un bebé ciego los cuidados especiales que requería y, al mismo tiempo, seguir atendiendo a una inquieta niña de cinco años. Así pues, su madre se mudó a Levov para cuidarnos a Bella y a mí.

Mis primeros recuerdos se refieren en exclusiva a mi abuela. Mi abuelo había sido arrestado por el gobierno comunista en 1943, once años antes de que yo naciera, por emplear en su tienda prácticas comerciales capitalistas. Fue sentenciado a ocho años en Siberia y el gobierno confiscó su enorme casa, en la que acomodó a siete familias. Después de sólo seis meses, mi abuelo fue exonerado cuando todos los rusos nacidos en

Polonia concentrados en aquel campo siberiano fueron reclutados para formar parte de la resistencia polaca. Pero cuando el general polaco a cargo del regimiento se enteró de que mi abuelo era judío, lo despidió. Aunque liberado por esta curiosa circunstancia, seis meses de abusos y trabajos forzados habían quebrantado el ánimo de mi abuelo y el hombre que regresó con su familia era un ser amargado.

De tal forma, fue tarea de Savta cuidar de mí. Cuando tenía seis meses, me llevó en tren a Odessa, a orillas del mar Negro, a casi 500 kilómetros de distancia, para consultar a una oftalmóloga de vanguardia. Savta me cuenta que me encantó el viaje en tren y me disgustó mucho la doctora que me examinó. Esta última, rodeada por un grupo de oftalmólogos residentes que observaba la consulta, declaró por fin que sería necesaria una cirugía en cuanto los cristalinos fueran lo suficientemente resistentes.

Mientras me tenía en brazos le sonrió a Savta y le dijo:

—Es un bebé muy lindo. Tiene una cabeza muy grande, ¡un genio como Aristóteles!

Luego, dirigiéndose a los médicos, comentó:

—Operaremos.

Uno de los residentes murmuró:

—Espero que no me toque esa guardia.

Después de la entrevista Savta buscó a dicho médico y le pidió que se explicara.

—A su edad el cráneo es muy suave —le contestó— y esta cirugía le dejará una lesión.

—Hemos planeado llevarlo a Israel en unos años —le comentó Savta—. ¿Sería conveniente esperar tanto?

—Sí —afirmó el doctor—. De hecho, creo que sería mucho más seguro llevarlo con un médico judío.

Temerosa de que le ocasionaran algún daño a su nieto, Savta empacó y de inmediato me llevó a bordo del lento tren que nos llevaría de regreso a Levov.

Durante los siguientes tres años adquirí conciencia de mi ceguera. El mundo era un lugar incómodo, lleno de sombras, siempre a oscuras. Había muchos sonidos súbitos e inesperados. Muy rara vez sabía de qué se trataba. El mundo estaba formado de superficies duras y bordes puntiagudos, sólo Savta era suave y tierna.

Savta me calmaba y consolaba. El mundo parecía un poco más brillante cuando estaba cerca, y yo me aferraba a ella, escuchaba lo que hacía y la seguía por todas partes. Cuando salía de compras o iba a la biblioteca, no importaba que me hubiera asegurado que no tardaría, no dejaba de gritar hasta que volvía. Por supuesto, mi madre no me escuchaba; pero incluso si veía que estaba haciendo un berrinche, no podía calmarme. Sólo cuando llegaba Savta, oía su voz dulce y cariñosa y sentía su abrazo cálido me tranquilizaba.

Rumbo a la Tierra Prometida

Cuando tenía cuatro años, mi familia inició el proceso de emigración a Israel. Aunque vivíamos con comodidad en Levov, mi padre siempre se encontraba en peligro, entre otras cosas porque en su tienda se vendían iconos religiosos, que eran ilegales en el régimen comunista. Además, mi abuelo estaba muy consciente del peligro que implicaban las autoridades. Como judíos, mi familia consideró que sería mejor vivir en un país gobernado por nuestra propia gente.

En aquella época la emigración directa de Rusia a Occidente estaba prohibida, por lo que primero tuvimos que cruzar la frontera de Polonia. Esto fue posible gracias al certificado que había obtenido mi abuelo cuando fue liberado en Siberia y que lo acreditaba como polaco (y, como más tarde me enteré, gracias, también, a un guardia fronterizo sobornable). Tuvimos que permanecer seis meses en Polonia antes de que se nos permitiera marcharnos.

En Polonia fui sometido a mi primera cirugía de catarata para remover las áreas opacas de cada cristalino. Fue terriblemente doloroso y no lograba comprender qué pasaba. Todas las noches Savta se recostaba junto a mí y me daba masaje en la cara y el cuello. Recuerdo haber despertado un momento durante la operación y haber visto el rostro del médico, su cubreboca y sus ojos. No sé si lo soñé o si en realidad lo vi; pero fue el primer indicio de que podría llegar a ver. Nunca olvidé aquella imagen y la esperanza que me infundió.

Después de la operación me cubrieron por completo los ojos con vendas. Cuando me las quitaron pude distinguir luz, sombras e incluso algunas formas vagas. Por lo general la gente supone que la ceguera implica vivir en oscuridad total, pero tras experimentar la ceguera absoluta con los ojos vendados, me di cuenta de que la ceguera es relativa y que sí percibía algo de luz.

Me recuperé de la operación en casa. Luego, pasados seis meses en Polonia, mis abuelos, mis padres, dos tíos, Bella y yo tomamos nuestros pasaportes polacos y viajamos a Italia. Ahí abordamos el barco de pasajeros Shalom y zarpamos hacia Israel.

Recuerdo la brisa del mar, fresca y salada, los enormes motores a diesel, que no sólo escuchaba sino que podía sentir en cubierta, y el balanceo del barco, que me dificultaba estar de pie. Y recuerdo la luz, la brillante luz del sol que apenas alcanzaba a distinguir, plateada, reflejándose desde el Mediterráneo. Solía recargarme en la barandilla y quedarme un buen rato mirando con fijeza esa luz reflejada en el agua. En una ocasión, mientras estaba ahí, mi abuela me puso en la mano un pedazo de queso *cheddar*. Recuerdo que lo acerqué mucho a mi rostro y realmente vi que mis dedos sostenían algo de un color maravilloso que nunca antes había visto. Mi abuela debe de haber observado el movimiento de mis ojos al intentar enfocar el queso.

—Es queso de color amarillo, mi querido Meir —me dijo.

Yo empecé a recorrer la cubierta dando traspiés y gritándole a cuanta gente encontraba:

—¡Queso amarillo! ¡Queso amarillo!

Desembarcamos en Haifa y nos establecimos en Morasha, un suburbio de Tel Aviv. Mis abuelos y mis tíos se instalaron en un pequeño departamento, y mi familia y yo en otro, en el mismo edificio. Mi padre y mi abuelo se dispusieron a reiniciar su negocio de fotografía en Tel Aviv.

Lidiar con la ceguera

Durante los dos años siguientes, entre los cinco y los siete años de edad, me sometieron a cuatro operaciones más de catarata. Cuando una cirugía de éstas se realiza con éxito el cristalino opacado se retira por completo, lo que permite que la luz penetre en la retina. En mi caso no sólo no fue posible quitarlos del todo, sino que las operaciones consecutivas crearon tejido fibroso que bloqueó aún más el paso de la luz. Mi visión no mejoró en absoluto. Las operaciones eran terriblemente dolorosas y traumáticas en el aspecto emocional. En el hospital oía llanto de niños, puertas que se azotaban y gente extraña que hablaba con rudeza. Tenía sed y detestaba los olores. Casi siempre tenía miedo. Savta era mi único consuelo; me abrazaba, me tranquilizaba, me calmaba, me daba masaje. Estábamos en un hospital cerca de Jaffa, junto al Mediterráneo, y constantemente me recordaba que sintiera la brisa refrescante del mar y oliera el aire salado. Cuando no podía quedarse yo lloraba toda la noche.

Después de cinco operaciones ambos cristalinos quedaron destruidos casi por completo. Sin anteojos sólo podía ver luces difusas y sombras, y con las gruesas lentes de mis anteojos alcanzaba a distinguir formas vagas. El doctor Stein, oftalmólogo de fama internacional que llevó a cabo mi última operación, declaró que mi condición era irreversible.

En casa yo me mostraba enojado y rebelde. La forma en que los anteojos concentraban la luz sobre mis ojos resultaba dolorosa, así que los tiraba al suelo y los pisoteaba.

Aunque los cristales eran demasiado gruesos como para romperse, al menos conseguía destruir el armazón. Tenía dolores persistentes en ambos ojos y me sentía atrapado sin remedio en una oscura prisión de sombras y esbozos.

Al mismo tiempo, estaba consciente de que una parte de mí estaba en paz y aceptaba lo que sucediera. Aun en mis momentos más histéricos, sabía que las cosas no estaban tan mal como parecían.

Siempre utilizaba las manos para "ver" texturas y formas. Me encantaba sentir los contornos de mi familia: sus rostros, manos, brazos, barrigas, piernas y pies. Aunque mis sentidos del olfato, gusto y oído eran inusualmente sensibles, por medio del tacto exploraba el mundo y llegué a conocerlo en realidad.

Dado que mi mundo no era visual, era difícil comunicarme con mis padres sordos. No aprendí a usar el lenguaje de los sordomudos, y en esa época no comprendía la importancia de hablar dirigiéndome a ellos para que pudieran leer mis labios. Mi padre solía tomarme la cabeza, a veces contra mi voluntad, y levantarme la cara para ver mis labios. Su voz tenía el sonido de un grifo que gotea sobre una lata de café:

—Bup bop blip blu blu blob.

Pero fui desarrollando la habilidad auditiva para entenderlo, y sabía cuando me decía:

—¡Deja de tirar esa maldita lámpara!

Por supuesto, hubo muchos desastres. Cuando salíamos juntos mi padre y yo, con frecuencia me perdía. Me quedaba parado y empezaba a llorar a gritos, pero él no podía oírme. Era necesaria la intercesión de algún buen samaritano que se diera cuenta del problema para que nos reuniéramos.

Desde que tenía más o menos siete años hasta mi adolescencia, intenté a toda costa ser como los demás; nunca acepté ser "minusválido". Cuando quería cruzar una calle, podía ver lo suficientemente bien como para saber en qué momento empezaban a moverse las vagas sombras de la gente. Sólo cuando estaba oscuro podía apenas distinguir un punto de luz roja o verde en un semáforo. De vez en cuando simplemente avanzaba y los conductores a mi alrededor tenían que pisar el freno a fondo. Aunque nunca sufrí un accidente grave, en varias ocasiones fui alcanzado por un vehículo, y siempre se armaba un gran alboroto. Pero nunca usé un bastón blanco o un perro lazarillo.

Iba al cine, y aunque mis ojos no me decían mucho, podía oír los sonidos y seguir la trama. Y nunca me cohibió pedirle a la gente que me pusiera al tanto de lo que sucedía. Incluso montaba en bicicleta, aunque con frecuencia chocaba con muros, árboles y personas. Una vez me fui por una larga escalera sin querer, y me lastimé el cóccix. Jugaba fútbol *soccer*. Aunque no podía participar en todas las jugadas, ocasionalmente le pegaba a la pelota y peleaba bien el balón. Me encantaba andar corriendo, pero casi todos los días me caía y me golpeaba la cabeza. Aún ahora la gente dice que tengo la cabeza dura.

Los niños de mi vecindario solían excluirme. Cuando intentaba participar en sus juegos hacían bromas a mi costa. De repente estaban ahí y de pronto ya no estaban. Para ellos no era malo burlarse así de mí; les parecía algo perfectamente natural. Yo tenía que gritar y luchar para participar en cualquier juego y, una vez dentro, esforzarme mucho para seguir jugando.

LA ESCUELA PRIMARIA

Llegó la edad escolar. Vivíamos en los suburbios y el condado proporcionaba transporte para todos los niños con discapacidad que debíamos asistir a escuelas en la ciudad; no podíamos inscribirnos en planteles locales. En mi camioneta había otro niño ciego y varios con poliomielitis. Todas las mañanas y todas las tardes este grupo de niños ciegos y minusválidos entraba y salía de Tel Aviv.

La ciudad me fascinaba. Era enorme, llena de actividad y ruidosa. Les presumía a los niños de mi vecindario que iba a una escuela de la ciudad. Les contaba a qué jugábamos en Tel Aviv y cada vez que perdía algún juego con ellos les decía:

—En Tel Aviv tenemos otras reglas.

En primer año empecé a estudiar Braille. Al final de cada día los niños ciegos teníamos una hora de clase de lectura y escritura Braille. Me costaba trabajo sentarme quieto en un lugar y concentrarme en las impresiones en relieve del papel. Los diversos grupos de puntos no tenían significado alguno para mí. Mi primera maestra de Braille fue una mujer impaciente que me regañaba y me castigaba cada vez que me equivocaba, lo cual hacía aún más difícil el aprendizaje.

En la clase de Braille, cuando pretendía ver mis dedos deslizarse a lo largo del texto, la maestra me gritaba:

—¡No puedes ver la página de todas maneras, así que no la mires!

Esta instrucción de evitar ver mis dedos y, más bien, mirar sólo al frente para concentrarme por completo en lo que éstos sentían, me resultaba fastidiosa en especial. Implicaba actuar como si no tuviera ojos. Al impedirnos utilizar la poca visión que teníamos, la maestra disminuía la probabilidad de que alguna vez fuéramos "normales" y sin percatarse contribuía a que se redujera nuestra autoestima.

Había otro dilema para los niños minusválidos. Por una parte, por ser ciego no se esperaba que lograra muchas cosas; se sabía que el estudio del método Braille era lento y laborioso. Pero, justo por esto, para compensar, se esperaba también que me esforzara el doble de lo que tenían que hacerlo los niños que veían bien. Por supuesto, esto era frustrante. Y, sin embargo, cuanto más convivía con niños "normales", más me percataba de que podía hacer lo mismo que ellos y estaba decidido a hacerlo. Al llegar a cuarto año leía Braille con rapidez.

Cuando tenía diez años nos mudamos a Tel Aviv y tuve que aprender a moverme en un nuevo vecindario. Seguí asistiendo a la misma escuela, ya que ahí era donde enseñaban Braille, lo cual me impidió conocer a los niños de mi nuevo vecindario. Me sentía bastante solo y me refugié en los libros; leía con voracidad.

LA VIDA EN UN BACHILLERATO "NORMAL"

En Israel la competencia para ser aceptado en un bachillerato de alto nivel era muy rigurosa. Mis maestros nunca pensaron que un jovencito ciego pudiera ingresar a una buena escuela, pero mi abuela estaba decidida a ayudarme. Ella me alentó para sobresalir; con su titubeante hebreo me ayudó a estudiar lo mejor que pudo y se aseguró de que yo creyera en mí mismo. Me preparé intensivamente para el bachillerato, consciente de que sería una época determinante en mi vida. Con la ayuda de mi abuela, que intercedió por mí ante los directores de las escuelas más importantes, fui aceptado en la de más renombre de Tel Aviv.

Pese a todos mis miedos y dudas, me sentía muy emocionado de iniciar el bachillerato. Las posibilidades parecían ilimitadas. Me embargaba la emoción ante lo desconocido. Mi abuela y algunas otras personas que creían en mí me habían animado, incluso empujado, a triunfar. Pero ya en el bachillerato de inmediato encontré los mismos prejuicios respecto de los minusválidos con los que me había topado en el pasado. Se me prohibió ir a las excursiones y se me excluyó del entrenamiento preliminar para hacer el servicio militar, obligatorio para todos los demás chicos.

En Israel el entrenamiento militar es un elemento básico de la vida de todos los jóvenes. Ser excluido fue para mí un duro golpe. Recurrí al subdirector argumentando que yo era perfectamente capaz de realizar cualquier actividad que fuera requerida. Me tomó varias horas —incluso di manotazos en su escritorio—, pero por fin me permitió hacer el entrenamiento y participar en las excursiones. Me prohibieron disparar armas, pero podía correr tan rápido como cualquiera. Cuando los demás chicos tenían que saltar de una altura de unos tres metros sobre un colchón, yo lograba escabullirme en la fila y saltaba, aunque se suponía que no debía hacerlo. Pude ingeniármelas para participar en todas las actividades del entrenamiento, excepto en la práctica de tiro con rifle; el instructor fue muy firme al respecto. También aquí me encontré con una contradicción desconcertante: dado que el instructor no consideraba que yo perteneciera en realidad al grupo, debía esforzarme más que todos para justificar mi estancia en él. Aunque algunos podían olvidar de vez en cuando sus uniformes, yo siempre tenía que estar vestido correctamente. No me gustaba que se me exigiera ni más ni menos que a los demás.

En el bachillerato tuve que adaptarme por completo a las nuevas circunstancias. Ya no tomaba clases de Braille; estaba en una escuela para estudiantes normales. Muchos de los libros de texto requeridos no existían en Braille y aunque algunos de los maestros intentaban ayudarme pidiéndole a otros chicos que me leyeran, por lo general tenía que escribir a la biblioteca especializada y solicitar que me mecanografiaran los libros en Braille. Esto, además de las largas y arduas horas de estudio, me obligaba a usar mi inteligencia con mayor plenitud y de muy diversas maneras. Debía captar con rapidez tanto sucesos como ideas, pues no podía simplemente ponerme a leer después como los demás chicos. Ya que necesitaba ayuda extra en lecturas y materias como matemáticas, tenía que ser muy bueno en otras para intercambiar ayuda con mis compañeros. No podía conformarme con ir pasando, tenía que sobresalir.

Me fue muy bien en la mayoría de las clases, pero me rezagaba en la clase de Talmud (las escrituras judías) porque el maestro parecía más interesado en el fútbol y las jovencitas de mi clase que en hacer exposiciones coherentes. Yo dependía de las exposiciones porque no disponía de otro material para estudiar. Mi tío Moshe, conocido exégeta que interpretara el Antiguo Testamento desde el punto de vista del marxismo, se ofreció a ayudarme. Pensaba que cualquier cosa que valiera la pena emprenderse debía hacerse a la perfección. Así que me sentaba a leerle una página utilizando dos gruesas lentes de aumento, una sobre otra; si cometía el más mínimo error se me acercaba y me decía con ironía:

—Andas bastante mal en esto, ¿eh?

Le resultaba difícil sentarse con paciencia a escucharme leer con lentitud, y yo me esforzaba en sumo grado para ganar su aprobación.

Ese año también descubrí a las chicas, pero en mi primer baile escolar ninguna quiso bailar conmigo. Tomando en consideración mis grandes expectativas de éxito en el bachillerato, esto fue una gran decepción.

Durante el verano que siguió a mi primer año de bachillerato, a sugerencia de mi oftalmólogo de cabecera, fui examinado por la jefa de optometristas del Hospital Hadassah de Jerusalén, que contaba con gran cantidad de sofisticados aparatos para ello. Después de estudiar mi caso con cuidado, me prescribió dos tipos de lentes de aumento que, por primera vez, me permitirían ver las letras. Una de ellas era un monóculo de poder telescópico, con el que podía leer palabras escritas en el pizarrón, una o dos letras a la vez. La otra era una lente cilíndrica, similar a la de un microscopio, sujeta al armazón de mis anteojos, que me permitía leer palabras impresas, también una o dos letras a la vez. Para leer tenía que pegar el libro a mi nariz.

Era pavoroso. Por supuesto que quería ver, pero ya sabía funcionar como ciego, y me atemorizaba pensar en cambiar mi situación. Ahora estaba obligado a confrontar la creencia que mis maestros de Braille y otras personas me habían inculcado: que no podía usar los ojos y, por tanto, no debía intentarlo. A los dieciséis años estaba tan acostumbrado a mi propio modo de hacer las cosas que se me hacía difícil dar el siguiente paso.

Durante el verano intenté adaptarme a mis nuevos lentes y leer una novela corta. Mi tío Moshe me enseñó las letras y aprendí rápidamente. Me tomó cuarenta y cinco horas leer cincuenta páginas, pero, a pesar del gran esfuerzo y de la tensión a la que sometí a mis ojos y cuello, estaba muy emocionado. Cuando empecé a estudiar Braille el proceso había sido igualmente lento, así que esperé con paciencia a aprender a leer cada vez mejor. Algunas veces yo mismo me preguntaba cómo era posible que estuviera leyendo o escribiendo.

Durante mi segundo año de bachillerato cumplí con todas las lecturas obligatorias, entregué todos los ensayos requeridos e incluso pasé los exámenes escritos sin emplear el método Braille. Todos los días sufría terribles dolores de cabeza y con frecuencia tenía hemorragias nasales a causa del esfuerzo extenuante. Me resultaba tan difícil escribir que sudaba mucho durante los exámenes. Un maestro me devolvió un ensayo manchado de sangre con el mensaje: "En verdad te costó sangre, sudor y lágrimas".

Mi profesor de matemáticas me trataba como a un inválido y esperaba de mí un comportamiento callado y retraído. Me ofrecía más ayuda de la que yo necesitaba y llegó a pedirle a otro estudiante que tomara notas para mí. Sin embargo, le dije que, después de nueve años de depender de ayuda para leer y escribir, quería hacer yo mismo el trabajo, fuera cual fuera la dificultad que representara.

Algunos de mis compañeros de clase empezaron a tratarme como igual, pero muchos otros continuaron hostilizándome. En una ocasión en que necesitaba apoyo para hacer una larga tarea de geografía le pedí a un compañero que me ayudara. Su respuesta fue:

—Tú tienes el libro, léelo.

Al principio me sentí ofendido, pero después me di cuenta del valor de esta lección: tenía que ser independiente.

Un día fui convocado por el Departamento de Registros de las Fuerzas de Defensa de Israel. Mi padre, cuya sordera lo había exonerado del servicio militar, me dijo que sólo tendría que mostrarles mi certificado de ceguera para no tener que pasar por las pruebas. Esto me disgustó porque, como mencioné, el servicio militar es algo muy importante en Israel y lo que yo más anhelaba era ser admitido. Cuando acudí al centro de inducción para someterme al examen físico, el oftalmólogo se quedó sorprendido ante mi incapacidad para leer incluso la primera letra del cartel, ¡usando mis gruesos lentes! Fui declarado no apto para el servicio.

DESESPERACIÓN Y ESPERANZA

Por aquella época mi oftalmóloga me sometió a algunas pruebas para determinar mi progreso con las lentes de aumento. Reconoció mi esfuerzo, pero después de examinar mi ojo derecho, que era el fuerte, dijo:

—Está reapareciendo cierto tipo de catarata. No quiero operar todavía, pero vamos a tenerte en observación para ver qué sucede.

Yo le pregunté:

—¿Cree que mis ojos puedan mejorar? ¿Podría ayudar una cirugía?

—No, me temo que no —me respondió.

Me fui a casa deprimido. Incluso si me arriesgaba a someterme a otra operación, de acuerdo con la doctora no existía la posibilidad genuina de que mi visión mejorara.

Y, sin embargo, muy dentro de mí tenía la sensación de que la situación era distinta. Ahora era capaz de ver las letras con lentes de aumento y estaba seguro de que aprendería a leer con mucha mayor rapidez. Sabía que la doctora estaba equivocada. No sabía exactamente qué mejoría cabía esperar, pero estaba convencido de que surgiría alguna solución.

2

ISAAC: LA LIBERTAD PARA VER

Savta pasaba momentos difíciles. Ayudaba al abuelo en la pequeña tienda donde vendía las fotografías de mi padre, pero el negocio no iba bien. La tienda se encontraba en un angosto pasaje cerca del mercado Carmel en Tel Aviv; la ruidosa calle tenía algunos restaurantes de no muy buen aspecto y era un lugar poco apropiado para ese tipo de negocio. Además, las escasas ventas descorazonaron tanto a mi padre que empezó a dejar de tomar fotografías.

El escape de mi abuela eran los libros. Aunque su hebreo era aún muy rudimentario, era una persona instruida y leía sin cesar novelas rusas. Su otro deleite era su nieto. Su amor por mí era algo indescriptible. Ir a visitarla los viernes por la noche, celebrar juntos el Shabbat, sentirme nutrido por ella, eran cosas que esperaba con ansia toda la semana. El pan que rebanaba y untaba con mantequilla para mí me sabía tan rico que me parecía que era el manjar más delicioso que alguien hubiera probado. Me abrazaba, me tomaba del brazo y me preguntaba cómo estaba, cómo iba en la escuela, y si podía hacer algo por mí. Aunque no podía distinguir sus facciones, sabía que la envolvía un aura de ternura. Era un gozo exquisito sentirme amado con cada mirada, cada gesto, cada pensamiento.

Todas las semanas Savta me enviaba a una pequeña biblioteca a intercambiar sus libros. Me encantaba hacer esto por ella. Miriam, una señora mayor, dueña de la biblioteca, siempre me tenía preparado un paquete de libros. Percibía el amor que nos teníamos Savta y yo. Miriam siempre me pedía que me sentara en su silla y conversaba conmigo mientras trabajaba. Podía apreciar la sonrisa en su voz cuando decía, con su marcado acento ruso:

—Me imagino que has de ser un buen estudiante. Apuesto a que eres muy listo.

Apreciaba mucho el hecho de que la ceguera no me desalentara y, sobre todo, le encantaba ver que un chico ciego viniera por libros. Yo me

15

sentía como un mensajero que transportaba amor entre Miriam y Savta, y eso me causaba alegría.

Un encuentro providencial

Miriam estaba muy interesada en cuestiones relacionadas con la salud, en especial en masaje y movimiento. En fecha reciente había ayudado a un chico llamado Isaac, de dieciséis años como yo, a superar una severa miopía dándole un libro de ejercicios oculares. Miriam le dijo a mi abuela que ahora Isaac podía leer mucho mejor y que sería muy conveniente que nos pusiéramos en contacto.

Cuando mi abuela me lo contó no me emocionó mucho la idea de conocerlo. Sabía que nadie podía ayudarme a leer más rápido, sobre todo con mis lentes de aumento. Pero un día Isaac me llamó por teléfono y acordamos encontrarnos en la biblioteca.

Miriam nos presentó. La impresión que Isaac me dio fue la de un joven perspicaz y seguro de sí mismo. De inmediato me pidió que me quitara los gruesos anteojos oscuros y observó mis ojos. Después de afirmar con toda certeza que podían curarse, me preguntó quién era mi médico. Se lo dije y me respondió:

—Ella no puede ayudarte. Es amable, tiene buenas intenciones y mucha experiencia, pero no sabe nada acerca de curaciones de problemas de la visión.

Me escandalicé. Mi primer impulso fue salir corriendo. Yo respetaba profundamente la medicina moderna y nunca antes había cuestionado el conocimiento o la autoridad de un médico. ¡Y ahora este muchacho —que por cierto era un poco menor que yo— me decía que mis ojos tenían remedio y que mi doctora no sabía cómo curar problemas de la visión! Pero, a medida que hablaba, me convencí cada vez más de que él tenía razón.

Por instinto sentí que Isaac podría ayudarme. Con rapidez me describió todos los trastornos de mis ojos:

—Tus músculos oculares son muy débiles, de ahí tu estrabismo, ¿no es cierto? Tienes astigmatismo, ¿correcto? Y te han operado varias veces de cataratas, por lo que tienes tejido fibroso y una membrana flotante ¿verdad?

—¡Así es! ¡Increíble! —le contesté.

—Puedo enseñarte algunos ejercicios que mejorarán tus ojos —dijo después.

Pasada una semana nos vimos en Tel Aviv y nos detuvimos en la tienda de mi abuelo para pedirle dinero para el pasaje del autobús. Isaac lo miró fijamente un momento, y cuando estábamos en el autobús me habló con detalle de los problemas cardiacos, la diabetes y la tendencia a la ictericia de mi abuelo. Me sorprendió que pudiera haberse dado cuenta de todo esto en tan poco tiempo. Después descubrí que algunas personas tienen esta facultad: mirar por primera vez a alguien y no sólo señalar sus problemas de salud, sino también tener idea de cómo ayudarlos. Más tarde descubrí que yo tenía una habilidad similar, pero en aquel entonces lo único que podía hacer era aceptar la noción de que esto era posible.

Le pregunté a Isaac si era una especie de sanador. Había oído hablar de sanadores que aparentemente tenían un toque mágico o algún modo increíble de sanar a la gente.

—¡No, no soy ningún sanador! —me dijo con brusquedad—. Ayudo a la gente a sanarse a sí misma.

Cuando llegamos a la casa de Isaac dibujó un diagrama de mis músculos oculares y señaló cuáles estaban débiles o no funcionaban. Miré el diagrama bajo una luz muy intensa, pero apenas pude distinguir el contraste de la hoja de papel blanco sobre la madera oscura de la mesa. Empecé a buscar mis lentes de aumento, pero Isaac me detuvo.

—¡Deja de depender tanto de esos lentes. Deshazte de ellos! Te garantizo que en un año podrás leer sin utilizarlos.

Yo estaba asombrado, pero enseguida confié en que él sabía de lo que hablaba.

El primer ejercicio que me enseñó Isaac consistía en aplicar las palmas de las manos sobre los ojos. Era un método para relajar los músculos y nervios oculares. Me sentaba frente a una mesa con los codos apoyados cómodamente en una almohada firme y cubría con suavidad mis ojos cerrados con las palmas para evitar el paso de la luz. Me dijo que imaginara algo en movimiento. A él le gustaba sentarse en clase y hacer este ejercicio, mientras visualizaba a alguien que

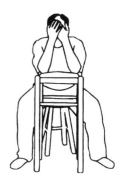

cavaba un agujero. A mí se me dificultaba visualizar algo que nunca había visto. Otra de sus instrucciones fue que visualizara la oscuridad total, pero también esto me costaba trabajo.

Isaac había aprendido estos ejercicios en libros que Miriam le dio y que recopilaban el trabajo experimental del doctor William Bates. El doctor Bates, oftalmólogo estadounidense que había ejercido su profesión a fines del siglo XIX, realizó amplias y muy originales investigaciones que le permitieron descubrir que la mente desempeña un papel muy importante en la función de la visión. De acuerdo con Bates, la tensión, física o mental, es la causa principal de los problemas oculares. Cuando el ojo se relaja se utilizan las células oculares correctas y la visión no se debilita.

La clave del método del doctor Bates es el uso correcto del ojo: utilizarlo tal como funciona cuando está relajado. Por consiguiente, desarrolló un sistema de ejercicios oculares diseñados para promover el funcionamiento correcto de los ojos.

Desde entonces la oftalmología tradicional ha desacreditado los hallazgos y los ejercicios de Bates. Creo que la razón principal consiste en que practicar los ejercicios requiere tiempo, disciplina y paciencia; no todos están dispuestos a pagar ese precio por mejorar su visión. Pero yo hubiera dado cualquier cosa con tal de poder ver. Estaba listo para hacer lo que Isaac me pidiera.

Después de mi sesión con mi nuevo amigo estaba muy emocionado, así que corrí a tomar el autobús y fui directo a casa para darle la noticia a mi familia. Todos fueron amables, pero se mostraron por completo incapaces de entender o de darme ánimos. Yo sentía que iniciaba una nueva vida y quería que todos (mis amigos, mi familia, mis maestros) lo supieran. Pero sólo Isaac y Miriam podían comprenderlo.

Isaac y yo nos reunimos una semana después y esta vez me enseñó otro importante ejercicio ocular: el "baño de sol". Debía dirigir mi rostro al sol con los ojos cerrados y girar lentamente la cabeza de lado a lado, completando un movimiento completo de 180 grados con el cuello y la parte superior del cuerpo. Después de realizar este ejercicio durante un rato Isaac me hizo descansar con la aplicación de las palmas antes de reiniciar el baño de sol. Le pregunté:

—¿Cuál es la función de estos ejercicios?

—No voy a decírtelo —respondió—. Sólo hazlos.

Me pareció exasperante. Sin embargo, a partir de entonces subía a la azotea de nuestro edificio varias veces al día a practicar los ejercicios.

La semana siguiente Isaac fue a nuestro departamento. Yo estaba bastante ansioso, en parte porque iba a conocer mi casa, pero sobre todo porque esa tarde yo tenía mi primera cita con una chica. Acababa de bañarme y vestirme cuando él llegó, y esto no le pasó inadvertido.

—Oye, te ves muy bien —comentó.

Esto reforzó mi confianza y subimos a la azotea para que le mostrara cómo realizaba el ejercicio de baño de sol. Isaac me observó unos momentos y de pronto gritó:

—¡Basta! Siéntate.

Yo estaba molesto. En forma lacónica me explicó que no se trataba de sacudir la cabeza de atrás para adelante, sino de girarla con suavidad y lentitud. Me recordó que debía alternar el baño de sol con frecuentes periodos de ejercicios de aplicación de las palmas. Cuando nos calmamos un poco Isaac empezó a alentarme a que me relajara y disfrutara los ejercicios, en lugar de ponerme tenso mientras los llevaba a cabo. Luego se sentó en silencio una media hora mientras yo los practicaba de acuerdo con sus instrucciones y por primera vez en mi vida supe lo que era relajarse. Aunque era una sensación desconocida, fue maravilloso. Hasta me ayudó a tranquilizarme para la hora de mi cita.

La sesión con Isaac resultó más satisfactoria que mi primera cita. Debo haber aburrido a muerte a mi amiga con tanta plática sobre baños de sol y palmas de las manos. De tanto hablar de ellos, atraje demasiado su atención hacia mis ojos agitados y los gruesos lentes, y es probable que eso la haya desanimado. No obstante, haber tenido por fin una cita elevó mi autoestima.

Una vez que me habitué a realizar los ejercicios y a relajarme en verdad, descubrí lo increíblemente sensibles que eran mis ojos a la luz. Aun con los párpados cerrados, sentía cómo retrocedían ante la luz solar; cuando me los cubría con las palmas de las manos, brillantes estrellas de colores llenaban la oscuridad, a veces durante horas. Esto me inquietaba tanto que llamé a Isaac por teléfono.

—No me molestes para eso. Haces demasiada alharaca —fue todo lo que me dijo.

—Bueno —le contesté—, lo buscaré en algún libro.

—No vas a encontrar respuestas en ningún libro —rió—. Es algo muy simple, ¡tan simple que parece una broma! Pero tendrás que averiguarlo por ti mismo.

Y colgó el teléfono. Yo me sentía tan frustrado que estuve a punto de llorar, pero no había nada que hacer. Así era Isaac.

Continué practicando los ejercicios de baño de sol y de las palmas de las manos puntualmente todos los días. Pasaba casi todo mi tiempo libre en la azotea. El baño de sol dejó de ser para mí un simple ejercicio ocular; era mi vida.

En nuestra siguiente sesión Isaac me enseñó un nuevo ejercicio que consistía en parpadear. El doctor Bates descubrió que abrir y cerrar los párpados con frecuencia de manera relajada libera la tensión ocular, impide el bizquear, mantiene la humedad de los ojos y aumenta la circulación sanguínea hacia ellos. Ésta es la forma natural en que funcionan los ojos. Cuando Isaac me mostró el ejercicio de parpadeo me di cuenta de cuánta tensión acumulaba en los ojos.

A principios del verano Isaac me llevó a la playa para practicar el baño de sol, la aplicación de las palmas y el parpadeo, y me enseñó varios ejercicios de estiramiento para el cuerpo. Lo disfruté tanto que durante el resto del verano iba a la playa tan a menudo como me era posible.

A mediados de junio, cuando el sol estaba en lo más alto del cielo, era cuando más disfrutaba el baño de sol y los otros ejercicios oculares. Después de practicar mucho del primero, me sentaba y cubría mis ojos con las palmas durante horas. Al principio mis dolores de cabeza y de ojos crónicos parecían agravarse. Pero me percaté de que esto se debía a que los ejercicios de relajación le permitían a mi cuerpo experimentar por fin muchos años de tensión acumulada. Al comprender esto, decidí continuar con los ejercicios oculares y los de estiramiento corporal aún más fielmente y, para mediados de agosto, el dolor empezó a disminuir. Esto fue muy alentador y mi entusiasmo por los ejercicios se elevó.

En ocasiones mis dolores de cabeza eran tan severos que me impedían moverme. Una tarde, estando en casa de mi abuela, me senté frente a la televisión; el esfuerzo al que sometía a mis ojos para verla me produjo un dolor de cabeza insoportable. Mi tío Zvi, que vivía con Savta, se sentó junto a mí y empezó a frotarme las sienes. Me dolía, pero me aseguró que el masaje ayudaba a desaparecer el dolor de cabeza. Y, de hecho, así fue. Aunque Zvi no conocía de masajes, por instinto sabía qué había que hacer.

En cuanto aprendí que el masaje a las sienes y el cuero cabelludo podía aliviar mis dolores de cabeza, empecé a dármelo yo solo. Y descubrí que después del masaje a las sienes y de mejorar la circulación de los ojos, los contornos y formas eran un poco menos borrosos, un poco más claros.

EXPANSIÓN DE MIS HORIZONTES

Ese verano me enamoré por primera vez. No podía ver a la "dueña de mi corazón", pero la imaginaba muy bella, aunque no tenía idea de lo que eso significaba. Mi amor fue una completa fantasía, pero de algo puedo estar seguro: me estaba haciendo consciente de las chicas: su sonido, su aroma, su forma y su tacto. Independientemente de lo que quisiera decir la "hermosura," todos parecían estar de acuerdo en que ciertas chicas eran hermosas, y en que yo no tenía nada de esa cualidad.

Cuando era chico otros niños me decían "mono," que en hebreo tiene la connotación de extrema fealdad. Yo les creía y ahora, al mirar fotografías de aquella época, puedo ver que en verdad me parecía en algo a un mono. Pero Savta siempre pensó que yo era un niño lindo y yo terminaba por creerle más a ella que a los otros niños. Solía pegar la nariz a un espejo y gritar:

—¡No soy un mono! ¡Soy guapo!

Aun así, cuando llegaba el momento de una posible relación con una chica, volvía a sentirme como un mono.

No obstante, por primera vez empezaba a experimentar cierta confianza en mí mismo y tenía la esperanza de vencer mi impedimento físico. Pero, a medida que mi visión empezó a mejorar, me volví renuente a emplear el sentido del tacto. Como resultado, empecé a chocar otra vez con las paredes y las personas, a rodar escaleras y a dar traspiés en la acera quedando en el área por donde transitaban los coches. Sólo Miriam parecía entender los problemas de esta transición, y me animó a usar más mi sentido del tacto. También me enseñó algunas técnicas básicas de masaje.

Miriam nunca me contó mucho acerca de su vida o su entrenamiento, pero compartió conmigo algunas historias. A la edad de siete años padecía muchas enfermedades y descubrió que el movimiento la ayudaba a superarlas. Tenía dos dedos del pie paralizados y pies planos; un buen día un famoso ortopedista le prescribió una pesada bota y le diagnosticó que su condición empeoraría de manera progresiva. Estaba plenamente convencida de que la opinión estaba equivocada y lloró por toda la gente a la que este médico "ayudaba". En lugar de hacerle caso, se fue a su casa e hizo ejercicios en la tina del baño, moviendo los dedos en círculo debajo del agua. Caminaba a diario, hacía largas excursiones todas las semanas y logró superar la parálisis.

Miriam también había padecido de manera crónica palpitaciones irregulares y agitación del ritmo cardíaco. Un maestro de educación física le mostró cómo mover diversas partes del cuerpo mientras él le daba masaje en el pecho, alrededor del corazón. Esta técnica no sólo reguló su ritmo cardíaco sino que le enseñó las sutiles conexiones que vinculan distintas partes del cuerpo.

Después de dar a luz a su primer hijo, Miriam sufrió un prolapso uterino. Ella misma le dijo al doctor que en dos meses su útero habría vuelto a la normalidad. De hecho, requirió sólo un mes de ejercicios pélvicos intensivos para regresar al útero a su posición normal.

Miriam hizo hincapié en que su profundo conocimiento del cuerpo estaba basado más en intuición y experiencia que en conocimientos técnicos. Respetaba el saber de los médicos pero con frecuencia cuestionaba la manera como lo empleaban. Su intuición acerca del sentido del movimiento estaba muy desarrollada y le encantaba experimentar con ella, explorando todas las formas posibles de mover el cuerpo. También le encantaba compartir lo que sabía.

Yo me había dado masaje en las sienes, pero hasta que Miriam no me mostró algunas técnicas, nunca se me había ocurrido dar masaje a mis cejas, párpados, pestañas y a todos los huesos, músculos y piel que rodean a los ojos. Al eliminar las cefaleas con base en masajes, me quedaba con una sensación candente en los ojos. Éstos empezaban a sentir la fatiga acumulada de años de bizquear y mirar con fijeza. El esfuerzo para ver algo había impedido que parpadeara lo suficiente. Isaac me explicó la importancia de parpadear, dar masaje y humedecer los ojos para descansar.

Inicié el sexto grado con un sentimiento de confianza y relajación con respecto al futuro. Los horizontes que imaginé cuando ingresé al bachillerato no eran nada en comparación con lo que ahora preveía. Seis meses antes Isaac me había dicho que en un año estaría viendo bien, y yo estaba decidido a conseguirlo.

Después de meses de practicar fanáticamente mis ejercicios de aplicación de las palmas, baño de sol y parpadeo, Isaac me enseñó uno de "desplazamiento" para mejorar mi agudeza visual. En mi caso, se suponía que también controlaría mi aún horrendo nistagmo. El nistagmo es un revoloteo involuntario de los ojos, que puede impedir seriamente la visión.

El desplazamiento me ayudó a aprender a enfocar objetos específicos y me dio a conocer la "visión consciente", es decir, ver con la mente tanto como con los ojos. Con o sin anteojos, sólo podía ver una gran mancha, así que Isaac me dio instrucciones de que buscara detalles. Por ejemplo, me dijo que cuando viera edificios intentara averiguar dónde estaban las ventanas. Quería decir que al mirar debía presuponer que el edificio tenía ventanas y, por tanto, debía procurar localizarlas.

No lejos de donde yo vivía había un edificio alto frente al cual pasaba cuando iba a la playa. Durante varias semanas me paré todos los días frente a él, intentando relajar los ojos para que el nistagmo disminuyera y aparecieran imágenes. Me imaginaba cómo eran las ventanas y buscaba verlas donde creía que estaban. Por fin, un viernes por la noche las vi. Llamé por teléfono a Isaac para anunciarle mi triunfo, pero se mostró impasible y sólo comentó:

—Ahora busca los aparatos de aire acondicionado. Están debajo de las ventanas.

Por supuesto, yo nunca había visto uno de esos aparatos y no podía adivinar qué forma tendrían. Pero practiqué el ejercicio de desplazamiento durante horas cada día y después de sólo una semana pude ver lo que pensé que debían ser los aparatos de aire acondicionado.

De esta manera comencé lentamente a educar a mis ojos para ver. Hasta ese momento había visto el mundo sólo como una borrosa unidad. Ahora aprendía a dividir esa entidad en detalles. Al desarrollar el hábito de buscar objetos específicos donde debían estar, fui activando de manera gradual mis ojos y mi cerebro para el proceso de ver. Durante dieciséis años había aprendido a no mirar, no ver, no tratar de buscar nada. Siempre había alguien que buscaba las cosas por mí. Nadie, incluyéndome a mí, esperó que algún día pudiera ver. Pero ahora mis ojos estaban llenos de ventanas y aparatos de aire acondicionado, y mi cerebro comenzaba a funcionar de manera distinta.

Después de seis meses de ejercicios oculares, dejé de necesitar las lentes cilíndricas de aumento; bastaba con usar los anteojos. Más aún, mi asombrada optometrista tuvo que reducir mi graduación a la mitad. Sin anteojos podía distinguir formas, luz y áreas oscuras y algo de movimiento. Con anteojos ya veía algunos patrones y formas, a las chicas de mi clase e incluso mi propia cara en el espejo. Podía percibir el contraste entre el color de mi cabello y mi piel, así como mi nariz, labios, orejas ¡y hasta un barrito en mi barbilla! Seis meses atrás no distinguía mi rostro; ahora, si miraba con sumo cuidado, podía incluso ver mis ojos.

RESISTENCIA DE MI FAMILIA

Fue difícil para mi familia aceptar mi progreso. Sabía que mi visión estaba mejorando, pero ellos seguían considerándome ciego, en especial porque mi "doctor" era un adolescente, y mi terapia, "puros movimientos sin sentido". Intentaron convencerme de que dejara de hacer los ejercicios. El poco ortodoxo enfoque parecía amenazar todo aquello en lo que creían. Cómo funcionaban los ejercicios y qué es lo que yo buscaba conseguir eran cosas que no les interesaban. Antes mis maestros de Braille esperaban que aceptara mi destino y aprendiera a vivir con él; ahora mi familia tenía miedo de que mis grandes expectativas fueran poco realistas y terminara desilusionado.

Mi abuelo fue duro en especial conmigo. Le encantaba estar enfermo para poder ser el centro de atención. Tenía todos los síntomas posibles, aunque las causas eran muy vagas. Les llamaba "ataques". Al parecer, tratarme como inválido lo hacía sentirse mejor. Me recomendaba que no cargara bultos pesados, jugara bruscamente, peleara o hiciera cualquier cosa que implicara el más mínimo peligro. Cuando no podía encontrar algo, él disfrutaba señalándome dónde estaba y diciendo que no había sido tan difícil encontrarla.

—Estás tan ciego como antes —me decía para provocarme—, ¡tus ejercicios no sirven de nada!

Mi abuelo detestaba el hecho de que le hubiera dado la espalda a los "verdaderos" médicos.

—Este muchachito Isaac es más joven que tú —comentaba en tono burlón—. ¡No me digas que un desertor de dieciséis años puede curarte la ceguera!

Yo hubiera esperado de mi tío Moshe una actitud más comprensiva que la del abuelo. Él me ayudó mucho con la lectura y siempre se esforzó para ser reconocido por sus ideas poco convencionales. Pero tampoco él pudo comprender cómo un joven de dieciséis años podría ayudarme y, por consiguiente, no me apoyó.

A la edad de ochenta años el tío Moshe enfermó de cáncer en la garganta y yo lo visitaba a diario en el hospital. Un día entré a su habitación mientras él dormía. Me senté en silencio y lo observé con mi limitada visión. Parecía que se esbozaba una sonrisa en su rostro y me dio la impresión de que su respiración se volvía más profunda y regular. En ese momento pude ver a mi tío como si estuviera bañado en luz. Distinguí sus ojos cerrados, el pelo naciente de su barba gris, incluso el sutil sube y baja de su abdomen mientras respiraba. Debo de haber estado ahí una media hora, lapso en el que mi visión se fue haciendo cada vez más brillante. Vi a un anciano cerca de su muerte, capaz de soñar su vida con satisfacción. Luego empezó a despertar a la realidad de la habitación de hospital y a su dolor. Su sonrisa se desvaneció y de nuevo tuve problemas para verlo. Hablamos en voz baja durante un rato y luego me fui.

Al día siguiente a Isaac le inquietaba algo y quería hablar conmigo. Esto era poco usual, así que me quedé para escucharlo. Por consiguiente, ese día no visité a mi tío. Esa tarde su esposa me telefoneó y me reclamó que no hubiera ido al hospital. A la mañana siguiente, cuando fui a ver a mi tío Moshe me di cuenta de que él también estaba enojado. Empezó a azuzarme:

—¿Y cómo es que Isaac te está ayudando por nada? Debe de ser un homosexual en ciernes.

No podía creer que hubiera dicho tal cosa. Me sentía tan mal que corrí todo el camino de regreso a casa y me eché en la cama sollozando. Parecía que nadie apreciaba el valor de Isaac. Mi madre entró a mi habitación y me acarició la cabeza para tranquilizarme. Ella fue la primera en darse cuenta de que mis ojos estaban mejorando y, aunque al principio no había confiado en Isaac, siempre pensó que era un buen chico. El apoyo de mi madre en ese momento fue crucial. Era casi insoportable intentar convencer al resto de mi familia de que el trabajo con mis ojos valía la pena.

Seguí visitando al tío Moshe en el hospital y sabía que estaba muriendo. Nos sentábamos juntos horas y horas a hablar de sus ideas y de las mías. Nunca se quejó de su dolor y esto me parecía muy loable. Su fortaleza espiritual y su resistencia lo eximieron del dolor y de los aspectos sórdidos de la muerte. Parecía vivir en otro ámbito de la conciencia.

Por fin llegaron los terribles últimos días y una mañana tía Esther llamó para informarnos que tío Moshe había fallecido. No pude decir nada. Pero después del funeral, a pesar de mi pena, sentía una gran paz. Mientras todos se lamentaban, yo tenía ganas de sonreír. Sabía que mi tío no había muerto en realidad, sólo se había desgastado su cuerpo. Me pareció que éste era un secreto maravilloso que no podía compartir con nadie. Su vigorosa afirmación de la vida aún me acompaña y hoy día todavía lo veo dormido en el hospital con esa sonrisa pacífica y radiante.

Recaída

Poco después, a petición de mi optometrista, fui a Jerusalén para hacerme nuevos exámenes de la visión. Mientras estaba ahí, visité a mi tío Sadi, un renombrado ingeniero, y a su hermano menor, Zvi, que también estaba de visita. Durante la cena mi tía Nayima, esposa de Sadi, empezó a hacerme preguntas sobre Isaac. Les expliqué cómo se mantenía, siempre comprando y vendiendo algo, y les conté muchas otras cosas sobre él. Las preguntas se hicieron cada vez más hostiles y sólo la novia de mi tío Zvi salió en mi defensa.

—¿Qué les pasa a todos ustedes? ¿Por qué están tan en contra de Meir y de lo que está haciendo? ¡A mí me parece estupendo! Si no van a apoyarlo, ¿por qué no al menos lo dejan en paz?

Esto dio a lugar a un tremendo pleito familiar. Le dijeron que se callara y, a mí, que era un ingenuo y un perfecto idiota. Estaba devastado. ¡Qué manera de hablarle a un joven ardiente en deseos de encontrar una nueva forma de vivir!

El tío Sadi dijo la última palabra:

—¡Mira, muchacho, yo te cambié los pañales y te limpié el trasero, así que escúchame!

Dibujó lo que según él era el diagrama de un ojo y dijo que, en mi caso, faltaban las pupilas, por lo que nunca podría ver con normalidad. No tenía idea de que la pupila no es más que un espacio vacío en el centro del ojo; y los míos eran extremadamente sensibles a la luz, por lo que las pupilas siempre estaban tan contraídas que tenían el tamaño de la punta de un alfiler. Pero para mi tío sólo existía la certeza de que mis ojos estaban dañados de manera irreversible y yo debía olvidarme de ver algún día.

Ésta fue una época triste para mí. Isaac también estaba en Jerusalén, así que él me llevó al hospital a hacerme los estudios. Se dio cuenta de que yo estaba muy molesto porque mi nistagmo, ya disminuido, se había agravado. El nistagmo reacciona de inmediato a la tensión nerviosa. Por consiguiente, salí muy mal en los exámenes, de modo que el optometrista hizo sólo una leve disminución a la graduación de los lentes. Cuando le dije a mi tío Sadi lo que había mejorado, señaló:

—¿Tan poquito? Bueno, pues legalmente aún eres ciego.

"Tal vez debería dejar de querer convencer a los demás —pensé—. La gente no está dispuesta a aceptar la verdad de que mis ojos están mejorando, aunque la tengan enfrente." Pero yo sabía que para mí era importante convencer a otros, sobre todo a mi familia, y me di cuenta de que la única forma de convencer a alguien es mostrarle resultados.

Poco después de regresar de Jerusalén fui a visitar a mis abuelos. Él estaba en cama con uno de sus "ataques". Tenía las manos y los pies helados. Yo había practicado en mí mismo algunas técnicas de masaje de Miriam, así que tomé su mano derecha y la masajeé con suavidad, moviendo todas las articulaciones para reducir la rigidez. Percibí algo como pequeños granulitos debajo de la piel de las palmas y los dedos, así que les di masaje hasta que desaparecieron. Gradualmente la piel recobró su color —¡el cual podía ver!— y mi abuelo empezó a sentir que aumentaba la temperatura de ambas manos y pies, aunque sólo había trabajado en una mano.

—¿Acaso eres una especie de mago? — me preguntó con una risa nerviosa.

—¿Te sientes mejor, verdad? —indagó Savta.

—Sí, bueno, estoy mejor. Pero él actúa como si fuera un mago.

UN PUNTO CRUCIAL

Semanas después, durante nuestra siguiente sesión Isaac observó mis ojos con detenimiento.

—No creo que necesites aún el cilindro —me dijo.

Más adelante me examinó mi doctora y lo confirmó:

—¡Esto es imposible. El astigmatismo no se corrige!

Pero, de hecho, podía leer mejor las letras del cartel sin el cilindro de aumento que con él. Así pues, disminuyó la graduación de mis anteojos y me dijo que después de la siguiente reducción ya no sería considerado legalmente ciego.

Isaac me comunicó que debía usar los nuevos lentes también para leer. Pero me resultó muy difícil adaptarme a leer sin el cilindro. Al principio tardaba como cuatro horas en leer una página. Requería una luz muy potente y, aun así, a veces me saltaba letras o palabras completas. Mi mente deambulaba. Era difícil concentrarme tanto tiempo y, además, todo el cuerpo participaba en el enorme esfuerzo. En una ocasión me esforcé tanto leyendo una página que de súbito vomité.

—Me tardo mucho —me quejé con Isaac.

—Pues usa también tu tiempo libre —me sugirió, encogiéndose de hombros.

Me observó leer y me dijo:

—Te estás saltando palabras.

Entonces me enseñó un ejercicio que me ayudaría a desplazar los ojos e ir moviendo el punto focal para no perder detalles. Me explicó que trasladar el punto focal de esta forma permitía usar la mácula, el área del ojo que ve con mayor claridad, pero que sólo puede percibir un detalle a la vez. Al aprender a enfocar pequeños rasgos y desarrollar el hábito de ver cada detalle con claridad y por separado, pude usar la mácula y mi visión mejoró de manera constante.

Un día jugaba fútbol en la escuela y me entró polvo en los ojos. Los tenía muy irritados y fui a la enfermería para que me hicieran un lavado. Pero la enfermera sólo me puso unas gotas y sugirió que las siguiera usando en la casa. Después de varios días de ponérmelas, me ardían tanto los ojos que no pude ir a la escuela. El ejercicio de baño de sol no me ayudó y, de hecho, agravó mi estado. Me encerré en una habitación completamente a oscuras, me recosté y, mientras escuchaba rock & roll, apliqué las palmas sobre los ojos, con el rostro y las manos cubiertos con una toalla. La música me hizo compañía y el ejercicio de las palmas y la oscuridad me ayudaron a relajar y humedecer los ojos. Estaba convencido de que hacía lo correcto. Después, empecé a parpadear con más rapidez que nunca. Al principio sentía los ojos húmedos debido al descanso y a la aplicación de las palmas, pero pronto volvieron a resecarse. Sin embargo, algo me impulsó a seguir parpadeando durante un buen rato, tal vez más de una hora. En un momento dado, la irritante resequedad desapareció y empecé a verter lágrimas profusamente, con lo que limpié no sólo las partículas de polvo sino las gotas oftálmicas.

Continué con el parpadeo y la aplicación de las palmas sobre los ojos y siguieron fluyendo lágrimas, como si estuviera llorando. Era asombroso. Seguí con el ejercicio de las palmas unas dos horas más y luego intenté de nuevo el baño de sol. Esta vez el sol no me molestó y ya no me ardían los ojos. Desde entonces mis ojos son considerablemente menos sensibles a la luz y están más aptos para protegerse del polvo y las inclemencias del tiempo. Quizás el baño de sol contribuyó un poco, pero creo que fue el rápido parpadeo y la aplicación de las palmas en la habitación a oscuras durante varias horas lo que produjo los sorprendentes resultados. Isaac me había dicho que no parpadeaba lo suficiente y a partir de aquel día empecé a hacerlo mucho, tanto, que la gente me miraba con curiosidad. Como resultado de la tensión en los ojos, mi cuerpo siempre había estado tenso. El hecho de que fuera capaz de reconocer y responder a mis necesidades corporales indicaba con claridad cuánto estaban mejorando mis ojos.

3

MIRIAM: LA DICHA DEL MOVIMIENTO

Una tarde de domingo Miriam me invitó a su casa a la hora del postre. Mientras disfrutaba un té y un pedazo de pastel de chocolate, le conté la predicción de Isaac de que podría ver bien en un año.

—Aunque no sea así —me contestó—, aunque tengas que seguir usando lentes, es mucho mejor utilizar los ojos correctamente que seguir haciéndolo de manera incorrecta; es preferible que tus ojos se llenen de vida con el movimiento y no sólo miren con fijeza.

Hablamos de mis ejercicios oculares y luego me preguntó:

—¿Trabajas también con el resto del cuerpo?

—A veces —respondí.

—Los músculos de las pantorrillas se relacionan con la visión, ¿sabes? —me dijo.

Mis pantorrillas eran delgadas y mis tobillos y pies estaban tensos y contraídos, así que me quedé pasmado cuando ella mencionó esto.

A medida que Miriam me explicaba, se mostraba cada vez más entusiasmada. Durante cincuenta y seis años había practicado ejercicios, siempre intentando ayudar a su cuerpo a sentirse mejor. Cada día descubría algo nuevo. Su entusiasmo era contagioso y de inmediato me di cuenta de que yo también quería probar esta terapia de movimiento de la que me hablaba.

—¿Por qué necesitamos el movimiento y cuál es la forma correcta de movernos? —le pregunté.

—Necesitamos el movimiento porque de eso se trata la vida —contestó—. No existe tal cosa como una persona del todo enferma ni tampoco saludable por completo. Sólo hay aquellos que se mueven más y aquellos que se mueven menos. El movimiento en el cuerpo humano es continuo. Una vez que el movimiento se detiene, dejamos de vivir. Hay restricción o libertad de movimiento y una persona puede elegir entre estas dos opciones. El movimiento correcto es circular, giratorio y fluido, no angular o espasmódico. Los movimientos circulares son benéficos porque la estructura celular básica es redonda y nuestros músculos tienden a moverse de esa manera.

Continuó hablando con su acento ruso cada vez más notorio por la animación.

—El cuerpo humano tiene seiscientos músculos, pero la persona promedio sólo utiliza alrededor de cincuenta. ¡Nuestro potencial es tan enorme! ¡Podríamos usar muchos más músculos de los que usamos!

Me dejó asombrado. Nunca antes había pensado en esto.

Miriam empezó a mostrarme algunos ejercicios. Nos pusimos de pie y movimos los talones de arriba abajo, con los dedos de los pies apoyados en el suelo. Luego dejamos apoyados los talones para subir y bajar los dedos de los pies. Después, apoyando las manos y las rodillas en el piso, hicimos movimientos circulares con los hombros. De pie, apoyamos las manos contra la pared y con los codos estirados ejercimos presión sobre una muñeca y luego sobre la otra, para estirar los hombros. Para finalizar, sólo hicimos movimientos circulares con la cabeza. Después, sentí la espalda más erguida y la cabeza más alta. Al terminar el postre charlamos alrededor de una hora más.

—Meir —me aseguró Miriam—, espero que en unos dos meses tú seas el que me enseñe algo.

Cuando llegué a casa estaba demasiado emocionado como para poder practicar los ejercicios esa noche. Pero la noche siguiente —y a partir de entonces todas las noches— me senté a practicar los ejercicios de estiramiento del cuello y rotación de la cabeza durante veinte minutos antes de dormirme. También descubrí que si los hacía antes de leer, las palabras de la página aparecían con mayor claridad. Y cuando practicaba los ejercicios para los hombros que Miriam me había enseñado los sentía más sueltos y fuertes.

Todos los días al llegar de la escuela cerraba la puerta de mi habitación y practicaba los ejercicios durante una hora; primero algunos de estiramiento que había aprendido de Isaac y luego los que me enseñara Miriam. También empecé a correr parado en un mismo sitio, levantando mucho las rodillas y dejando caer pesadamente los pies para deshacerme de la tensión acumulada en sus músculos. En un mes los músculos de los muslos habían crecido en forma notoria y empezaron a aparecer nuevos músculos en las pantorrillas.

Cuando Miriam me vio, el cambio en mi postura era evidente. Le mostré el nuevo ejercicio de correr parado en un mismo sitio.

—Sabía que ibas a enseñarme algo —comentó.

En esta ocasión mi amiga me habló de la importancia de la respiración.

—Siempre debes respirar por la nariz, como en los ejercicios de yoga. Tu respiración debe ser profunda y cómoda, siempre dirigida a tu abdomen.

Me sugirió que fuera a la playa y practicara mis ejercicios oculares dentro del agua, a muy poca profundidad; el movimiento de las olas estimularía los músculos de mis pantorrillas y mis pies. Se abría un nuevo mundo para mí. Para cuando terminamos la sesión sentí que recibía el precioso regalo de un conocimiento muy valioso acerca del cuerpo.

Estos movimientos "anticalisténicos" no sólo eran ejercicios; reflejaban una actitud extraordinaria respecto del cuerpo. Los movimientos giratorios involucran más músculos y de una forma más equilibrada que los movimientos verticales o laterales. Miriam siempre buscó activar la mayor cantidad posible de músculos. Intuitivamente se percataba de que muchos problemas físicos se deben a falta de movimiento y es posible aliviarlos aprendiendo los adecuados. En particular, hacía hincapié en la importancia de la respiración correcta. Creía que la falta de oxígeno da lugar a la enfermedad.

Con la guía de Miriam empecé a dedicarme de lleno a practicar y estudiar el movimiento, la respiración, la coordinación y los sutiles ritmos del cuerpo. Cada vez que podía, ya fuera verano o invierno, iba a la playa, me paraba dentro del agua dejando que las olas bañaran mis pies, los levantaba de modo alterno y movía la cabeza de un lado a otro. Era maravilloso.

LA YOGA ME ENCUENTRA EN LA PLAYA

En una ocasión, mientras estaba en el agua con los ojos cerrados, un anciano que andaba por ahí exclamó:

—¿Qué haces?

Me sorprendió y avergonzó.

—Ejercicios oculares —respondí.

—¡Ah!, ejercicios oculares —repitió—. Puedo enseñarte algunos ejercicios de yoga que son mucho mejores. Ven.

Estuve a punto de responderle que no había nada mejor para mis ojos que lo que estaba haciendo, pero él ya se encontraba como a 20 metros de mí, así que lo seguí a la playa para ver qué me enseñaría.

El rostro del anciano estaba tostado por el sol y lleno de arrugas, y el poco pelo que le quedaba era blanco. Pero su cuerpo se veía muy fuerte, muchos años más joven que su cara.

—Me llamo Shlomo —me dijo.

Luego me mostró un ejercicio muy suave que enseguida me gustó. Con la mano izquierda sostuve la parte posterior de mi cabeza y la moví de un lado a otro, mientras mi mano derecha presionaba la frente con firmeza. Este ejercicio aflojaba la tensión del cuello y al mismo tiempo daba masaje a la frente, lo cual era muy estimulante para los ojos. Después de hacer este ejercicio Shlomo se despidió, pero me dijo que lo buscara, pues él venía a la playa todos los días.

Esa tarde le pregunté a Miriam qué opinaba de los ejercicios de yoga.

—Son buenos —contestó—, siempre y cuando no los hagas mecánica o pasivamente. Si puedes practicarlos en forma activa y con plena atención, son maravillosos.

Al día siguiente encontré a Shlomo dirigiendo una clase de yoga frente a un grupo de hombres y mujeres de edad avanzada. Cuando alguien tenía una dificultad, él le ayudaba a superarla. Al principio sus estiramientos me parecían poco habituales, pero llegué a darme cuenta de que en realidad eran simples y reflejaban su clara comprensión del cuerpo. Debido a mi debilidad y rigidez, me costaba mucho trabajo hacer los ejercicios, pero les encontraba sentido y, poco a poco, pude adaptarme.

—Mira, aquí no hay truco o secreto alguno —me confió Shlomo—. Ni siquiera tienes que esforzarte demasiado. Todo es cuestión de mover cada parte de tu cuerpo, desde las puntas de los dedos de los pies hasta la coronilla.

¡Eso era justo lo que Miriam me dijo!

Shlomo me enseñó varios ejercicios que le habían resultado muy útiles para su cuerpo. Me dijo que, aunque su espalda no era demasiado rígida, cuando empezó a practicar los ejercicios apenas podía inclinarse. Siempre había tendido a sufrir molestias y dolores, dado que sus discos vertebrales se deterioraron a causa del rudo trabajo físico como pionero israelí. Sin embargo, ahora parecía tener la fuerza y flexibilidad de un hombre de 30 años; podía mover cada vértebra por separado a medida que se inclinaba.

A Shlomo le agradaba mi interés en su trabajo y me enseñó muchos ejercicios. Movía los brazos en círculo: primero el brazo completo, luego sólo el antebrazo. Unía ambas manos con un brazo detrás de la cabeza y el otro detrás de la espalda. Mientras unía las manos inclinaba hacia delante la parte superior del cuerpo y giraba la columna. Luego se recostaba sobre un costado y, apoyando la cabeza en una mano para adoptar una posición que llamaba "la postura del filósofo", llevaba una rodilla a la frente y luego doblaba esa misma pierna hacia atrás hasta tocar la parte posterior de su cabeza con el pie. Acostado boca arriba, llevaba una rodilla al pecho y levantaba su cabeza con una mano para tocar la rodilla con la frente. ¡La flexibilidad de este hombre mayor era impresionante!

Shlomo me dijo que practicaba muchos otros ejercicios todos los días y que uno debe hacer cada uno 20 o más veces consecutivas para realmente activar las articulaciones y los músculos.

Shlomo y yo pasamos juntos la mayor parte del verano, estirándonos y haciendo yoga. Un día me llevó a una clase en Tel Aviv impartida por Moshe Feldenkrais, pionero en el campo del movimiento terapéutico. Ahí aprendí algunas cosas muy valiosas. Al igual que Miriam, Feldenkrais pensaba que cualquier movimiento debería involucrar todo el cuerpo, y que el más efectivo no es el más difícil, sino el suave.

Shlomo contribuyó de manera muy importante a los cimientos de mis ideas sobre el ejercicio y el trabajo con el cuerpo. Yo tenía sólo 17 años y él, 77, y aprendí mucho de él. Su flexibilidad y sentido innato del me dejaron una profunda impresión.

¡Qué verano tan maravilloso fue aquél, que se convirtió en el punto culminante del año más importante de mi vida! Primero Isaac me enseñó a practicar ejercicios oculares y me dijo que podría ver sin anteojos. Después Miriam me puso en contacto con el movimiento suave y la respiración. Y ahora Shlomo me enseñaba ejercicios de estiramiento para aflojar y fortalecer aún más mi cuerpo. Sabía que me encontraba en un momento coyuntural.

4

MIS PRIMEROS PACIENTES

Un día de otoño, durante mi último año de bachillerato, mientras practicaba mis ejercicios de baño de sol después del almuerzo, se me acercó un compañero llamado David y me preguntó qué hacía. Le hablé sobre los ejercicios y le conté lo mucho que me habían ayudado. David era uno de los pocos estudiantes que había mostrado verdadero interés en mi trabajo y que siempre había sido amable conmigo. En algunas ocasiones incluso me pidió consejo para resolver algunos problemas de salud.

David me comentó que su novia, Adina, la chica más bonita de la clase, sufría dolores de cabeza tan intensos que apenas podía dormir. Con frecuencia también tenía pesadillas y temores irracionales. Le recomendé que hablaran con Isaac y me ofrecí para concertar una reunión. Poco tiempo después David y Adina fueron a mi casa y sostuvieron una exitosa sesión con Isaac. Al terminar Adina me agradeció la ayuda.

—El único agradecimiento que quisiera es que trabajaras en ti misma —le contesté.

Me sentía verdaderamente feliz de poder ayudar, aunque fuera de manera indirecta.

POR MI CUENTA

Sin embargo, días más tarde Isaac desapareció por un lapso que se prolongó varios meses. En el mejor de los casos, estaba disponible sólo cuando así lo decidía, pero ahora nos abandonaba por completo tanto a Adina como a mí.

En esa época sentía que necesitaba su orientación, pero Isaac no estaba presente. Sin embargo, a pesar de mi preocupación y de sentirme emocionalmente lastimado, su influencia y ejemplo eran aún muy poderosos y continué sintiendo que él guiaba mis esfuerzos.

Algunas veces caminaba a la calle Allenby, donde se encuentran los puestos de faláfel para comprar uno. Esto me recordaba a Isaac porque a él le encantaba comerlo. A lo largo de una de las calles había una hilera de tiendas de faláfel, cada una a cargo de una familia. Lo preparaban según una receta secreta guardada con celo, hecha a base de harina de garbanzo con especias, aceite y otros ingredientes; con esta mezcla se formaban tortitas que luego se freían. Después, se envolvían estas tortitas en pan árabe junto con verduras y mantequilla de ajonjolí. Podías comer el faláfel ahí mismo, sentado ante alguna de las mesitas del lugar, o pedirlo para llevar. Siempre había largas filas frente al mostrador.

Yo no tenía una predilección especial por el faláfel, pero de alguna manera la calle de Allenby me hacía sentirme ligado a Isaac. Me recordaba las largas horas que solíamos pasar ahí, por lo general acompañados por alguna chica que él había llevado y charlando sobre infinidad de cosas. Aunque en realidad nunca nos limitamos al asunto de mis ojos o de la salud en general, me parecía que siempre hablábamos de estos temas que, por supuesto, me interesaban mucho. Bebía todo lo que decía Isaac con una tremenda sed y me esforzaba para leer sus expresiones, para comprender el significado que yacía tras sus palabras. Éstas adquirían para mí gran importancia y ejercían una profunda influencia en mí. Recuerdo que comentaba:

—Todas las enfermedades son curables. Los problemas de tus ojos, Meir, en definitiva pueden curarse, a pesar de todas las operaciones y los gruesos lentes que has usado toda la vida. Muy pronto tus ojos estarán bien y verás a la perfección.

Aunque me sentía triste por el abandono de Isaac, lo que me molestaba en particular era su comportamiento con Adina; sentía que debía haberla atendido al menos hasta que mostrara cierta mejoría. Un día fui a la biblioteca de Miriam y me encontré con Adina. Parecía contenta de verme, pero aparentemente su estado había empeorado y padecía mucho dolor. Miriam escuchó nuestra plática y se ofreció a enseñarle a Adina algunos ejercicios. Pero antes de empezar dijo:

—¿Por qué no te muestra Meir algunos de los ejercicios que él conoce?

Adina se interesó de inmediato, pero yo estaba indeciso. Por fin permití que me convencieran y acepté ir a su casa la semana siguiente. Cuando se fue Adina, Miriam me dijo:

—No trabajaré más contigo a menos que tú lo hagas con Adina.

Todos los días de esa semana fui a la biblioteca de Miriam a aprender algunos ejercicios que pudieran ayudar a aliviar los dolores de cabeza de Adina. Luego iba a casa a practicarlos. Por fin, me reuní con Adina y le enseñé los ejercicios que pensé que más le convendrían. Empezó a hacerlos con regularidad y yo volvía a su casa una vez a la semana para trabajar con ella. Después de un mes sus dolores de cabeza disminuyeron en forma considerable.

Durante mis sesiones con Adina me enteré de que tomaba antidepresivos prescritos por un psiquiatra. Le dije que temía que esos medicamentos le hicieran daño y que me parecía que debía dejar de tomarlos. Cuando les contó esto a sus padres, enfurecieron.

Miriam opinaba que no debía oponerme a los padres de Adina. Ella siempre mostró gran respeto por los padres y nunca habría hecho nada para contradecirlos. Al día siguiente de este incidente, de súbito anunció que ya no seguiría ayudándonos ni a Adina ni a mí por dos razones.

—La primera es que ya trabajo demasiado. La segunda razón no puedo decírselas. Ustedes mismos tendrán que averiguarla.

Primero nos quedamos sin Isaac y ahora sin Miriam. ¡Estaba pasmado! ¿Qué le diría a Adina? Ella había practicado afanosamente sus ejercicios y depositado su confianza en Miriam y en mí. Al día siguiente la vi en la escuela e intenté inventar algo, pero la verdad salió a relucir. Adina, asombrada, casi no podía hablar.

—¡Pero Miriam lo prometió!

Todo el día pensaba en Adina. Esa tarde, mientras hacía mis ejercicios en casa me concentré en su cabeza y la tensión de sus hombros. Empecé a sentir como si mi cuerpo se convirtiera en el de ella, experimentando su tensión desde dentro. Me recosté en el suelo boca abajo, levanté la parte superior del cuerpo y giré la cabeza y los hombros. Esto liberó en gran medida la tensión y permitió que sintiera esa zona corporal más relajada y fuerte. Éste era un nuevo ejercicio para mí y tuve la certeza de que beneficiaría a Adina. Me dediqué el resto de la tarde a encontrar ejercicios para ella.

Al día siguiente le mostré los ejercicios a Adina con una disculpa:

—No soy muy bueno en esto.

—No digas eso —protestó—. Creo que eres tan bueno como Isaac o Miriam. De hecho, eres mejor; tú todavía estás aquí. Tienes talento, Meir, y confío en ti.

Adina fue mi primer paciente y sus cumplidos resultaron un gran estímulo para mí.

Durante los siguientes meses los dolores de cabeza y el insomnio de Adina desaparecieron por completo. Sentí una enorme sensación de éxito. La joven me ayudó a creer en mí mismo, reafirmó la certeza que yo tenía dentro de mí, y esto fue profundamente satisfactorio.

Un día, cuatro meses después de que lo vi por última vez, me topé de manera intempestiva con Isaac. De hecho, no lo vi cuando nos cruzamos en la acera; él me vio a mí. Me dio una palmada en la espalda y dijo:

—Todavía no me hablas, ¿eh?

Se expresaba como si yo lo hubiera abandonado. Pero yo estaba demasiado contento de oír su voz como para enojarme.

Charlamos mientras esperaba su autobús y señaló:

—¿Sabes, Meir? Creo que mi trabajo contigo ha sido muy importante, no sólo por lo que hará por ti, sino porque sé que ayudarás a otras personas. Eres muy instintivo y tu sentido del tacto está más desarrollado que el de algunas personas con veinte años de experiencia. Espero que llegues a ser un gran maestro.

Me fui a casa lleno de inspiración. Este breve encuentro cambió mi vida. Había soñado con ser un gran diplomático o tal vez un ministro de Estado. Pero cuando Isaac sugirió que trabajaría como sanador, supe que tenía razón. Su seguridad despertó en mí una conciencia que había estado latente. El trabajo que estaba haciendo podría convertirse en el trabajo de mi vida.

Un aliado y un nuevo reto

Durante aquella semana en la que Miriam cortó mi dependencia de ella, también dejó de trabajar con Dorit, una víctima de polio que había pasado por trece cirugías en las piernas. Miriam la conoció cuando estaba a punto de someterse a su decimocuarta operación y la convenció de que, en lugar de una nueva cirugía, probara hacer ejercicio. Después, me la presentó para que nos diéramos ánimo mutuamente y aprendiéramos uno del otro.

Aunque nuestros problemas eran distintos, sentíamos que nos unía un fuerte vínculo; trabajábamos juntos para trascender discapacidades "incurables". Teníamos que superar nuestras actitudes negativas y luego vencer los problemas mismos. Necesitábamos estar decididos a no ser lisiados.

Dorit sufría dolores terribles en ambas piernas. Las cirugías le habían causado mucho daño. A sugerencia de Miriam, Dorit hacía ejercicio dos horas diarias y a veces agregaba tres o cuatro horas más de trabajo. Practicaba los ejercicios de Miriam, así como algunos otros que encontró en libros o que ella misma inventó.

Dorit quería ser terapeuta física, pero sus padres opinaban que ésta era una profesión inapropiada para una judía ortodoxa; deseaban que se casara y se dedicara a su hogar. Esto le resultaba muy frustrante, y yo la escuchaba y la apoyaba.

A pesar del dolor, a Dorit le encantaba caminar y con frecuencia lo hacíamos juntos. Un día caminamos mucho para recoger un nuevo par de zapatos ortopédicos de diseño especial. Dorit cojeaba un poco de regreso a casa, pero pudo caminar bastante bien. Ya en su casa dijo:

—No fueron mis músculos los que me permitieron seguir adelante; los sentía cansados. Fue sólo fuerza de voluntad. Nunca había caminado tanto.

Dorit no sólo deseaba caminar sin bastón; ni siquiera quería limitarse a subir montañas; quería caminar exactamente como lo hacen otras personas y estaba dispuesta a emprender lo necesario para lograrlo.

Por esa época un joven llamado Eli, con una seria incapacidad debida a una distrofia muscular, se había convertido en objeto de mucha publicidad en Israel. Buscaba ser aceptado en el ejército para demostrar que alguien gravemente discapacitado podía hacer una contribución a su país. Argumentaba que podía servir a Israel con su inteligencia aunque su cuerpo estuviera paralizado. Yo apoyaba su causa, pero fue idea de Dorit llamarlo por teléfono y ofrecerle ayuda.

Dorit le dijo que luchaba demasiado contra la sociedad y no lo suficiente contra su distrofia muscular.

—No hay nada que pueda hacer respecto de mi enfermedad y me encuentro en buenas condiciones en comparación con muchas otras personas que tienen esta clase de distrofia muscular —contestó Eli.

Dorit insistió:

—Puedes hacer mucho si lo deseas.

Yo también hablé con él y logré interesarlo en la posibilidad de recibir nuestra ayuda.

Días después Dorit y yo fuimos a la casa de Eli en Tel Aviv. Tenía un rostro hermoso y sensible, pero su cuerpo estaba más deformado de lo que Dorit y yo habíamos visto. Su cabeza caía sobre uno de los hombros y muchos de sus huesos estaban fuera de lugar.

—¿Les escandaliza cómo me veo? —preguntó.

—No, no es así —le respondí.

Y era verdad. Estaba demasiado ocupado pensando en lo que podríamos hacer para ayudarlo.

—Cuando nací —nos contó Eli— los médicos dijeron que no viviría más de tres años. Mis vértebras están desalineadas por completo; se curvan tanto a la derecha como a la izquierda. Mis costillas están torcidas, lo que ha provocado que mi corazón se haya recorrido hacia la axila derecha. ¡Es chistoso ver que cuando estos famosos médicos me examinan con su estetoscopio ni siquiera pueden encontrar mi corazón!

Nos dijo que la temperatura de su cuerpo era elevada y las palmas de sus manos y las plantas de sus pies por lo general estaban sudorosas. Sospechaba que este calor lo había mantenido vivo.

Le expliqué a Eli nuestro trabajo:

—El movimiento giratorio ayuda a todos los músculos involucrados en él a trabajar juntos, y a trabajar y descansar en forma alternada. Podemos activar todos tus músculos.

Después Dorit le habló de los beneficios del masaje para los músculos tirantes, rígidos, débiles o lesionados:

—Lo más importante es adaptar el tipo de contacto del masaje a las necesidades de tu cuerpo —le informó.

Eli nos dijo que, aunque se había sometido a terapia física e hidroterapia, nunca le habían dado masaje en la espalda. Dorit insistió en que todo su cuerpo necesitaba masaje y Eli asintió con rapidez. Cuando salimos de su casa, estábamos de acuerdo.

Dorit sentía que, de nosotros dos, ella sabía mejor cómo trabajar con su cuerpo e hizo varias alusiones al respecto, lo cual no me incomodó; de hecho, me daba gusto trabajar con alguien que mostrara tanta seguridad en sus conocimientos.

Una semana después Dorit y yo comenzamos a trabajar con Eli. Al principio Dorit le pedía consejos a Miriam, pero con el tiempo empezó a hacerse cargo ella sola.

—Ahora el mundo cuenta con el método Dorit —bromeaba Eli.

Las piernas y brazos de Eli estaban doblados y no podía estirarlos por sí solo. Sus músculos eran delgados y sus manos tan débiles que los flacos dedos se le enroscaban en las palmas. Sus costillas estaban por completo deformadas; se abultaban en ciertas zonas y se sumían en otras. Era curioso que pudiera verlo tan bien; tal vez esto se debía a mi gran interés.

Después de sólo dos sesiones, Eli pudo sostener la cabeza en una postura más o menos erguida durante unos diez minutos y mover pesados libros de un lado a otro en su escritorio. Aun los músculos de sus dedos y brazos mostraban un poco más de sustancia.

Dorit y yo empezamos a trabajar con Eli a distintas horas, y también entrenamos a los miembros de su familia adoptiva para que trabajaran con él. Su mejoría, aunque leve, fue un gran estímulo para mí.

Después, en forma repentina, sin señal previa alguna, Dorit me comunicó:

—Eli y yo vamos a casarnos.

¡No podía creerlo! No era la condición lisiada de Eli lo que me inquietaba, sino el hecho de que Dorit tuviera dieciocho años y que hubieran decidido casarse después de sólo cuatro semanas de conocerse. Solté una carcajada.

—¡Es una broma! —contesté.

Pero no lo era. Yo estaba muy asombrado y escéptico, pero mi reacción fue leve en comparación con la que encontraron en otras personas. A los padres de Dorit la idea los horrorizó e incluso se negaron a escucharla. Eran personas en extremo religiosas y nunca imaginaron siquiera que a Dorit se le permitiera elegir a su propio esposo, ¡y qué decir de la elección que había hecho! Hasta Miriam estaba consternada:

—¿Acaso no se da cuenta Dorit de que él va a morir en un par de años? ¿Qué clase de matrimonio será ése?

Sin embargo, el enlace nunca se llevó a cabo; los padres de Dorit lograron impedirlo. Al final, el asunto fue puesto en manos del rabino, quien le encontró a Dorit un discípulo rabínico de Nueva York como esposo. Pese a la rebeldía contra sus padres, Dorit no pudo oponerse a los deseos del rabino, quien representaba el espíritu mismo de su religión.

Durante tres noches de insomnio, Dorit sufrió en su intento de tomar una decisión, hasta que por fin optó por no casarse con Eli.

El joven estaba abatido, pero después de un tiempo se recuperó y comenzó a trabajar conmigo. Era muy estimulante verlo fortalecerse. Luego de sólo dos meses podía mantener la cabeza erguida durante una hora. Yo sabía que podía ayudársele y que en un lapso de cinco años sería capaz de caminar si seguía ejercitándose.

Por desgracia, la montaña rusa emocional de Eli continuó. Sólo cuatro meses después de haberse recuperado del abandono de Dorit, anunció sus planes de casarse con Tsippi, su hermana adoptiva. Su madre adoptiva les dio dos horas para empacar e irse. Se quedaron en mi casa una semana hasta que encontraron dónde vivir. Tres días antes de la boda, la madre biológica de Tsippi se presentó en su departamento para tratar de matar a Eli, gritando que su hija nunca se casaría con un lisiado como él. La policía puso a la madre de Tsippi en custodia y permaneció encarcelada hasta después de la boda.

No pasó mucho tiempo antes de que Eli perdiera interés en mis tratamientos. Cuando iba a su casa a trabajar con él, era obvio que no había hecho sus ejercicios durante la semana. Aunque su cuerpo había mejorado de manera notoria en poco tiempo, no estaba dispuesto a ir más allá. Tuve que aceptar esta decisión. Yo sólo podía acompañarlo; no podía sanarlo mágicamente.

MI PROPIO PROGRESO

Mientras tanto, mis ojos seguían progresando. Mi objetivo era ser capaz de leer sin anteojos y todos los días trabajaba horas para lograrlo. Hacía varios meses ya había dejado de usar las lentes cilíndricas de alcance microscópico y para leer sólo necesitaba mis nuevos anteojos. Me tomaba casi cuatro horas leer una página que podría haber leído en diez minutos con el cilindro, pero estaba decidido a seguir.

Algunas veces mis ojos se cansaban durante el intento, así que me quitaba los anteojos y prácticamente pegaba la nariz a la página. ¡Para mi gran asombro, algunas veces aparecían las letras! Luego me esforzaba por adivinar la palabra que contenía aquellas letras y, de manera sorprendente, aparecía toda la palabra. Pero recordaba que Isaac me había dicho que siempre leyera con los anteojos, así que volvía a ponérmelos. En ocasiones tomaba los de mi abuela, que tenían una graduación mucho menor y me las ingeniaba para leer con ellos durante un rato. Pero el reto de leer sin anteojos me parecía irresistible y empecé a intentarlo cada vez con más frecuencia.

Mi visión había empezado a desarrollarse y el mundo externo cobraba forma para mí. Al mismo tiempo, una decisión que poco a poco se gestó en mi mente se volvió cada vez más firme: un día sería capaz de ver con claridad todo lo que me rodeaba. Isaac me prometió que tendría una buena visión en un lapso de seis meses. No fue eso precisamente lo que sucedió, pero mis ojos habían mejorado tanto que no me sentí decepcionado. No siempre es uno consciente de la mejoría mientras ésta se encuentra en proceso, pero podía percatarme de que mis ojos se fortalecían y continuarían haciéndolo. En primer lugar leía con mucha mayor facilidad con mi lupa especial. Pero no sólo eso; también había empezado a leer con ambos ojos. Mi ojo más débil, el izquierdo, ya no agregaba a mi campo visual una imagen borrosa cuando enfocaba cada letra; se había fortalecido lo suficiente como para desempeñar un papel activo en el proceso visual. Creo que tal vez también los centros nerviosos de mi cerebro empezaron a adaptarse a la nueva y mejorada situación. El nistagmo, que antes fuera tan grave, había disminuido lo suficiente como para permitirme controlar hasta cierto punto los movimientos oculares. Estaba en camino de una vida del todo diferente.

Nunca dejé de trabajar con mis ojos, aun cuando estaba sentado en clases. Mientras escuchaba al maestro, miraba uno de los amplificadores de sonido que se encontraban en las esquinas del frente del salón y luego dirigía la visión hacia la otra esquina; movía constantemente los ojos de un lugar a otro, ya que para entonces eran lo bastante fuertes y este movimiento resultaba muy provechoso. Con frecuencia aplicaba las palmas de las manos, sobre todo mientras escuchaba las exposiciones y las sinfonías, durante los cuarenta y cinco minutos que duraba la clase de música.

Un día mi maestra de geografía me preguntó:

—¿Cómo esperas obtener una buena calificación si siempre estás haciendo ejercicios oculares y no me escuchas?

—Hago las dos cosas a la vez —le contesté.

Mi respuesta sólo la confundió.

—¿Cómo puedes mover los ojos y al mismo tiempo escucharme?

Seguro se dio cuenta de cuán ridícula era su pregunta, sobre todo cuando le dije que la gente usa los ojos y los oídos al mismo tiempo durante todo el día. Pero, aun si los ejercicios resultaban un poco molestos para mis maestros y compañeros, para mí eran necesarios. Y algunos profesores y estudiantes aceptaban lo que hacía.

Todavía estaba en bachillerato cuando decidí tomar un curso en una escuela vocacional de masajes para mejorar mis técnicas de trabajo corporal. Por desgracia, lo único que aprendí es que Miriam sabía más de masajes que los instructores. Nos dieron un rígido programa de técnicas, algunas útiles, pero la mayoría irrelevantes. Nunca mencionaron que había que poner atención a las verdaderas necesidades individuales de cada persona. Por ejemplo, nunca nos enseñaron qué postura corporal debe adoptar el terapeuta mientras trabaja con un paciente; tampoco mencionaron los diferentes tipos de contacto para la diversidad de cuerpos, ni la importancia de la actitud relajada y la presencia del propio terapeuta. Aunque concluí el curso de seis meses, decidí no solicitar el certificado de masajista que se ofrecía. Lo más importante que obtuve en este curso fue la confianza en lo que ya hacía. También disfruté los masajes gratuitos que me dieron cuando trabajábamos unos con otros.

Por esa época usaba el masaje y el movimiento para ayudar a varias personas: algunas que había conocido en la playa, otras que Miriam me mandaba y amigos de esas personas. Algunas insistían en pagarme. Yo siempre me negué, pero después de haber terminado el curso de masajes empecé a sentir que era correcto aceptar una remuneración por mi trabajo.

DANNY

Unas semanas antes de mi graduación del bachillerato Miriam me llamó por teléfono. Siempre me alegraba tener noticias suyas. Me contó acerca de un joven llamado Danny; recientemente había llegado a Israel procedente de Irán y tenía dificultades para caminar debido a una distrofia muscular progresiva. Me dijo que su problema era grave y que esperaba que yo pudiera verlo.

Danny me llamó algunas semanas después para preguntarme si podía hacer algo por él.

—Mi situación es mala. Todos los médicos dicen que no hay nada que hacer. ¿Estás seguro de que podrías ayudarme?

Le conté del caso de Eli, quien para ese entonces seguía mejorando notablemente. Danny quedó admirado, así que concertamos una cita para conocernos.

La primera vez que vi a Danny me dio la impresión de que era sólo un niño. Yo era apenas un año mayor que él y un poco más alto, pero él parecía tener la mitad de mi estatura. Su rostro tenía una expresión de desaliento y sus manos temblaban; sin embargo, había algo carismático en él. Era honesto, directo e intenso. Durante los siguientes años Danny se convirtió no sólo en mi paciente sino también en mi maestro y mi amigo más cercano.

Examiné a Danny y probé la fuerza de sus piernas. Todos los dedos de sus pies se enroscaban hacia arriba debido a que los músculos no eran lo bastante fuertes como para mantenerlos en su lugar. Sus piernas eran muy delgadas y los muslos, aún más delgados que las pantorrillas. Su pierna más fuerte, que soportaba la mayor parte de su peso cuando estaba de pie o caminando, estaba tiesa y tenía los músculos contraídos. Sus dedos eran tan delgados como los de un bebé y sus brazos parecían estar en los huesos; cuando los levantaba sólo llegaban a la altura de su pecho. Sus hombros estaba tan enflaquecidos que si tirabas de uno de sus brazos podías dislocarle los hombros. Su cara era delgada y su expresión denotaba desdicha y temor.

La distrofia muscular es una enfermedad que provoca la degeneración de las fibras musculares. Como a Eli, a Danny le diagnosticaron distrofia muscular de Duchenne, que conduce a una muerte lenta cuando el paciente se debilita tanto que no puede respirar. Sin embargo, los síntomas de Danny no eran tan severos como los de Eli.

Danny y yo discutimos una estrategia de tratamiento.

—Definitivamente, puedes curarte —le aseguré.

En ese entonces confiaba más en mi intuición que en mis conocimientos. Me miró asombrado. No estaba seguro de poder creerme, pero aun la posibilidad de posponer el proceso de degeneración y muerte le parecía una verdadera salvación.

Durante nuestras primeras dos sesiones yo hice todo el trabajo. Le mostré cómo frotar sus manos para calentarlas, pero al principio sólo podía hacerlo unas cuantas veces antes de quedar exhausto. Yo masajeaba sus dedos para estimularlos e incrementar su circulación. Trabajé muchas horas en sus brazos y hombros, dándoles un masaje suave y haciéndolos girar. Después de varias sesiones la fuerza de Danny había aumentado. Podía frotarse las manos durante varios minutos y lograba calentárselas.

Miriam me había dicho que las personas que reciben un masaje no deben permanecer pasivas, pues recibirían la estimulación pero no distribuirían o descargarían la energía. Durante nuestra tercera sesión le pedí a Danny que realizara algunos movimientos simples mientras yo trabajaba, como mover la cabeza de un lado a otro o doblar y estirar una rodilla.

El abdomen de Danny estaba tenso y duro. Lo enseñé a respirar por la nariz, y esto lo ayudó a expandir y relajar los músculos abdominales y el diafragma. Pero sus piernas necesitaban mucho trabajo, sobre todo la más fuerte, cuyos músculos contraídos la volvían tan dura como una roca. Pasaron varios meses antes de que las piernas de Danny se relajaran, pero cuando esto fue posible todo su cuerpo empezó a hacerlo. Su respiración, que había sido en extremo superficial, se hizo cada vez más profunda.

Entonces empecé a darle masaje en la cabeza. Fue difícil porque al principio no soportaba el contacto en esa zona. Como consecuencia de un accidente automovilístico, había perdido el oído de un lado cuando tenía siete años y poco después comenzaron a aparecer los síntomas de distrofia muscular. Me sorprendió el hecho de que los médicos no hubieran visto en aquel accidente un factor desencadenante de su enfermedad.

Cualquiera que hubiera sido la causa, la enfermedad de Danny se presentó cuando él tenía siete años. Al parecer se detuvo un tiempo y en ese lapso Danny creció con rapidez; pero durante su adolescencia se hizo obvio el proceso de deterioro. Cuando tenía diecisiete años, época en que lo conocí, Danny sufría tantas dificultades para caminar que estaba a punto de usar silla de ruedas. Una vez que me gané su confianza me confesó que había decidido matarse antes que hacerlo.

Danny era una persona muy especial y con muchas inquietudes. Me dijo que la vida era tan insignificante como el polvo y que no veía razón alguna para vivir. Le atraían los filósofos pesimistas como Sartre y Camus. Para él la vida no era más que una prisión y la muerte significaba un alivio. Pero después de haber trabajado juntos durante unos meses, empezó a percibir algunos resultados y su actitud mejoró notablemente. De pronto vio que podría haber un escape. Su trabajo conmigo constituyó para él una salida. Cuando fue capaz de caminar con un poco más de facilidad y levantar los brazos al doble de la altura de antes, comenzó a creer que podría existir la posibilidad de curarse.

Danny era muy disciplinado en el trabajo consigo mismo. Practicaba sus ejercicios cuatro horas al día. Él mismo desarrolló un sistema de trabajo: mientras veía la televisión o escuchaba música, hacía movimientos muy simples repitiendo cada movimiento durante incluso media hora. Ejercitaba manos, brazos, hombros, piernas, estómago y pecho, y se daba masaje en todas las áreas que podía alcanzar. Después de tres meses decidió dejar de trabajar conmigo y seguirlo haciendo él solo. Durante los siguientes nueve meses trabajó así y se negó a verme. Consideraba el trabajo con su propio cuerpo como una especie de ejercicio de escultor, y no quería que yo lo viera hasta sentirse satisfecho con los resultados. En el transcurso de este lapso nos mantuvimos en contacto, pero pasó un buen tiempo antes de que volviéramos a vernos.

MÁS ÉXITOS CON LA DISTROFIA MUSCULAR

Mi siguiente paciente con distrofia muscular fue un orfebre llamado Yankel. Un día mi abuelo llegó al departamento de mi familia para decirme que me había recomendado con un hombre de una sola pierna que quería un masaje. A manera de broma, agregó que era afortunado por tener sólo una pierna pues así únicamente tendría que hacer la mitad del trabajo.

—Si sólo tiene una pierna necesita algo más que un masaje, requiere un tratamiento especializado —le contesté.

—¿Me estás diciendo cómo debe darse un masaje? —argumentó mi abuelo.

No tenía conocimiento alguno sobre el tema, pero suponía que por ser mayor sabía más que los demás sobre cualquier asunto.

—Bueno, ya que eres tan experto —bromeé—, ¿por qué no das tú la clase de masajes que estoy tomando?

—Te llevaría cincuenta años aprender lo que yo sé —rebatió—. Aquí está su número de teléfono. Y no olvides usar talco.

Yankel me llamó unos días después. Me dijo que tenía distrofia muscular progresiva y acepté ir a su casa. Cuando llegué, su esposa me dijo:

—No hay tratamiento médico que pueda ayudar a Yankel, pero estamos dispuestos a probar cualquier cosa.

Luego entró Yankel a la habitación con aparatos tensores en ambas piernas, apoyado en dos bastones. Aunque sus piernas eran muy delgadas, no era cierto que tuviera sólo una pierna como dijera el abuelo. Y, debido a su vida sedentaria, esas piernas habían tenido que soportar un cuerpo muy pesado.

De inmediato empecé a trabajar con las piernas de Yankel y el masaje le produjo un gran alivio. Su respiración se volvió más fácil. Sus piernas y pies, que estaban fríos y tiesos, ahora se sentían tibios y relajados. Cuando terminé, Yankel firmó un generoso cheque sin siquiera preguntarme cuánto iba a cobrarle. Su reconocimiento a mi trabajo acrecentó mi confianza.

Yankel estaba ansioso de continuar un tratamiento conmigo y muy pronto me convertí en un asiduo visitante de su casa. La cálida pareja, originaria de Rumania, me aceptó con generosidad como miembro de su familia.

Le mostré a Yankel ejercicios suaves para sus piernas y le aconsejé que, dado que su trabajo era tan sedentario, procurara ponerlas en movimiento todo el tiempo posible. Ya que sus pantorrillas eran demasiado delgadas, le sugerí que hiciera movimientos circulares con los pies para engrosarlas y que después simplemente visualizara este movimiento antes de reiniciar el ejercicio. Le pedí que durante todo el día hiciera movimientos muy suaves con los dedos de los pies para fortalecer los músculos de éstos y de las pantorrillas. Le resultaba difícil doblar las rodillas, así que le dije que se acostara de espaldas y girara los pies de un lado al otro para mejorar la circulación y fomentar el desarrollo de los músculos de las pantorrillas. Después de ocho sesiones ya podía doblar las rodillas.

Posteriormente hice que Yankel se acostara de espaldas sobre una sábana con los pies apoyados en el suelo, que doblara las rodillas e hiciera círculos en el piso con los pies, moviendo indirectamente las rodillas. Mientras él realizaba el ejercicio yo le daba un masaje rápido y suave para incrementar la circulación. Otra de las técnicas consistía en colocar las yemas de mis dedos sobre un músculo y agitar con vigor mis manos para que el músculo vibrara, creando la sensación de electricidad. Yankel mejoró con rapidez y mostraba signos inequívocos de que adquiría fuerza y volumen en los músculos de las piernas. Sus pies se volvieron más ágiles y flexibles, y mejoró su equilibrio para mantenerse de pie. Después de dos meses empezó a caminar sin los tensores de las piernas y luego decidió prescindir de los bastones.

De hecho, la mejoría de Yankel fue tan notoria que se volvió demasiado confiado. Un día, mientras bajaba la escalera, empujó una pierna hacia un lado, como cuando caminaba ayudado por los tensores. La frágil pierna chocó contra la pared y, al no tener el armazón metálico que la protegía, se rompió fácilmente. En parte esto fue mi culpa; había advertido su deseo de mejorar, que yo relacionaba con mi deseo imperioso de dejar de usar anteojos, pero no me percaté de lo arraigados que estaban sus viejos hábitos para caminar. Le había enseñado a hacerlo de manera correcta, levantando cada pie para luego apoyarlo con cuidado en el suelo; pero, como aún persistía su hábito de empujar las piernas hacia los lados, acabó con una pierna enyesada.

Yankel trajo la férula de yeso seis semanas, y durante este tiempo trabajé constantemente con él. Siempre se alegraba de verme. Cuando su pierna se recuperó, Yankel recurrió durante algún tiempo a los aparatos tensores y luego volvió a dejarlos. Aunque le costaba trabajo caminar en forma correcta, lo hacía bastante bien… hasta el día en que, mientras practicaba uno de los ejercicios apoyado en una silla, empezó a alardear frente a su esposa. Fingió que iba a darle un puntapié, perdió el equilibrio, se cayó ¡y volvió a romperse la pierna! Esta vez estuvo enyesado tres meses.

Pese a estos descalabros, Yankel siguió respondiendo. Disfrutaba los ejercicios y éstos le hacían mucho bien. Sus piernas seguían fortaleciéndose y ganando volumen. Un día me dijo:

—¿Sabes, Meir?, me debes dinero.

Me puse nervioso.

—¿Qué hice? ¿Qué dinero? —le pregunté.

—El dinero que constantemente le pago a mi sastre para que me ajuste los pantalones —respondió con una sonrisa.

Yankel había perdido quince o veinte kilogramos como resultado del ejercicio. La pérdida de peso fue de mucha utilidad para él, ya que antes era muy difícil para sus piernas tan delgadas sostener su voluminoso cuerpo. ¡Cuatro meses después su ropa era cuatro tallas menos!

Varias veces llevé a Yankel a caminar por la playa, y su fuerza y su confianza aumentaron. Su entusiasmo era mayor que su paciencia, y le resultaba difícil conformarse con una mejora gradual. Con dos fracturas en una pierna y el prospecto de un progreso lento perdió interés en su trabajo corporal. Esto me entristeció ya que sentía que podría haberse recuperado por entero.

Una práctica emergente

Aunque me sentía frustrado por Eli y Yankel, sabía que cada uno de ellos me había enseñado mucho sobre la naturaleza de los padecimientos neuromusculares y la necesidad de tener paciencia y perseverancia. Con dieciocho años de edad y recién graduado del bachillerato, ya había tenido tres pacientes con distrofia muscular. Tanto amigos como parientes empezaron a recomendar mi trabajo y de pronto me había hecho de clientela. Les daba masaje y tratamientos o les enseñaba ejercicios a más de veinte personas con muy diversos problemas musculares, neurológicos o de columna vertebral. Cuanto más gente trataba, más sensible se hacía mi contacto. Miriam me enseñó que todas las personas son diferentes, y que yo tendría que recurrir a mi instinto para usar el tipo de contacto y los ejercicios adecuados para cada persona. Cada vez era más obvio que podía hacerlo.

Había comprendido que un terapeuta nunca debe presionar un músculo al grado de provocar un dolor extremo. Esto puede lesionar el sistema nervioso y, en ocasiones, todo el cuerpo, sobre todo en pacientes enfermos de gravedad. El contacto debe ser placentero, no doloroso. La presión puede aumentar de manera gradual, a medida que la persona se vuelve capaz de soportarla y está dispuesta a hacerlo. Un terapeuta debe tener manos muy sensibles para saber qué tipo de contacto se requiere en cada situación. Me sentía muy agradecido de haber desarrollado una gran sensibilidad en los dedos durante todos aquellos años en que estudié Braille.

No había secreto mágico alguno en mi trabajo. No era ningún sanador prodigioso cuyas manos se cargaban de súbito de electricidad y poderes sobrenaturales. Necesitaba trabajar con constancia en mí mismo y masajear mis manos con frecuencia, en particular antes de hacerlo con algún paciente. Mis manos, que habían sido débiles, eran cada día más fuertes. Pero tenía la impresión de que empezaba a desarrollar algo nuevo: un enfoque único del cuerpo.

5

VERED: APRENDIENDO DE LA POLIO

Dado que ahora trabajaba con pacientes, surgió el asunto de las credenciales. Algunos amigos y miembros de la familia me dijeron que podía ser encarcelado por "practicar la medicina sin licencia". Así que el primer verano después de terminar el bachillerato comencé a buscar escuelas de terapia física. El director del departamento de admisiones de una de ellas me dijo que no podía ser admitido por mis problemas de visión. Otra directora enfureció tanto al enterarse del trabajo que realizaba sin licencia que ni siquiera tomó en consideración mi solicitud.

Bella, mi hermana, había vivido en San Francisco durante un par de años y pensó que sería más fácil ser admitido en una escuela estadounidense. Su idea me agradó, pero resultaba inoperante; simplemente no podíamos costearlo.

Un día mi tía Esther, la viuda de mi tío Moshe, me llamó por teléfono. Siempre se había opuesto al trabajo que efectuaba con mis ojos y, después, a mi trabajo con otras personas. Pero al ver mi determinación para seguir adelante, se ofreció a ayudarme a obtener un título profesional en el campo de la terapia física. No era que de pronto hubiera aprobado mi trabajo; sólo quería que me convirtiera en alguien respetable. En el pasado me había sugerido que fuera profesor de estudios bíblicos o de literatura, pero me rehusé. Cuando por fin comprendió que yo había elegido un camino diferente, decidió ayudarme, pero bajo sus propias condiciones.

—No puedo pagarte el viaje a Estados Unidos —me dijo—, pero puedes ir a algún lugar más cercano, como Italia. Si no puedes estudiar en Israel no deberías perder tu tiempo aquí.

Su propuesta me hizo sentirme muy agradecido. Ya que durante más de un año se opuso rotundamente a mi trabajo, su cambio de opinión me pareció grato en particular, pese a que sabía que su motivación no era un verdadero interés en mi trabajo, sino su deseo de que me convirtiera en "alguien". Aunque resentía sus motivos, sentí que tenía razón: debía aprovechar la oportunidad para estudiar en el extranjero, así que acepté su ofrecimiento.

Intento de ingresar a una escuela profesional

Me preparé para ir a Italia. Estudié italiano y me registré en el consulado. Después de cuatro meses de planes y un retraso de un mes debido a la Guerra del Yom Kippur con Siria y Egipto, emprendí mi viaje a Italia. Doce días más tarde ya estaba de regreso.

Resultó que el consulado italiano no especificó con claridad las condiciones de admisión de la escuela. Había 270 candidatos para ocupar veinte lugares y once de ellos ya se habían asignado antes de que yo llegara. También me enteré de que un certificado de terapia física de una escuela italiana no tenía validez fuera de Italia.

Había partido con el equivalente a $450 dólares (una generosa cifra en aquel entonces) y regresé con más de la mitad. Mi familia me dijo en privado que había sido muy tonto por no haber aprovechado la oportunidad para viajar por Europa y tomar unas vacaciones. Pero sentí que había ido con un propósito muy serio y en realidad no quise gastar el dinero de mi tía en divertirme. El abrupto cambio de planes fue un tanto desconcertante, pero estaba feliz de haber vuelto a casa. Había mucho por hacer.

La tía Esther insistía en que debía cambiar de rumbo. Retomó la idea de que me convirtiera en profesor de literatura o filosofía. Le dije que eso no me interesaba en absoluto, que yo tenía mis propios objetivos y estaba decidido a perseguirlos.

—No vas hacia ninguna parte —decía una y otra vez—. Lo que haces es una pérdida de tiempo.

Al fin le dije que preferiría ser masajista en un sauna que abandonar mi trabajo.

—¡Eso es vergonzoso! —me gritó—. Hablas como un vago de clase baja.

Me resultó divertido escuchar que mi tía, fundadora del Partido Socialista de los Trabajadores Israelíes, se hubiera vuelto tan clasista de pronto.

Nada cambiaba la forma de pensar de mi tía Esther. Hasta Savta estaba de acuerdo con ella:

—Esther tiene toda la razón. Deberías estudiar literatura y dejar de intentar ganarte la vida rascándole la espalda a otras personas.

Me dolió mucho el que incluso ella pensara así, pero no había nada que deseara más que seguir con lo que hacía.

El éxito en mi trabajo había crecido y cada vez conocía a más personas interesadas en él. Esto era de esperarse en Israel ya que somos gente muy comunicativa (¿o debería decir entrometida?), siempre interesada en las actividades de los demás. Era en mi familia donde surgían las discusiones.

De hecho, yo estaba muy satisfecho con la dirección que tomaba mi vida. Incluso tuve una verdadera novia, una linda chica llamada Yaffa que escuchaba mis problemas con amor y empatía. Su amor compasivo me ayudó a seguir adelante a pesar de las tensiones. Y mi trabajo continuó siendo para mí una enorme fuente de satisfacciones.

Miriam siempre hizo todo lo que pudo para ayudarme. El periodo en el que me evitó fue muy breve. Un día me concertó una cita para que conociera a un terapeuta físico certificado que trabajaba en un hospital; él me sugirió que intentara ingresar a una escuela de terapia física para ciegos en Inglaterra. Esto parecía una muy buena idea, pero ahora yo deseaba permanecer en Israel.

En el otoño de 1973 me inscribí en la universidad religiosa Bar Ilan, situada en las afueras de Tel Aviv. Deseaba ingresar en el programa de biología, pero todos los departamentos de ciencias estaban llenos por la época en que me registré, así que entré al de filosofía. Por supuesto, esto le dio mucho gusto a mi familia, y yo estaba bastante contento. Siempre me había interesado la filosofía, en particular la judía, y había un excelente programa en Bar Ilan. Mi plan era ingresar al programa de biología en cuanto hubiera lugar.

Trabajo con la poliomielitis de Vered

En una ocasión, estando en la cafetería de Bar Ilan se sentó junto a mí una hermosa mujer marroquí de cabello negro; me ofreció una galleta y una taza de café y me hizo una pregunta muy directa:

—¿Qué haces además de estudiar?

Me dijo que su nombre era Vered, y yo le hablé un poco sobre el trabajo con mis ojos y el que llevaba a cabo con pacientes.

—¿Crees que podrías ayudarme? Tengo polio —me preguntó.

—¡Claro! —le respondí.

Quedamos de vernos en mi casa al día siguiente.

Vered había sufrido cinco operaciones en su pierna afectada. En una de ellas le habían implantado una pieza de cemento en el dedo gordo del pie para mantenerlo recto. Los músculos de sus muslos eran muy delgados y la pantorrilla y el glúteo de su costado débil estaban casi totalmente descarnados. Esto la obligaba a caminar y pararse con todo su peso sobre la otra pierna. Caminar le resultaba tan doloroso que tenía que detenerse para descansar cada cinco o seis pasos.

Vered padecía constantes dolores de cabeza que la paralizaban y con frecuencia le impedían asistir a clases. Las exposiciones aburridas le provocaban mucho malestar físico. Además, era demasiado tímida como para entrar al salón si llegaba aunque fuera unos minutos tarde. Era perfeccionista en todo lo que emprendía; si no podía hacer algo a la perfección, prefería desistir.

La familia de Vered era muy pobre y esto le disgustaba mucho. Su padre estaba discapacitado y ni él ni su madre trabajaban, así que la familia vivía de la asistencia gubernamental. Vered ganaba algo de dinero trabajando después de clases.

Debido a su encanto y su inteligencia, Vered hacía amigos con facilidad, pero siempre sentía que decepcionaba a la gente. Sus relaciones parecían maravillosas al principio, pero de manera gradual se cerraba en sí misma. Había en ella cierto miedo que le imposibilitaba abrirse plenamente a otras personas. Quizá la causa era su enfermedad o su pobreza. En cualquier caso, esta compleja y contradictoria persona era la mujer más atractiva que había conocido. Tenía un tipo de belleza misteriosa, con una sonrisa como la de la Mona Lisa. Era bella en especial cuando estaba de buen humor, pero sus estados de ánimo eran muy volubles.

Vered era también la persona más inteligente que había conocido. No sólo poseía un extraordinario acervo de conocimientos y una memoria casi perfecta, sino que además era totalmente honesta y abierta a lo nuevo. Sabía escuchar y siempre comprendía las nuevas ideas; no sólo entendía lo que se decía sino que captaba lo que estaba detrás de las palabras. Por ende, era renuente a mirarse a sí misma con detenimiento; le temía a su propia lucidez inflexible. Era capaz de ver los rasgos positivos de su carácter, pero con frecuencia la desalentaba su comportamiento y el hecho de que no pudiera controlarlo. A veces le parecía que la vida era maravillosa, pero casi siempre la encontraba agobiante e imposible.

A menudo Vered pasaba días y noches en cama, paralizada por el dolor, la depresión y la fatiga. La mayoría de la gente despierta cansada de vez en cuando, sin ánimos para encarar el día; pero Vered se sentía así casi siempre. Cuanto más tiempo pasaba en cama sin hacer nada, más profunda era su molestia con ella misma y con el mundo.

Y, sin embargo, con todo y sus frustraciones, Vered continuaba entablando nuevas amistades y probando nuevas experiencias. Parecía adentrarse en el mundo con gran confianza, pero debajo de la superficie, su espíritu, al igual que su cuerpo, era frágil e inseguro.

Cuando Vered llegó a mi casa para nuestra primera sesión empecé por someter su pierna débil a varias pruebas. No podía tolerar siquiera el más mínimo contacto en su rótula debido al dolor que le había quedado después de las cirugías. El más leve contacto la hacía gritar. La pierna estaba torcida hacia un lado porque los músculos eran demasiado débiles para mantenerla en la posición correcta. Todas las operaciones le habían causado algún daño. Sentí ganas de llorar al ver esta pierna débil y devastada, destruida por los bisturíes de los cirujanos. Sin embargo, sabía que podía recibir mucha ayuda y que tendríamos que empezar a fortalecer su pierna débil. Le mostré un par de ejercicios sencillos y quedamos de volver a vernos.

Antes de nuestra siguiente sesión vi a Vered varias veces en la escuela. Me preguntó si necesitaba ayuda con alguna lectura. Cuando le dije que sí, se sentó de buena gana y empezó a leerme mis libros de texto. Su voz era clara y encantadora.

Llevé a Vered a conocer a Miriam, quien también quedó encantada con ella. Le enseñó un libro checoslovaco para bailarines, cuyas ilustraciones mostraban las posturas correctas e incorrectas para estar de pie, sentarse y caminar, y proponía algunos ejercicios que Miriam pensó que podrían servirle a la joven. Uno de los ejercicios era una técnica de danza árabe que consistía en girar la cadera aislándola del resto del cuerpo. Miriam presentía que Vered entendería este tipo de trabajo como pocas personas podrían hacerlo y le gustó la idea de que trabajáramos juntos.

Vered era increíblemente sensible al dolor; hasta un cariñoso apretón de manos podía ponerla al borde de las lágrimas. El dolor de su pierna era terrible. Le dolía cuando yo trabajaba con ella, pero hacía un gran esfuerzo para soportarlo. Empleaba aceite para disminuir la fricción, y la enseñé a respirar profundo, lo cual la ayudó a relajarse un poco y, por tanto, a reducir el dolor.

Le pedí que subiera y bajara los brazos rítmicamente mientras giraba con lentitud la cabeza de un lado al otro. Esto disminuyó la tensión que se acumula con naturalidad en los hombros y el cuello de las personas que tienen dificultades para caminar. Luego le pedí que incorporara el movimiento de un pie. Sólo podía moverlo un poco, pero al cabo de una hora su circulación había mejorado tanto que me fue posible tocar el área de su rodilla donde se encontraba la cicatriz sin que sufriera mucho dolor. Me dijo que sentía como si despertara de una horrible pesadilla. Después de varias sesiones más Vered empezó a notar que mi contacto ya no siempre era doloroso y que, en todo caso, sólo le dolía en donde se habían hecho las incisiones más profundas. El tejido subyacente a esas cicatrices aún se encontraba muy lesionado y algunos de los huesos jamás sanaron.

Vered practicaba sus ejercicios con la determinación que sólo había visto en Danny y en mí mismo. Poseía una conciencia cinestésica innata que nunca antes había encontrado en otra persona. Después de sólo dos sesiones, ya inventaba nuevos ejercicios para complementar los que yo le había enseñado.

Nuestro trabajo siguió progresando y empecé a darle masajes bajo el agua en la tina del baño. El agua tibia relaja los músculos y los movimientos bajo el agua son más fáciles. Algunos de los músculos de Vered que por lo regular no tenían movimiento podían moverse bajo el agua, donde hay menos resistencia gravitacional. Después de tres meses podía doblar y estirar en forma equilibrada las rodillas en el agua; en seis meses podía hacerlo fuera de ella.

Cuando Vered caminaba, su rodilla tendía a deslizarse hacia atrás y a quedar bloqueada, lo cual ponía rígida la pierna. Esto hacía que la rodilla quedara sometida a gran presión y se estremeciera a cada paso. Este fenómeno es provocado por la debilidad de los músculos que rodean a la rodilla, así que nos concentramos en fortalecerlos. Uno de los ejercicios que practicaba durante horas consistía en recostarse boca abajo y subir y bajar con lentitud la pantorrilla débil. Luego fue capaz de girar la pantorrilla, con lentitud y suavidad, para hacer trabajar todos los músculos que rodean la rodilla. Cuando comenzamos a trabajar apenas podía levantar la pierna, y ahora el rango de sus movimientos se había incrementado tanto que podía tocarse el glúteo con el pie.

También empezó a darse masaje ella misma, sobre todo en la rodilla. Miriam siempre me dijo que antes de dar un masaje hay que calentar las palmas dde las manos y que la mejor manera de hacerlo es frotarlas con movimientos giratorios con los dedos entrelazados. Con las manos calientes Vered se daba masaje en las rodillas. Y lo hacía casi en forma constante.

Vered disfrutaba en particular el ejercicio de danza árabe. Sus músculos pélvicos estaban dolorosamente contraídos y un lado de la cadera se elevaba más que el otro; pero el ejercicio liberó con suavidad su pelvis y su cadera. La causa de su rigidez pélvica era la misma que la que ocasionaba la mayoría de sus problemas: el desequilibrio en el movimiento provocado por la pierna débil. Dado este desequilibrio algunos músculos se trabajaban en exceso y se tensaban, mientras que otros se atrofiaron. El objetivo de su tratamiento era crear equilibrio, tarea difícil, ya que una pierna era de la mitad del grosor de la otra, desde el tobillo hasta la cadera.

Aunque en la actualidad la polio es una enfermedad poco frecuente, observar los problemas de una víctima de la misma también puede enseñarnos aspectos sobre otras enfermedades. Los cirujanos ortopedistas consideran a la poliomielitis como un problema mecánico, como si estos pacientes fueran máquinas descompuestas. Cortan los músculos, alargan algunos y acortan otros; rompen huesos y desplazan fragmentos óseos de una extremidad a otra. En casos de poliomielitis, los músculos que se operan están débiles y atrofiados; no tienen una función nerviosa o circulación sanguínea adecuadas. La cirugía sólo reduce su capacidad para funcionar.

Muchos terapeutas físicos intentan activar los músculos de un paciente con polio, pero no hacen hincapié en el movimiento equilibrado. Se insta a los pacientes a andar en bicicleta, nadar o realizar algún ejercicio "terapéutico", pero nada se hace para cambiar los patrones habituales de movimiento y utilizar su cuerpo, su respiración o sus conceptos mentales acerca del movimiento. Con frecuencia los terapeutas físicos, en lugar de sugerir cambios fundamentales, intentan ayudar a sus pacientes a mejorar prescribiéndoles ejercicios muy arduos. Promueven el uso casi exclusivo de los miembros ya fuertes, en lugar de estimular el fortalecimiento de los débiles, por la sencilla razón de que no piensan que sea posible lograrlo.

Esto es similar a la forma como mis maestros querían que descartara la presencia de mis ojos. Hoy vemos los resultados de este desequilibrado enfoque en la forma de infartos y accidentes vasculares cerebrales entre pacientes de polio, resultado de lo que los médicos llaman "síndrome post-polio".

Este trastorno parece deberse al exceso de esfuerzo al que se somete una parte del cuerpo del paciente con polio (un brazo o una pierna) durante el transcurso de la terapia o los ejercicios.

Vered y yo intentábamos cambiar por completo la forma como trabajaba su cuerpo: aumentar el volumen de los músculos que se encontraban atrofiados de manera parcial y, por tanto, promover el hecho de que músculos hasta entonces inútiles hicieran parte del trabajo que realizaban los hiperatrofiados. Intentábamos equilibrar sus movimientos para que sus dos piernas pudieran trabajar juntas, de manera similar y coordinada.

Para lograrlo, Vered hacía ejercicios físicos y de atención consciente. Cada vez que alguna parte de su cuerpo se liberaba de la tensión habitual, se daba cuenta de que en realidad podía mejorar su estado. Esta experiencia transformó su actitud hacia ella misma y hacia su enfermedad. Un pequeño cambio de actitud puede marcar la diferencia entre la mejoría y el deterioro.

La inteligencia excepcional de Vered y su habilidad para asimilar nuevas ideas fueron puntos cruciales en su terapia. Siempre creaba nuevos ejercicios, que después yo utilizaba en mi trabajo con otros pacientes con resultados excelentes. Le pedía que visualizara su pierna débil fortalecida y saludable y que se imaginara caminando como si tuviera dos piernas normales. Los resultados fueron sorprendentes. Las diferencias de una pierna en comparación con la otra disminuyeron de manera visible. Al igual que casi todas las personas con una pierna débil, Vered siempre había acumulado tensión en los brazos y los hombros al caminar. Pero mediante una respiración correcta y ejercicios lentos para las piernas, alternando ambas de modo que ninguna se cansara, se liberó de gran parte de esta tensión.

Con frecuencia Vered y yo íbamos a la playa a practicar los ejercicios; primero sumergíamos los pies en aguas poco profundas y caminábamos para que se acostumbrara al movimiento de las olas, y luego nos sumergíamos hasta la cintura. Ahí permanecía de pie y levantaba una rodilla a la vez a la altura de la cadera. Fuera del agua apenas podía levantar la pierna, pero dentro de la misma le resultaba muy fácil. Este entrenamiento ayudó a que su pierna más débil aprendiera a levantarse con sus propios músculos y contribuyó a que abandonara el hábito de arrastrarla cuando caminaba. Los músculos estaban ahí; sólo requerían las condiciones adecuadas para desarrollarse.

Cuando conocí a Vered, no podía caminar sin tener que descansar cada cinco o seis pasos. Pero, gracias al ejercicio, su fuerza se incrementó al grado de que caminaba casi cinco kilómetros sin molestias. Tuvo que aumentar gradualmente la cantidad de ejercicio para llegar a caminar esta distancia y los músculos le dolían cada vez que la aumentaba. Sin embargo, aprendió a aliviar el dolor y la fatiga mediante ejercicios de estiramiento suaves y de masaje. Su mejoría no podía sino considerarse extraordinaria.

CHANNI: OTRA PERSONA CON POLIOMIELITIS

Vered me presentó a su amiga Channi, que también tenía polio. Channi ya había consultado a diversos "sanadores," y no quería saber nada más sobre ellos. Pero Vered la convenció de que yo no era un "sanador" sino un maestro de movimiento, así que accedió a conocerme. Como Vered, Channi había sido atacada por la polio en la infancia. Su pierna derecha era la más fuerte; la llamaba "mi pierna bonita". Su pierna izquierda era tan rígida y tan delgada como una estaca; la llamaba "mi pierna interesante". La pierna "interesante" había sobrevivido a nueve operaciones. Su tobillo estaba tan debilitado que, para impedir que el pie colgara suelto, los cirujanos le habían implantado un fragmento de su cadera. Esto le permitía caminar sin aparato tensor, pero no podía doblar el tobillo ni mover el pie.

Channi era atractiva, pero la lesión en su pierna había dañado su autoestima. Caminaba con un bastón y, como si éste le impidiera ser bonita, su aspecto y su arreglo eran descuidados.

Al igual que Vered, la pierna débil de Channi era en extremo sensible al dolor. Para que pudiera soportar más de medio minuto de masaje en esa pierna, yo tenía que cambiar constantemente el tipo de contacto: a veces daba pequeños golpecitos con las yemas de los dedos, algunas veces frotaba, otras daba ligeros golpecitos o pellizcos leves y rápidos, siempre modulando la firmeza del contacto. A medida que se incrementaba su tolerancia, el masaje estimulaba cada vez más la circulación en las áreas afectadas y las hacía sentirse más llenas de vida.

La temperatura de la pierna de Channi tendía a subir, en especial cuando caminaba mucho o se sentaba en una postura incómoda. Las pier-

nas de la mayoría de los pacientes con poliomielitis se sienten frías, debido
a la falta de circulación. Sin embargo, en su caso la sangre fluía hacia la
superficie, como consecuencia de la tensión, y esto impedía que hubiera
una buena circulación en los tejidos más profundos. Le daba un masaje
suave a su pierna con movimientos vibratorios, como lo había hecho con
Yankel y el flujo sanguíneo acumulado que provocaba el sobrecalenta-
miento de la pierna se dispersaba con lentitud. El masaje puede regular la
temperatura corporal tanto si el cuerpo se sobrecalienta como si está frío,
ya que ambos efectos se deben a la mala circulación. Channi aprendió
a hacerlo ella misma y éste fue su primer éxito en la terapia. Aunque se
había mostrado escéptica, en cuanto empezó a percibir cierta mejoría
se sintió muy motivada para continuar con el tratamiento. También noté
que, a medida que pasaba más tiempo trabajando en ella misma, cuidaba
más su apariencia.

Channi y yo íbamos con frecuencia a la playa. Esto por sí solo habría
sido saludable para ella debido a los rayos del sol y el desintoxicante aire
del mar; pero mi propósito principal era ayudarla a adaptarse a caminar en
diversas condiciones. Quería que aprendiera a caminar en la arena, donde
el pie se hunde a cada paso y hay que levantar la pierna para sacarlo. Por
lo general, los pacientes con polio arrastran las piernas desde la cadera,
en lugar de alzarlas del suelo. Por esta razón resulta muy útil aprender a
caminar en la arena. También le resultó útil aprender a caminar en las olas
cerca de la playa y practicar ejercicios para las piernas dentro del agua, o
bien sentada en aguas poco profundas o de pie, apoyándose en mí. Para
cualquier paciente con polio es un reto permanecer de pie y mantener el
equilibrio a pesar del vaivén de las olas.

A Channi le resultaba muy difícil caminar en la arena; perdía el equilibrio y trastabillaba a cada paso. Lo mismo sucedía dentro del agua: una
ola que no habría afectado a un bebé podía hacerla caer. Por consiguiente,
nos enfocamos en los objetivos paso a paso. Le enseñé ejercicios de respiración, le daba masaje en las piernas antes y después de que intentara
caminar y la ponía a "caminar" en la arena sobre sus rodillas. Incluso la
arrastraba por la playa, tomándola de los pies, para estirar sus piernas.

Poco a poco fueron mejorando el equilibrio y la fuerza muscular de
Channi. Después de unas doce sesiones en la playa podía permanecer
de pie en el agua y caminar unos diez metros en la arena sin caerse. Como

resultado, caminaba mucho mejor en tierra firme con su bastón, a pesar de que su pie seguía estando inmóvil.

La mejoría más grande de Channi tuvo lugar en sus muslos. La enseñé a arrodillarse con los talones debajo de los glúteos y a separar las piernas y sentarse en el suelo entre sus talones. A partir de ahí se levantaba sobre las rodillas y luego volvía a descender. Esto la forzaba a utilizar ambos muslos de manera equitativa. En los movimientos que solía hacer, apenas movía el muslo más débil.

El ejercicio más eficaz para Channi fue, sin lugar a dudas, uno mental. Para ayudarla a desarrollar la capacidad de mover su tobillo afectado, que había estado completamente inmóvil desde que los cirujanos le insertaron un fragmento de hueso para mantenerlo recto, le pedí que girara su tobillo fuerte y, al mismo tiempo, visualizara que el otro tobillo se movía. Cuando lo intentó por primera vez, me dijo que le dolía el tobillo paralizado como si en realidad lo estuviera moviendo. Le contesté que ésta era una buena señal y que continuara con el ejercicio. Después de seis meses de dolorosa práctica, Channi consiguió cierta movilidad en su tobillo. Fue entonces cuando inició la etapa de muchos años en la que dejó de usar su bastón.

Muchos años más tarde, regresé a Israel a impartir un taller. Channi asistió al mismo y me dijo con orgullo que su bastón había estado dentro del clóset por más de una década.

La severa polio de Frida

Pronto comencé a trabajar con mi tercera paciente joven con polio. El estado de Frida era aún más grave que el de Channi o el de Vered. Sus dos piernas estaban paralizadas y sus músculos abdominales, muy contraídos como consecuencia del excesivo trabajo que realizaban para compensar la inmovilidad de las piernas. Al igual que muchos pacientes con polio, padecía problemas digestivos crónicos, debido al desequilibrio y el acalambramiento de los músculos abdominales.

Frida también tenía serios problemas de espalda. En la infancia los médicos se habían percatado de que no podía sostener la espalda recta. Les preocupaba la posibilidad de una degeneración progresiva de la columna, por lo que le implantaron una placa de platino en la espalda. Usaba aparatos tensores en ambas piernas y en el cuello. Cuando la examiné descubrí que uno de los pies tenía cierto potencial para moverse y que la rodilla de esa misma pierna también podía hacerlo ligeramente. Pensé que con el tiempo esto podía dar lugar a cierto grado de movimiento suficiente para activar y fortalecer la pierna y, en un momento dado, le permitiría prescindir del aparato tensor.

Con mi terapia Frida mejoró al punto de poder mover un poco el pie. Luego, justo cuando estaba logrando un poco de movilidad en la pierna más fuerte, dejó de ir a verme. Empezó a ver a un especialista en terapia Feldenkrais, que se concentraba en mejorar los músculos de su espalda para que se sintiera más cómoda. Este terapeuta no buscó mejorar sus piernas. Me he encontrado con esto una y otra vez: cuando alguien experimenta una ligera mejoría se atemoriza y deja la terapia.

Aprendizaje sobre la marcha

Llegó el momento en que no tenía que buscar nuevos ejercicios para mí o para mis pacientes; simplemente venían a mí cuando los necesitaba. Mientras trabajaba conmigo mismo, meditaba acerca de lo que quería conseguir y de manera intuitiva surgían los ejercicios apropiados para mi espalda, mis piernas y mis ojos. Esto también empezó a sucederme cuando trabajaba con mis pacientes; al ponerme en sintonía con ellos y sus necesidades, sabía lo que tenía que hacer.

Las necesidades de las personas con discapacidad son, en esencia, iguales a las de cualquier persona. Debemos activar partes del cuerpo que están dormidas y se utilizan poco, y fortalecer el resto del cuerpo para crear un funcionamiento correcto y equilibrado. Cuando los minusválidos empiezan a trabajar en sí mismos, sus movimientos con frecuencia son abruptos, tensos e insensibles. Al principio, los masajes que se dan suelen ser rudos. Para los minusválidos es sumamente útil aprender a darle masaje a otras personas antes de intentar darse masaje. Después de haber aprendido a ser sensible y cuidadoso con el cuerpo de otra persona, es más fácil aplicar esa misma consideración a uno mismo. Esto ocurre en particular en el caso de una persona con discapacidad, quien a menudo siente odio hacia su propio cuerpo.

Gracias a Vered, a Channi y a Frida aprendí mucho acerca del trabajo con minusválidos. La mayoría de la gente no utiliza su cuerpo de manera correcta y siente gran resistencia a aprender a hacerlo. Esto es mucho más evidente en el caso de los discapacitados. Intentan aislarse de la parte lisiada del cuerpo, por lo que les resulta difícil trabajar con dichas áreas.

Mi tarea consistía en buscar ayudar a mis pacientes minusválidos a entrar en contacto con cuerpos de los cuales se habían aislado. Intentaba ayudarlos a regenerar funciones que habían dado por perdidas y que no tenían esperanza de recuperar, o incluso a desarrollar otras que nunca tuvieron. Descubría, además de aspectos de la fisiología, algo acerca de la psicología de la enfermedad. Comprendí que una persona debe estar dispuesta a recuperarse para superar sus limitaciones.

6

Nuestro primer centro

M i práctica continuó creciendo. Uno de mis pacientes, Lyuba, conocía al director de la Sociedad Vegetariana, la principal organización de medicina alternativa y complementaria de Israel. Lyuba le habló de mí y él me invitó a dictar una conferencia en el centro que dirigía.

¡Estaba muy emocionado! Nunca antes había impartido una conferencia y me encantaba la idea de hablar en público acerca de lo que hacía. Pero el prospecto de mi primera conferencia fue muy fugaz. En mi entrevista con el director de la sociedad para hacer los arreglos necesarios éste descubrió que yo no era vegetariano y retiró su invitación. Me sugirió que, más bien, hablara con algunos de los médicos de la clínica de la sociedad.

Así fue como conocí al doctor Frumer. Después de dos ataques cardíacos, el doctor Frumer se había dado cuenta de que debía cambiar su modo de vida para evitar otro. Se sometió a un ayuno de veinte días, lo que hizo descender su presión arterial y normalizó su peso. Después empezó a hacer ejercicio veinte minutos diarios; cambió su alimentación habitual por un régimen vegetariano balanceado y se dispuso a llevar una vida con menos estrés. Su mejoría fue inmediata y se convirtió en firme abogado defensor del ejercicio y la buena nutrición.

Este cambio no fue muy bien recibido por los pacientes del doctor Frumer ni por sus superiores, quienes preferían la supresión habitual de los síntomas mediante medicamentos y cirugía. Algunos de sus pacientes aceptaron de buena gana los nuevos métodos y decidieron cambiar su estilo de vida; los métodos del doctor Frumer funcionaron en su caso. Sin embargo, a la mayoría les disgustaron los cambios que él les sugería. O no querían cambiar, o estaban convencidos de que los medicamentos eran el tratamiento más efectivo. Se quejaron ante las autoridades de la clínica donde el doctor Frumer trabajaba acerca de sus métodos poco ortodoxos (dietas con base en jugos, ayunos en lugar de antibióticos para bajar la fiebre, y así sucesivamente). Sus superiores escucharon las quejas, pero ofrecieron oídos sordos a sus resultados positivos, incluso a un caso de gangrena que trató exitosamente con ayunos. Le advirtieron que si no se apegaba a la práctica médica reconocida podía marcharse.

El doctor Frumer renunció a su práctica y llegó a la Sociedad Vegetariana. Ahí encontró un nicho conveniente, en esencia como promotor de una famosa dieta para bajar de peso dirigida a mujeres con sobrepeso. No tenía una clientela muy numerosa, pero disfrutaba el ambiente desprovisto de presiones en donde podía recurrir a métodos sencillos y naturales para trabajar con sus pacientes. Cuando conocí al doctor Frumer reaccionó con entusiasmo acerca de todo lo referente a mi trabajo e incluso mostró mucho interés para trabajar en sus propios ojos. Al final persuadió a la Sociedad Vegetariana para que me permitiera impartir una conferencia y atender pacientes en su clínica.

El nacimiento de un nuevo centro de terapia

Por la misma época, Vered y yo decidimos fundar un centro en el que pudiéramos ver pacientes y enseñar las técnicas terapéuticas que desarrollábamos. Vered tenía un don para este trabajo y había empezado a ayudarme con algunos de mis pacientes. También decidimos invitar a Danny a participar. Aunque Danny trabajaba por su cuenta en su persona, seguíamos en contacto. Lo veía una vez a la semana para recibir el mejor masaje que me han dado en la vida. Habitualmente se espera que los pacientes con distrofia muscular empeoren, pero Danny mejoraba. Ahora no sólo podía levantar ambos brazos con normalidad, sino que además levantaba pesas ligeras. Podía subir muy bien las escaleras y sus dedos, de tener el grosor de un lápiz, eran ahora gruesos y fuertes, con una energía y una sensibilidad increíbles. Sabía que se convertiría en un miembro muy importante de nuestro centro.

No es difícil imaginar que el prospecto de abrir un lugar de esta naturaleza despertó un entusiasmo casi incontrolable en mí. No sólo podríamos trabajar con pacientes, sino, además, hacerlo con nosotros mismos, ayudarnos con nuestros pacientes y aprender juntos. Pero cuando hablé con Danny al respecto se mostró renuente a unirse al grupo. No pensaba poder comunicarse bien con su limitado manejo del hebreo y no se sentía calificado para trabajar con pacientes. Le recordé que él tenía el sentido del contacto mejor desarrollado que había conocido, incluyendo a Miriam, y le dije también que sólo mirara su propio cuerpo si necesitaba alguna prueba de sus habilidades. Por fin aceptó.

Encontramos un departamento cerca de la calle Dizengoff, una de las principales zonas de negocios, comercios y lugares de entretenimiento de Tel Aviv. En un inicio planeamos abrir un centro de trabajo corporal, pero pronto vimos que también podía ser un buen lugar para vivir. Vered tenía su propia habitación, y Danny y yo compartíamos una amplia recámara. Me llevó un tiempo ganar lo suficiente para comprar una puerta corrediza que la dividiera; hasta que la instalamos, Danny y yo no gozábamos de mucha privacidad. La habitación de Vered se encontraba al otro lado del corredor. Ninguno de nosotros había vivido antes fuera de su casa y este "centro" nos proporcionaba todo lo que queríamos: habitaciones para trabajar, nuestra propia cocina y dos amplias terrazas, bañadas de sol, que Vered llenó de macetas con flores y plantas. La atmósfera era cálida y hogareña.

Vered y yo trabajábamos con pacientes sobre colchones colocados en el suelo, y compré una mesa de masaje para Danny porque se le dificultaba sentarse en el suelo. La mesa chirriaba y se bamboleaba, pero servía, y los tres nos sentíamos en el cielo.

Mi familia estaba resignada a mi elección de carrera y apoyaba mi nuevo negocio enviándonos pacientes. Además de los remitidos por ellos, nuestras amistades y otros pacientes, la clínica de la Sociedad Vegetariana registró a varios para trabajar conmigo en sus instalaciones. De estas personas sólo dos acudieron a sus citas, pero una de ellas, una mujer mayor que hablaba sin cesar, interesó a muchas otras en nuestra terapia.

Me gustaba trabajar en la clínica de la Sociedad Vegetariana. Estaba asociado con médicos certificados que me enviaban pacientes. Esto no sólo era halagador; también implicaba que estaba bajo su protección y contaba con el apoyo de la sociedad de dos mil miembros. Después de sólo dos semanas en ella ya tenía una agenda llena de citas.

Cuando por fin di mi primera conferencia en la Sociedad Vegetariana llegaron 150 personas, que prestaron mucha atención. Hablé de mi trabajo con mis ojos y del trabajo del doctor Bates. Después los miembros del público me hicieron muchas preguntas. Aunque hubo unas cuantas objeciones a detalles específicos mencionados por mí, como mi rotunda desaprobación de los anteojos para sol (lo que explicaré en el capítulo 8), la conferencia en general fue muy bien acogida. Me solicitaron muchas más citas.

TRABAJO CON PROBLEMAS OCULARES

Muchos de mis primeros pacientes tenían problemas de la visión. Entre ellos estaba el señor Vardi, que padecía cataratas en ambos ojos. Una de ellas estaba tan desarrollada que el cristalino había quedado opaco casi por completo. Sólo alcanzaba a ver un poco de luz y sombras. Yo dudaba que su ojo más afectado pudiera mejorar, pero le enseñé algunos ejercicios para el que no estaba tan deteriorado. Aprendió los cinco ejercicios oculares básicos: la aplicación de las palmas de las manos, el baño de sol, el desplazamiento, el parpadeo y la oscilación.

Ejercicio ocular: oscilación

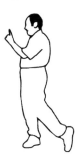

Para el ejercicio de oscilación hay que estar de pie, en un lugar fijo, sostener un dedo frente al rostro, a una distancia de 30 a 60 centímetros, y girar el cuerpo de un lado a otro, sin dejar de mirar el dedo. Para girar hay que apoyarse en la parte delantera de la planta del pie y ver cómo se mueve el campo visual en la dirección opuesta. Este ejercicio incrementa la visión detallada y hace que el desplazamiento se vuelva automático.

Después de cuatro meses, el señor Vardi podía ver sus dedos con el ojo más deteriorado: un enorme logro para él. Después intenté ayudarlo enseñándolo a leer de manera correcta. La mayoría de las personas lee una palabra o una frase o incluso toda una línea al mismo tiempo. Para optimizar el uso de los ojos, es necesario que veamos un solo punto a la vez. En lugar de captar grandes unidades, como líneas u oraciones, debemos leer palabra por palabra, letra por letra e incluso punto por punto.

La buena visión consiste en ver los detalles centrales con mucha claridad y la periferia con menos claridad. El punto central de la retina, llamado mácula, es la parte del ojo que ve con más agudeza, pero sólo puede captar un pequeño fragmento del campo visual a la vez. Por ende, para emplear la mácula con plenitud debemos desplazar constantemente nuestro punto focal de un pequeño detalle al siguiente. Los ojos que ven bien hacen esto en forma automática e inconsciente. Aquellos con una visión muy pobre deben reaprender conscientemente el hábito del "desplazamiento", ya que tienen el hábito de mirar con fijeza y esforzarse para captar de golpe todo el campo visual, con lo cual se desaprovecha la mácula, haciendo imposible una visión clara. Esto es cierto en especial en el proceso de lectura, en el que la codiciosa mente intenta abarcar oraciones enteras de golpe, sometiendo a los ojos a un esfuerzo innecesario para ver de una manera para la cual no fueron diseñados. Esto puede dañarlos de manera permanente e incluso provocar la aparición de cataratas. Leer punto por punto es algo distinto de lo que la mayoría de la gente aprendió, pero es la forma como los ojos trabajan con naturalidad.

Fue un verdadero reto para el señor Vardi distinguir entre letras o incluso entre palabras; durante muchos años había desarrollado el hábito de leer una línea completa a la vez. Aunque sus cataratas no desaparecieron, la práctica de estos ejercicios le permitió evitar una cirugía y su visión mejoró considerablemente.

También vino a verme una mujer de edad llamada Tovah, que se había sometido a tres operaciones de cataratas, desprendimiento de retina y glaucoma. Estaba ciega casi por completo; lo único que veía era un poco de luz solar.

—Algunas veces la gente viene a verme demasiado tarde —le dije al secretario de la Sociedad Vegetariana.

Nunca olvidaré su respuesta:

—La gente viene a buscarte tal como está y ése es tu punto de partida.

De hecho, Tovah comenzó a experimentar cierta mejoría después de trabajar con sus ojos. Un día, mientras estaba sentada frente a la oficina de correos, pudo ver a la gente entrar y salir. Fue algo temporal, pero siguió experimentando momentos fugaces en los que podía ver algo y esto le sirvió de motivación para seguir adelante.

Tovah trajo a su nieta, Mazel, que también tenía problemas de visión. Mazel no sólo aprendió a hacer los ejercicios sino que se interesó en la teoría que los respaldaba. Empezó a observar con cuidado cómo sus ojos trabajaban y reaccionaban ante diversas situaciones. Sentía en su interior cierta resistencia a ver con claridad, algo que experimentan muchas personas con problemas de visión. Mazel se dio cuenta de que su extraordinaria sensibilidad a la luz y a sustancias como el agua con cloro de las albercas era producto de la ansiedad generalizada que le generaba su entorno. Cuando aprendió a relajar los ojos, Mazel comenzó a disfrutar el hecho de ver claramente. Entró a un proceso de psicoterapia y pudo utilizar sus ojos para sentirse más a gusto consigo misma y con su medio ambiente.

DISTINTOS ESTILOS TERAPÉUTICOS

Danny, Vered y yo teníamos diferentes opiniones, de acuerdo con nuestras experiencias personales de sanación personal, sobre la distrofia muscular, la polio y la ceguera. Juntos éramos capaces de ayudar a una amplia gama de pacientes.

Danny poseía un agudo sentido de cómo los músculos se tensaban y cómo relajarlos. Por lo general trabajaba directamente sobre el área más tensa del cuerpo del paciente, liberando con lentitud la tensión hasta que los tejidos se suavizaban y relajaban. Aunque sólo trabajaba con unos cuantos músculos contraídos, todo el cuerpo del paciente terminaba relajándose. Yo nunca trabajé de esta manera; el área más tensa del cuerpo de un paciente era la última zona con la que hacía contacto. En cambio, trabajaba con todos los puntos que se relacionaban con dicha área. Por ejemplo, si el paciente tenía dolor de cabeza, trabajaba en el cuello, los hombros, la espalda y el estómago antes de siquiera tocar la cabeza.

Los ejercicios de Danny eran mucho más sencillos y más directos que los míos. Al trabajar consigo mismo, hacía la misma rutina todos los días. Consideraba muy importante el hecho de que un ejercicio tuviera una relación directa con el problema en cuestión. Cuidaba que el ejercicio aumentara el volumen del músculo o lo liberara de la tensión. Aquí también mi enfoque era distinto. Me interesaban más las interrelaciones entre las diversas partes del cuerpo. Procuraba activarlo en su totalidad, llevando al paciente a un estado muy diferente. El objetivo de mis movimientos era modificar todo el ritmo corporal.

Vered se inclinaba hacia mi manera de trabajar, pero tanto ella como Danny encontraban técnicas más adecuadas para ellos. Así como un paciente debe desarrollar un enfoque único para en verdad mejorar, un terapeuta requiere encontrar una vía única para ayudar a cada paciente. Las experiencias al trabajar con el propio cuerpo con frecuencia determinan la manera como se trabaja con los demás.

Danny, Vered y yo construíamos una relación de trabajo con un gran sentido de la camaradería. Solíamos hacer ejercicio juntos y después compartíamos nuestros descubrimientos y experiencias. Era como si compartiéramos una meditación del cuerpo y el espíritu. Era el profundo vínculo de tres personas minusválidas que habían tomado la decisión de superar sus limitaciones físicas y trabajaban juntas para conseguir su objetivo. Compartíamos una verdad que se levantaba por encima de la ignorancia y los prejuicios del mundo que nos rodeaba. Nuestro centro se convirtió en un lugar cálido y protector donde podíamos ser nosotros mismos sin temor.

Esta camaradería no estaba limitada a nosotros tres. A la gente le encantaba visitar nuestro centro. Algunos pacientes (como decía Vered) se pegaban a él como chicles. La gente sentía el ambiente de seguridad, reafirmación y optimismo que surgía de nuestra convicción de que nosotros mismos mejoraríamos. Todos sabíamos que mi visión seguiría mejorando, que la pierna de Vered continuaría fortaleciéndose y que Danny se recuperaría por completo.

Por fortuna, cuando abrimos nuestro centro ya contábamos con el visto bueno y el apoyo de un médico. El doctor Frumer de la Sociedad Vegetariana siempre estuvo de nuestra parte. Nos remitió muchos pacientes, siempre asegurándose de que pudiéramos trabajar con ellos sin riesgos mayores. Si creía que el estado de salud de algún paciente era muy precario y, a pesar de nuestros esfuerzos, iba a deteriorarse, no nos lo enviaba para evitar que pudiéramos enfrentar algún problema legal.

Danny, Vered y yo nos percatamos de que el estado natural del cuerpo es la salud. Compartíamos esta perspectiva con la Sociedad Vegetariana, donde los médicos sentían que siempre es posible encontrar las causas de la enfermedad, si bien pensaban que por lo general el factor principal era la dieta. También coincidíamos en que una dieta deficiente produce efectos nocivos y una buena dieta beneficia la salud, pero descubrimos que la manera como nos movemos y respiramos es aún más importante. Nos dimos cuenta de que, una vez que el cuerpo está relajado, la respiración es correcta y todas las articulaciones flexibles por completo, es difícil que avance cualquier enfermedad.

Aprender a relacionarse con los pacientes

Danny o Vered, o ambos, solían ir conmigo a mis sesiones de trabajo en la Sociedad Vegetariana. Teníamos muchos tipos de pacientes, la mayoría de ellos con problemas menores. Muchos eran personas de edad avanzada y sus problemas se derivaban de los años de mal uso de su cuerpo. En su mayoría no llegaban a nosotros con la idea de aprender a sanarse ellos mismos; simplemente querían ser "tratados", recibir masajes o incluso un poco de atención. Casi nunca hacían ejercicio en su casa y se mostraban satisfechos con el alivio temporal que les daba la sesión. Como miembros de la Sociedad Vegetariana, contaban ya con algunas ideas acerca de la salud y podían apreciar nuestro trabajo y aprovechar sus beneficios, aunque no fuera más que en parte.

Algunos de nuestros pacientes eran verdaderos hipocondríacos que en realidad no deseaban curarse. Venían a probar nuestro trabajo y, después de un par de sesiones con sus padecimientos felizmente intactos, se sentían satisfechos de que habían intentado el tratamiento más reciente y que éste, como los anteriores, tampoco había podido ayudarlos.

Le dábamos toda nuestra atención a cada paciente, independientemente de su grado de respuesta a nuestro trabajo. Siempre le explicábamos lo que hacíamos y cómo podían ayudarse a sí mismos. Me quedaba claro que el tiempo dedicado a alguien nunca era tiempo perdido. Nuestra intuición e instintos acerca de la gente fueron agudizándose, y muy pronto reconocíamos a aquellos para quienes este trabajo era en especial gratificante. Incluso empecé a soñar en la posibilidad de encontrar un hospital donde los pacientes fueran tratados con los métodos de sanación personal que estábamos practicando, y de crear una escuela donde se diera el entrenamiento correspondiente.

Para entonces ya teníamos gran cantidad de seguidores. Como resultado de mis conferencias, la publicidad que nos brindó la Sociedad Vegetariana y el reconocimiento de otros médicos, el número de nuestros pacientes siguió en aumento. Empezamos a comprender y a demostrar muchos de los factores fundamentales de la enfermedad y la curación, que se convirtieron en la base del Método de sanación personal. Cobramos conciencia de la importancia de meditar sobre la curación de nuestros pacientes. Miriam solía decirme que antes de cada sesión tenía que pensar durante horas en la persona que iba a tratar y comprobé que el suyo era un consejo esencial. Danny, Vered y yo descubrimos que con frecuencia nuestras manos sabían con mucha mayor exactitud que nuestra mente lo que era más conveniente en determinado tratamiento.

Cuando alguien llegaba a vernos por primera vez, yo examinaba primero al paciente y luego lo hacían Danny y Vered. Por lo general el pronóstico de ella era el más pesimista y el de Danny, el más optimista. Nunca rechazamos a un paciente sobre la base de que no creíamos poder ayudarlo; Danny estaba convencido de que era posible curar a cualquier persona de cualquier enfermedad.

En una ocasión, mucho tiempo atrás, llevé a un amigo a visitar a mi tío Moshe en el hospital, el cual me dijo:

—No importa cuán rico, sabio, famoso o listo seas, siempre terminas aquí.

Con frecuencia esto es cierto, pero me gustaría agregar: no importa cuán mal te encuentres o cuán discapacitado estés, hay un enorme poder dentro de ti que siempre puede sanarte o, al menos, mejorar tu situación. No importa cuán aislado te sientas, el ser superior que habita en ti siempre está dispuesto a ser tu mejor amigo. Al saber esto, no tienes por qué sentirte aislado, temeroso o sin esperanza. Nuestro poder de sanación está presente en cada músculo de nuestro cuerpo, en cada célula del cerebro, en cada fibra nerviosa, en cada vaso sanguíneo. Nacemos con el poder para sanarnos, sólo necesitamos redescubrirlo. Encontrar este poder es como abrir un clóset y encontrar lo que has buscado por todas partes. Siempre estuvo ahí, pero simplemente no lo habías visto. Andamos por doquier en busca de curas para nuestras enfermedades, sin darnos cuenta de que hay una fuerza en nuestro interior con una capacidad infinita para sanar el cuerpo. Esta capacidad es mucho más poderosa que cualquier mal. La enfermedad existe sólo cuando pasamos por alto este poder curativo.

Aun cuando la visión generalizada sobre la enfermedad es que ésta es algo perjudicial, nosotros descubrimos que tiene un lado positivo. Es el indicador del estado en que se encuentra una persona y los síntomas constituyen una clara manifestación de la forma como esa persona utiliza su cuerpo. Encontramos, por ejemplo, que los pacientes con cataratas probablemente sometieron a sus ojos a mucha rigidez; los tensaron, miraron con fijeza y no parpadearon lo suficiente. Nuestro trabajo consistía en ayudarlos a hacerse conscientes de los hábitos que crearon y siguen fomentando el trastorno, y ayudarlos a adoptar mejores hábitos. Esto era necesario para que surgiera una verdadera curación.

En la actualidad casi todas nuestras actividades están apretadamente calendarizadas. Pocas veces tenemos tiempo para relajarnos y poner atención a cómo nos sentimos y qué es lo que necesita nuestro cuerpo. Al igual que un niño, el cuerpo demanda atención, sobre todo cuando intentamos ignorarlo. Al caer enfermo o quedar discapacitado, el cuerpo nos obliga a escucharlo.

La mayoría de la gente es bastante pasiva ante la enfermedad. La medicina moderna fomenta el hecho de que nos preocupemos por el tratamiento de los síntomas y dejemos que nuestro cuerpo sea manipulado como una máquina. Es demasiado evidente y atemorizante observar con cuidado y buscar descubrir la fuente del problema. Un ejemplo obvio es el paciente con enfisema pulmonar que sigue fumando.

Shlomo, aquel viejo sabio que me enseñaba ejercicios en la playa, comprendía la importancia de brindar al cuerpo mucha atención amorosa. Trabajaba consigo mismo dos horas diarias. Algunas personas que llegaban a nuestro centro eran capaces de comprender que todas las enfermedades tienen su propia causa y su propia cura; que había una razón para que se hubieran presentado los problemas, una causa que generaba los síntomas y una forma de resolverlos. Trabajaban con nosotros hasta que sabían exactamente cómo hacerlo ellos solos; aprendían lo que les enseñábamos, aprendían a realizar sus propios descubrimientos acerca de su cuerpo y su mente y descubrían qué es lo que podía ayudarlos. Las personas de este tipo siempre encontraron la mejor manera de trabajar consigo mismas. Todos los que padecen alguna enfermedad deben buscar cómo descubrir la causa y luego aprender a encontrar una cura. Este proceso es difícil, pero infinitamente gratificante.

Resistencia interna a la sanación

Vered constituye un buen ejemplo tanto de lo difícil como de lo gratificante de este proceso. Yo la enseñé a utilizar su pierna más débil en lugar de sobreprotegerla, a levantarla en vez de arrastrarla. Lograrlo fue en extremo difícil para ella. Tuvo que recurrir a una poderosa voz interna que con constancia le recordaba su objetivo. Aun después de haberse percatado de que caminaba incorrectamente, su resistencia al cambio era muy profunda. Cuando al fin mejoró un poco su manera de caminar, le pedí que subiera escaleras usando ambas piernas por igual. Al principio esto era prácticamente imposible, ya que su pierna derecha estaba casi paralizada, pero aprendió a hacerlo. También aprendió a caminar en la arena, lo que requería que, además, se activaran otros músculos. Con todos estos ejercicios, Vered logró enormes progresos. Sin embargo, cuando llegó al punto de poder superar del todo su cojera, vaciló. Dicha cojera se había convertido en parte integral de su identidad y era difícil abandonarla. Creo que Vered fue más consciente de sus verdaderos sentimientos que la mayoría de la gente. Ninguno de nosotros quiere renunciar a los viejos comportamientos. Resulta difícil ser conscientes de estas actitudes arraigadas que con frecuencia se oponen a la razón y el sentido común.

Otro ejemplo fue un paciente llamado Reuven, que tenía mala circulación en los pies y la cabeza. Cuando llegó a vernos, su rostro tenía un color azuloso y, a causa de la deficiente circulación, una de las mejillas estaba parcialmente paralizada. También presentaba dificultades para respirar y sufría ocasionales ataques de asma y problemas digestivos, pero su problema fundamental era que tenía una autoimagen muy precaria.

Con sólo veintiocho años, Reuven se sentía derrotado después de haber pasado la mayor parte de su vida adulta entrando y saliendo de diversos hospitales, sin haber conseguido que le hicieran un diagnóstico definitivo. Probó varias dietas y terapias. Durante nuestra primera sesión su rostro adquirió un tono rosado normal después del masaje y de los ejercicios que hicimos. Empezó a venir con regularidad y parecía disfrutar las sesiones. Después de unos cuantos meses estaba a punto de recuperarse por completo; su mejilla ya no estaba paralizada, su circulación mejoró enormemente, su respiración era libre y relajada y la circulación de sus pies se normalizó bastante. Entonces dejó de asistir a nuestro centro. Algunas veces, en este punto crucial, la resistencia inconsciente del paciente a nuevos patrones le impide dar el paso final hacia la sanación o el éxito. Reuven descubrió que viejas placas de rayos X mostraban que tenía una cavidad en un pulmón. Aunque esto no impedía de manera alguna que se recuperara por completo, de súbito nos dijo que su trastorno era incurable y nada podía remediarlo.

EL PODER DE LA MENTE

Alrededor de esta época comencé a observar la importancia de la mente en el proceso de sanación del cuerpo. Había estado levantando y bajando con lentitud un brazo, en un intento de relajarme y de respirar hondo. Entonces me di cuenta de que no prestaba atención al movimiento ni a las sensaciones del brazo. Lo alcé de nuevo y esta vez me percaté de que lo sentía pesado y tenso. Lo hice varias veces más y seguí sintiéndolo igual. Así que dejé de hacerlo y sólo visualicé que lo levantaba. ¡Para mi sorpresa, descubrí que sentía el brazo tenso y pesado aun en mi imaginación! Continué con la visualización del movimiento hasta que pude imaginar que mi brazo era ligero y el movimiento, fácil. Luego, hice otra vez el mismo movimiento y, en efecto, sentí mi brazo mucho más ligero y lo moví con mucha mayor facilidad.

Estaba muy emocionado con este descubrimiento. Practiqué esta técnica durante mucho tiempo, visualizando mi brazo ligero y luego pesado y me di cuenta de que podía influir mucho en el movimiento. De inmediato me percaté de las implicaciones de este descubrimiento para mi trabajo con pacientes. Me di cuenta de que la mente puede ayudar a lograr movimientos relajados, sin mayor esfuerzo, y que es posible producir grandes cambios en el funcionamiento del cuerpo mediante la atención.

7

TENSORES PARA RIVKA

Poco antes de que abriéramos nuestro centro, Miriam nos envió a Vered y a mí a una niña de nueve años llamada Rivka. Rivka, de nueve años, había estado confinada a una silla de ruedas desde que tenía dos años, debido a la poliomielitis. En tres ocasiones le habían puesto aparatos tensores en las piernas, pero, dado que no podía enderezar la rodilla izquierda, ejercía tanta presión en los aparatos al caminar que siempre se rompían.

Vered y yo fuimos juntos a casa de Rivka, situada en una calle lateral de una zona industrial densamente poblada de Tel Aviv. Una larga escalera con deteriorados escalones conducía al departamento de su familia, situado en el segundo piso del edificio. En el pequeño departamento de tres habitaciones vivían once personas; Rivka era la séptima de nueve hijas. Su padre estaba permanentemente discapacitado como consecuencia de una fractura en la espalda. Su madre tampoco trabajaba fuera de la casa, por lo que la familia dependía básicamente del apoyo estatal, aunque algunas de las hermanas trabajaban. Una de ellas era enfermera, otra estaba en el ejército, y las demás seguían en la escuela. Por dentro el apartamento era oscuro y desolado. Rivka estaba sentada en su silla de ruedas mirando al suelo, con los ojos escondidos detrás de unos gruesos anteojos. Era una niña tímida y muy menuda para su edad.

Examinamos su pierna enferma. Ambas eran muy delgadas y se esperaba que tarde o temprano quedaran paralizadas. Tenía la espalda encorvada y una curvatura lateral a la mitad de la columna vertebral. Uno de sus brazos era muy débil; apenas podía levantarlo a la altura del pecho, y sólo haciendo un gran esfuerzo. El otro brazo era relativamente normal. Los músculos de su cuello eran tan débiles que apenas podía mantener la cabeza en su lugar.

Vered y yo intentamos convencer a las hermanas de Rivka de que era factible ayudarla. Les expliqué que lo primero que necesitaba era recibir masajes para mejorar su circulación y elevar la temperatura de sus frías extremidades; después de eso, algunos movimientos suaves podrían darles flexibilidad y fuerza. Les mostré que sí tenía cierta capacidad de movimiento, aun en la pierna semiparalizada, y que el movimiento de todos los miembros podía mejorar. Sin embargo, hice hincapié en que era esencial pasar por la primera etapa, que consistía en mejorar su circulación. La hermana que era enfermera intentó discutir conmigo. En la escuela de enfermería había aprendido que la circulación sólo podía incrementarse por medio de la estimulación nerviosa. Creía que la polio había lesionado demasiado el sistema nervioso de Rivka como para que éste pudiera proporcionar la circulación necesaria.

—Sí —la interrumpí—, pero el flujo sanguíneo también puede incrementar la estimulación nerviosa. ¿Por qué no permites que al menos pruebe nuestro trabajo?

Luego, Vered, con tranquilidad y seguridad, les contó a las hermanas de Rivka acerca de los progresos que ella misma había experimentado como paciente con polio, primero mediante su trabajo conmigo y luego consigo misma. Aceptaron probar nuestra terapia, con Vered como la principal terapeuta a cargo de la niña. Vered aceptó la responsabilidad con cierta renuencia; ya estaba trabajando, tenía un horario de tiempo completo como estudiante en la universidad, debía ingeniárselas para adaptarse a sus limitaciones físicas y trabajar con sus propias piernas. Se rehusaba a agregar a todo esto el largo trayecto en autobús y la caminata que implicaban dos visitas semanales a la casa de Rivka. Además, en ese momento Vered tampoco confiaba del todo en sus propias habilidades. Pero, aun con sus dudas y objeciones, estaba emocionada ante el prospecto de tener una paciente con polio, así que aceptó el reto.

Inicio del trabajo con Rivka

Al principio, la familia de Rivka apoyó poco los esfuerzos de Vered. Su cooperación consistió en que una de las hermanas procuraba animar a la niña a que practicara los ejercicios que Vered le enseñaba. Inicialmente la pequeña no se mostraba muy cooperativa, dejando en claro que disfrutaba los ejercicios tanto como la mayoría de los niños disfruta las tareas escolares. En esa primera etapa trabajar con Rivka fue frustrante para Vered.

Pero después de cuatro sesiones la paciente mostró interés y empezaron a observarse cambios. Con cada tratamiento subía con mayor rapidez la temperatura de sus pies fríos. Logró realizar algunos movimientos. Podía mover los pies hacia los lados, hacia atrás y hacia adelante. Algunos músculos de sus brazos y piernas se hicieron más fuertes y comenzaron a desarrollarse. Incluso podía acostarse boca arriba y levantar las piernas por lapsos breves.

El problema principal de Rivka era su dificultad para trabajar por sí misma cuando Vered no estaba. Su casa era pequeña y siempre estaba llena de gente, por lo que no brindaba mucha privacidad o espacio suficiente para trabajar. A Vered le preocupaba que esto interfiriera con el creciente entusiasmo de Rivka. Vered y yo llegamos a la conclusión de que lo que más necesitaba la niña era un ambiente propicio. En ese momento acabábamos de abrir el centro, así que le pedimos a la familia de Rivka que la llevara los días de tratamiento. Las primeras veces que fue llegó acompañada de una de sus hermanas en una camioneta que llevaba niños minusválidos a sus escuelas especiales. Decidimos reducir el costo de sus sesiones, ya muy económicas, a la mitad para que pudieran pagar el taxi en que volvían a casa. Pero poco después el conductor de la camioneta decidió que nuestro centro se encontraba demasiado alejado de su ruta habitual y se rehusó a seguirla llevando. No nos quedó alternativa sino atender a Rivka sin cobrarle para que su familia pudiera pagar los taxis de ida y vuelta.

En un inicio, la mayoría de los ejercicios que le pusimos se realizaba boca abajo, recostada sobre una colchoneta. En esta postura, levantaba el pie de su pierna más fuerte y luego lo dejaba caer hacia el glúteo. Después, realizando un gran esfuerzo con los músculos de la espalda y el abdomen, debía levantar la pierna y regresarla a la colchoneta. Este ejercicio le resultaba muy difícil y sólo podía hacerlo después de varios intentos, alternando con la visualización del pie moviéndose hacia arriba y hacia abajo. Pero después de algunas semanas de práctica era capaz de hacerlo durante cinco minutos antes de requerir descansar. Durante horas, alternaba de manera interrumpida los ejercicios con periodos de descanso.

Los músculos de las piernas de Rivka estaban tan contraídos que sus piernas siempre estaban dobladas a la altura de las rodillas. Buscamos estirarlas mediante suaves ejercicios giratorios. Rivka también trabajaba con sus brazos; primero giraba la cintura y luego, con gran esfuerzo, hacía lo mismo con el codo. Nos parecía sumamente importante estimular su circulación deficiente para que el cuerpo casi paralizado pudiera disfrutar, al menos, la sensación de movimiento.

Cuando Rivka venía a nuestro centro se quedaba a trabajar consigo durante varias horas. Se sentaba en un sofá que estaba en la terraza, y con frecuencia mirábamos por la ventana para ver cómo lo estaba haciendo. Ahí sentada, movía el cuello, luego los brazos, después las manos, o se acostaba boca abajo mientras hacía movimientos giratorios con un pie y respiraba profundo. Algunas veces nos dábamos cuenta de que sólo estaba sentada con los ojos cerrados o mirando el cielo.

—¿Qué haces? —le preguntábamos.

—Estoy descansando —contestaba.

La dejábamos descansar cinco minutos y luego insistíamos con delicadeza en que se pusiera a trabajar de nuevo. Necesitaba muchos de esos descansos. Sin embargo, hacía entre tres y cuatro horas de ejercicio cada vez que nos visitaba. Dan era menos paciente e insistía en que debía trabajar más, y por lo general lo hacía cuando él la vigilaba.

Un obstáculo

Después de trabajar tres meses con Rivka tuvimos una junta para determinar cuál sería el siguiente paso del tratamiento. Llegamos a la conclusión de que era tiempo de que volviera a usar los aparatos tensores y empezara a caminar. Carecía de estímulos, tanto físicos como mentales; ni en su casa ni en la escuela especial para niños minusválidos los encontraba. Sólo en nuestro centro podía experimentar la libertad y la actividad que necesitaba. Los tres estábamos de acuerdo en que era esencial para ella adquirir más movilidad y en que necesitaba poner más de su parte.

—Tenemos que hacerla caminar —dijo Dan—. Si no camina, no va a utilizar los músculos lo suficiente.

Hablamos con la familia de Rivka y sugerimos que le pidiera al ortopedista de la escuela que le prescribiera aparatos tensores una vez más. Sin embargo, el especialista se negó a solicitar la ayuda del gobierno para pagarlos. Cuando me enteré, decidí ir a hablar con él. Rachel, una de las hermanas de Rivka, también opinaba que ésta necesitaba aparatos tensores, así que le pedí que me acompañara para ayudarme a convencerlo.

El ortopedista se veía un poco nervioso y recibió a Rachel de manera muy formal. Rachel me presentó como un buen amigo de la familia. Nos pidió que nos sentáramos y en forma abrupta preguntó para qué habíamos ido.

—Queremos pedirle que solicite de nuevo aparatos tensores para Rivka —le explicó Rachel.

Él se mostró impaciente.

—No tengo la intención de solicitarlos en este momento porque pienso operar la rodilla de Rivka en seis meses y después se requerirá un nuevo tipo de tensores. No quiero malgastar el dinero de los contribuyentes en dos juegos de aparatos tensores.

Le informé que Rivka estaba probando un nuevo tipo de terapia que podría volver innecesaria dicha operación. No me presenté como terapeuta, pero intenté describir la terapia. El ortopedista escuchó con una paciencia sorprendente. No esperaba más que una petición de rutina, ante la cual sus opciones serían acceder o negarse. Pero, a medida que escuchaba, su interés fue en aumento y su rudeza desapareció. Mostró mucha curiosidad acerca de nuestro trabajo, tanta, que decidí decirle que yo era el terapeuta de Rivka. Le hablé sobre algunos de los movimientos que empleábamos para relajar y fortalecer sus músculos, y me preguntó con un dejo de sarcasmo:

—Entonces, ¿para qué necesitan los aparatos tensores?

—Los tensores incrementarán su movilidad y la ayudarán en el proceso de aprender a caminar.

—¿Qué estás estudiando? —me preguntó.

—Filosofía.

—¿Y por qué quieres discutir de asuntos de medicina? —cuestionó—. No es tu campo. Déjame a mí los asuntos médicos.

—Con mucho gusto le dejo a usted los asuntos médicos —le contesté—, pero en este momento Rivka necesita los aparatos tensores.

Me sonrió con gesto amable y paciente.

—Escúchame, jovencito —replicó—, estás tratando de hacer lo imposible. La rodilla de Rivka no puede enderezarse porque el espasmo de sus músculos es constante. En muchas ocasiones ha roto los aparatos tensores porque cuando intenta caminar ejerce sobre ellos más presión de la que pueden soportar, pese a que están diseñados para soportar a alguien mucho más pesado. Sólo hay una solución para este problema: fracturaremos quirúrgicamente la rodilla para enderezar la pierna. Entonces podrá usar los tensores sin romperlos.

—¿Y qué tal si logro enderezar su rodilla? —rebatí.

—No hay absolutamente modo alguno de lograrlo —respondió—. ¿Sabes? Soy más listo de lo que tú crees.

Luego prosiguió con varias historias para demostrarme su inteligencia y terminó con un:

—Nunca he permitido que nadie me imponga sus ideas y tampoco lo haré en tu caso. Pero estoy dispuesto a hacer un trato contigo. Solicitaré los tensores; y tú y yo firmaremos un acuerdo ante un notario y un par de testigos; si no logras enderezar su rodilla en seis meses, tú pagarás los aparatos.

La propuesta no me intimidó. Le di las gracias y le dije que lo pensaría.

—Tómate tu tiempo —sonrió—. Te veré de nuevo con mucho gusto si decides aceptar el trato.

Rachel y yo salimos de su consultorio con sentimientos encontrados. Habíamos avanzado, pero sabíamos que sería muy difícil predecir cuánto tiempo nos llevaría enderezar la pierna de Rivka. Era muy probable que el proceso tomara más de seis meses. El hecho de que el doctor hubiera planeado llevar a cabo una cirugía en ese tiempo no garantizaba que la pierna de Rivka pudiera adaptarse a este calendario. Estirar y fortalecer su pierna con nuestros métodos sería un proceso lento y cuidadoso.

La mayoría de los terapeutas físicos intentaría enderezar la pierna de Rivka de manera forzada. Pero sus músculos estaban demasiado tensos para soportar métodos de esta índole. Estaba convencido de que la única manera de enderezarla era relajar los músculos y fortalecerlos gradualmente, y de que esto sólo se lograría manteniendo activos los músculos de la pierna. Me parecía que los movimientos que se requieren para caminar serían efectivos en particular. Era fundamental conseguir los tensores y ponerla a caminar.

Le dije a Rachel que, incluso si no lográbamos enderezar la pierna de Rivka en medio año, si aceptábamos la propuesta del ortopedista al menos ella podría tener desde ahora sus aparatos tensores. Estaba dispuesto a asumir la responsabilidad de pagarlos si no alcanzábamos nuestro objetivo. Rachel se mostró muy conmovida. Sin embargo, su hermana Mazel no estaba satisfecha en absoluto; insistía en que el gobierno debía pagar los tensores. Como enfermera, estaba acostumbrada a que el mismo proporcionara todo lo que el paciente requería.

Con o sin el apoyo del ortopedista, Rivka, sus hermanas y yo estábamos seguros de que los tensores eran imprescindibles. La niña necesitaba movimiento, variación, un nuevo ambiente y un escape de la atmósfera sofocante de su casa y su escuela. Le resultaba difícil e inconveniente tener que ser cargada o empujada en una silla de ruedas todo el tiempo. Los tensores eran necesarios para que contara con cierto grado de libertad.

Hablé del problema con mis amigos. Uno de ellos me sugirió que le pidiera más tiempo al ortopedista. Me pareció una buena solución porque, por una parte, sospechaba que seis meses podrían ser insuficientes, y, por otra, temía que el límite de tiempo me obligara a trabajar demasiado intensivamente, lo cual sería contraproducente para ambos. Así que decidí pedirle al doctor que modificara sus términos.

Dos semanas después Rachel y yo regresamos a su consultorio. Nos saludó con un gesto retador e inquirió:

—Y bien, ¿qué decidiste? ¿Hacemos el trato?

—Sí —le contesté—, pero quiero que me dé dos años.

Se quedó con la boca abierta y luego el asombro inicial dio paso a un arranque de ira:

—¡Vete de aquí, charlatán! —exclamó.

Esto enfureció a Rachel.

—¡No quiero que opere a mi hermana si no nos ayuda ahora! —le gritó.

—Sólo intento ayudar a Rivka —respondió con paciencia—. Todo lo que quiero es lo que a ella más le conviene.

Se volvió hacia mí y me dijo:

—¿Qué te parecen ocho meses?

—Olvídelo —respondí—. No estamos en el mercado. En dos años ella podrá enderezar la pierna. Sin embargo, estoy dispuesto a apostarle que en ocho meses su pierna estará notablemente más derecha.

—No —contestó—. No voy a hacer tratos con un farsante. Quiero esa pierna derecha en seis u ocho meses y, si no es así, tú pagarás los tensores.

En ese momento nos marchamos; resultaba claro que tendríamos que encontrar otra solución.

Yo estaba impactado. Nadie me llamó antes farsante y había trabajado con mucha gente durante años. Cuando la tía Esther escuchó la historia, sonrió y me dijo:

—Bueno, has recibido una lección. Más vale que te prepares para escuchar lo mismo de muchas otras personas.

El médico de Rivka se rehusó a considerar siquiera que nuestro trabajo podría tener algún valor. Sentí esto como un insulto, no sólo dirigido a mí sino a la verdad. Muchos otros médicos que conocí habrían hecho lo posible para encontrar cualquier método que pudiera ayudar a sus pacientes. Aun si carecía de la imaginación necesaria para comprender la teoría que sustentaba nuestro trabajo, los resultados hubieran hablado por sí mismos. En realidad no esperaba que aceptara mi plan y, no obstante, me sentía desilusionado y algo deprimido. Mucho tiempo después de aquella entrevista seguí experimentando cierto impacto.

El doctor Frumer se quedó atónito al escuchar lo que me había dicho el ortopedista y me hizo ver que no estaba de acuerdo. Fue un alivio saber que contaba con el apoyo de un médico establecido que comprendía y aprobaba lo que hacía. No estaba dispuesto a volver a pasar por la experiencia con el médico de Rivka, pero en cuanto se disipó mi estado de *shock* recobré el equilibrio. No tenía miedo de que el ortopedista emprendiera medidas legales contra mí, pese a que me consideraba un fraude. Me percaté de que, aunque dudaba de mis habilidades y rechazaba mi propuesta, en realidad no se oponía a mi trabajo. Simplemente era incapaz de apoyarme.

Entonces me di cuenta de que había una enorme diferencia entre "oponerse" y "no aceptar." Cuando no puedes aceptar algo, una parte de ti sabe, ya sea de modo consciente o inconsciente, que luchas contra tus propias limitaciones. En el caso del ortopedista, estaba involucrado un elemento de temor. Tenía miedo de descubrir que algo tan opuesto a su entrenamiento, educación y creencias pudiera funcionar y, de hecho, ser justo lo que sus pacientes necesitaban. No quería poner en juego su entrenamiento y toda su práctica anterior.

Aun si el ortopedista hubiera querido oponerse a mi trabajo, no habría tenido elementos para hacerlo; yo podía mostrar resultados que probaban la validez de mi enfoque. Pero él no estaba dispuesto a realizar la más mínima investigación sobre mi trabajo. Si hubiera ido a vernos trabajar con Rivka (con masajes suaves, movimientos circulares de las articulaciones y estiramientos lentos, graduales de los músculos) bien podría haber cambiado su actitud.

LA AMABILIDAD DE EXTRAÑOS

Sabíamos que teníamos que conseguirle los aparatos tensores a Rivka de una u otra forma. La pregunta era: ¿cómo" La solución llegó de manera bastante sorprendente. En ese entonces Channi, amiga de Vered, tenía una compañera de habitación llamada Tirza, que era asistente de producción de un programa semanal de radio. Tirza estaba interesada en el trabajo que desarrollábamos y ofreció entrevistarnos por radio. Se me ocurrió que ésta podría ser una excelente oportunidad para solicitar donativos para los tensores de Rivka. Quería que el público supiera lo importante que era para nosotros ayudar a Rivka y a otras personas como ella.

La hora fijada para la entrevista era ideal. Se llevaría a cabo a lo largo de cincuenta minutos un viernes por la tarde, justo cuando la gente acababa de regresar de su trabajo y antes de que empezara la programación vespertina de televisión. El programa recibió mucha publicidad en los periódicos y teníamos razones para pensar que cerca de medio millón de personas lo escucharía. La grabación duró entre cinco y seis horas, pero después de la edición que lo redujo a cincuenta minutos quedó muy distinto de lo que esperábamos; los entrevistadores buscaron darle un enfoque sensacionalista a nuestro trabajo. En lugar de la entrevista personal e informal que les habíamos dado, crearon una especie de documental oficial.

No obstante, el programa causó una impresión bastante buena y atrajo mucha atención. Recolectamos más dinero del que se requería para comprar los aparatos tensores a Rivka, y una buena parte procedía de la propia Tirza. Fue un maravilloso impulso para la terapia de la niña.

DRAMÁTICA MEJORÍA

Para poder caminar con los tensores, Rivka también necesitaría muletas, lo que requería fortaleza en sus brazos. Como parte de la práctica imaginaba que sus manos se levantaban por sí mismas sin esfuerzo y esta visualización empezó a rendir frutos. En el pasado había carecido totalmente de la función de los músculos deltoides de los antebrazos; ahora estos músculos eran mucho más gruesos y fuertes y, por fin, pudo levantar los brazos. Después de practicar este movimiento durante dos meses, empezamos a pedirle que levantara diversas "pesas:" primero una toronja, luego un melón. Para entonces Rivka podía trabajar sola durante horas, sin necesitar que la aguijoneáramos. Aun a solas continuaba haciendo ejercicios y a nuestro regreso seguía practicando.

En cuanto Rivka recibió sus nuevos aparatos tensores, su progreso se aceleró enormemente. Comenzamos por llevarla a dar pequeños paseos antes de la cena para invitarla después a cenar con nosotros. Al principio no podía dar más de quince pasos seguidos y yo tenía que cargarla para bajar los pocos escalones que llevaban de nuestro pequeño departamento a la calle. Pero en poco tiempo pudo bajar ella sola los escalones y después, recorrer toda la cuadra de varios cientos de metros. Yo solía decirle que no debía comer papas fritas, que le encantaban, en especial no de un establecimiento que se encontraba cerca de nuestra casa, pues ahí utilizaban varias veces el mismo aceite. Sin embargo, el día que Rivka caminó aproximadamente ochocientos metros y, casi exhausta por el esfuerzo, se detuvo en el establecimiento de frituras, me rendí y le compré una gran bolsa de papas fritas. Las comió con el placer que le daba saber que merecía el premio.

Al principio, siempre que caminaba Rivka me necesitaba cerca para mantener el equilibrio y evitar caídas. Asimismo, para sentir confianza y apoyo emocional. Después, era capaz de caminar sola alrededor de la cuadra. Sus pasos eran lentos y trabajosos, pero por dentro se sentía volar.

Rivka empezó también a despertar como persona. Antes mostraba indiferencia hacia sí misma; se consideraba inútil y poco querida. Ahora empezaba a ver que en realidad le importaba a los demás. Antes había estado casi totalmente inmóvil, y cuando se movía era para dar sólo unos pasos con los aparatos tensores o de rodillas. Ahora podía salir al mundo apoyándose en sus pies.

Pasados tres meses de haber recibido los aparatos tensores, y justo seis meses después de mi discusión con su ortopedista, Rivka dio un paso drástico en su proceso de mejoría. Podía caminar casi un kilómetro en poco más de veinte minutos, mientras que antes esa distancia le tomaba hora y media. Las caminatas habían fortalecido los músculos de la rodilla y reactivado los de la parte baja de la espalda, que antes estaban tan torpes y contraídos que parecían tejido muerto. Fue cada vez más fácil para nosotros girar y estirar sus piernas y, como resultado, las rodillas de Rivka se enderezaron poco a poco hasta que por fin pudo estirarlas por completo. Rivka empezó a utilizar los aparatos tensores durante cuatro o cinco horas al día, mientras que antes no podía tolerarlos más de media hora.

Por si fuera poco, los brazos de la niña, antes paralizados, ahora tenían una movilidad completa y eran cada vez más fuertes. Incrementamos gradualmente el peso que le pedíamos que levantara, hasta que llegó a 10 kilos. Después de seis meses de usar los aparatos tensores podía caminar más de kilómetro y medio. En cuanto logró este objetivo comenzó a trabajar para incrementar su velocidad hasta que pudo recorrer esa distancia en poco más de media hora, cerca de la velocidad normal al caminar.

Uno de los triunfos más grandes de Rivka también fue mío. Un día llegó tarde a nuestra sesión. Iba acompañada por una de sus hermanas, quien anunció:

—¡Llegamos tarde porque hoy tomamos el autobús! —mirando a Rivka con admiración y orgullo, añadió—: ¿Saben?, ésta es la primera vez que Rivka se sube a un autobús. Subió los escalones ella sola.

Contuve las lágrimas, pero mis ojos estaban vidriosos. Cargué a Rivka por las escaleras para que no realizara más esfuerzos, le quité los tensores y le di masaje a sus pies y piernas, que estaban tensos a causa del esfuerzo. Me sentía feliz al pensar en su nueva independencia; era como un tímido pajarito enjaulado que por fin había sido puesto en libertad.

Recordé el proyecto del ortopedista de fracturar la pierna de Rivka. Ni por un minuto creyó que ella pudiera recuperar las funciones de sus piernas; nunca esperó que desarrollara sus deteriorados músculos; nunca imaginó que podría dar más de un par de pasos con sus aparatos tensores. Ver a Rivka volver a la vida hizo que el mundo entero cobrara una nueva vida para mí y para todos nosotros.

—Después de todo —me dijo Vered—, debías haber aceptado la apuesta. Habrías ganado.

Pero con o sin la apuesta, era evidente que todo el mundo había ganado; no sólo Rivka, no sólo nosotros tres, sino el mundo entero, ya que ahora tenía un niño lisiado menos. Estoy profundamente convencido de que el sufrimiento de cada persona afligida afecta a todo el mundo, y de que el estado del mundo entero se refleja en la vida de cada individuo.

PARTE 2
TERAPIA DE SANACIÓN
PERSONAL

8

Problemas oculares

D urante la época en que mi práctica en la Sociedad Vegetariana ya era muy próspera, una señora cuya visión había mejorado gracias a mis consejos me pidió que conociera a su hijo, el doctor Zimmerman. Se trataba del jefe del departamento de oftalmología de un hospital donde trabajaba otro de mis colegas. Yo estaba renuente a entrevistarme con alguien cuyas ideas acerca de tratamientos oculares necesariamente tenderían a oponerse a las mías, pero su madre me aseguró que era una persona de amplio criterio. Después me enteré de que, para convencerlo de que me conociera, a él le dijo lo mismo de mí.

El día que conocería al doctor Zimmerman pasé casi toda la mañana haciendo mis ejercicios oculares. Relajado y seguro con respecto a mi trabajo, acepté que su madre me llevara a su consultorio. El médico resultó ser un hombre joven muy agradable con una franca y hermosa sonrisa. Escuchó con gran interés mi historia y mis teorías. Cuando vio mis ojos dijo que, como cirujano, él habría hecho un trabajo mucho mejor y que mis cristalinos parecían vidrios que se habían caído y les habían pasado encima. Después me hizo un examen de la visión y no podía creer que pudiera ver tanto.

El doctor Zimmerman y yo no concordábamos en muchas cosas. No aceptaba mi opinión de que los anteojos son dañinos. Le expliqué la idea del doctor Bates de que debilitan los ojos al impedirles trabajar sin ayuda. También le dije que los lentes concentran en la mácula (el centro de la retina que permite la visión detallada) más luz de la que ésta puede recibir con comodidad. El concepto de los ejercicios oculares era nuevo para él y, sin embargo, de manera intuitiva llegó a la conclusión de que tenían mucho sentido. No obstante, no podía aceptar la idea de que la forma del ojo pudiera modificarse.

Después de nuestra conversación, que fue muy cortés y estimulante para ambos, el médico no mostró mucho interés en probar personalmente mis métodos, así que nos despedimos como si nuestra comunicación se hubiera agotado y no quedara la intención de volvernos a ver. Intrépidamente, su madre decidió que si su hijo no estaba dispuesto a probar mis métodos encontraría a otro médico que lo hiciera y le habló de mí a uno de sus colegas.

Al doctor Shem, que también sufría problemas de visión, lo vi en casa de la señora Zimmerman ("No puedes hacer nada fuera de lo convencional en el hospital", me comentó ella). Le enseñé los ejercicios de relajación y de baño de sol y al final de la sesión estaba tan relajado que se quedó dormido. Hacer ejercicios con los ojos era algo totalmente nuevo para él.

Después de la sesión el doctor Shem practicó de manera puntual sus ejercicios oculares y experimentó cierta mejoría en su visión. Esto le encantó, no sólo por la mejoría misma, sino porque se sentía audaz y temerario. Continuó haciendo los ejercicios durante varios meses y su visión mejoró en grado considerable.

En casa de la señora Zimmerman conocí a otro oftalmólogo que me dijo, con tono rotundo, que los ejercicios oculares no tenían valor alguno. Mencionó que era imposible medir en forma objetiva cualquier mejoría de la visión producida por estos ejercicios. Esto me pareció divertido, ya que los hallazgos "objetivos" de un examen oftalmológico varían de un día a otro e incluso en diversos momentos del mismo día si se repiten los exámenes. Dado que ven a sus pacientes sólo unos minutos, los oftalmólogos pasan por alto los constantes cambios en la agudeza visual que todos experimentamos; basan su información en lo que encuentran en esos pocos minutos. Casi todos vemos menos cuando estamos cansados, hemos trabajado demasiado o padecemos estrés. Por qué esta situación no es del conocimiento general de los oftalmólogos es un misterio para mí.

EL ENFOQUE DEL DOCTOR BATES

Si bien por un lado agradezco los avances de la oftalmología que tanto han ayudado a muchos, me preocupa el hecho de que no exista una ciencia oftalmológica preventiva. Estoy seguro de que algún día las teorías claras y sin complicaciones del doctor Bates serán avaladas por oftalmólogos convencionales y no sólo por las personas cuya visión mejora por medios naturales. Espero que llegue el momento en el que los oftalmólogos remitan a sus pacientes a instructores que les enseñen medidas preventivas y métodos para usar más correctamente los ojos.

El método del doctor Bates es muy efectivo y está basado en ideas sustentables y factibles. Bates propuso un enfoque que en realidad ayuda a la gente a curar sus problemas oculares, y no sólo los comunes sino graves enfermedades degenerativas. No consideraba que sus descubrimientos se opusieran al espíritu de su profesión; por el contrario, pensaba que sus hallazgos podrían ampliar los horizontes de la oftalmología. Sin embargo, en el terreno de la práctica ninguna profesión ha aceptado de buena gana cambios drásticos. Bates no sólo fue desacreditado sino que perdió su licencia para ejercer su especialidad. Aunque sus ideas fueron rechazadas por la oftalmología convencional, continuó ayudando a miles de personas a superar sus problemas oculares. En cualquier campo, los pioneros son con frecuencia perseguidos y forzados a luchar por lo que consideran valioso y verdadero.

Bates siempre hizo hincapié en que su método no era un conjunto de técnicas preestablecidas, sino que debía adaptarse con sutileza para cubrir las necesidades individuales. Al describir sus ejercicios, decía también que si un paciente no mejoraba con los ejercicios de su libro, debía intentar crear nuevos ejercicios mediante la experimentación, como el mismo Bates lo había hecho. El médico comprendía que no existía una única técnica que pudiera servirle a todos. La relajación es el único factor de eficacia universal.

Asimismo, Bates explicó que los problemas oculares podían deberse a preocupaciones y tensión, así como a un medio ambiente insalubre. Entre los factores ambientales que podrían ser dañinos para la visión se encuentran la luz insuficiente, el ruido, la contaminación del aire y la falta de horizontes distantes que le den a los ojos la oportunidad de "estirarse".

El aburrimiento constituye otro factor. Cuando estamos aburridos tendemos a dejar de enfocar lo que estamos viendo y a permitir que nuestros ojos se vuelvan "vidriosos". Este hábito, que podría dar lugar a miopía y astigmatismo, se inicia con frecuencia en la niñez. El salón de clases común ofrece una atmósfera muy poco saludable para los ojos. Los niños pasan seis horas diarias en un espacio encerrado, iluminado con luz artificial, intentando poner atención a lecciones a menudo aburridas o frustrantes. Empiezan a mirar sin expresión en el rostro o dejan que sus ojos deambulen sin ton ni son, lo cual empaña la visión y puede generar errores de refracción tales como miopía y astigmatismo. No es de sorprender que tantos niños que ingresan a la escuela con una visión perfecta requieran lentes cuando tienen nueve años.

Tía Esther cambia de opinión

A la edad de ochenta años mi tía Esther fue víctima de un accidente automovilístico y sufrió la fractura de una pierna. Mientras sanaba estuvo en cama durante tres meses, al cabo de los cuales un neurólogo le diagnosticó el mal de Parkinson. Le recomendó terapia física para evitar que sus articulaciones se endurecieran y degeneraran.

La tía Esther me llamó por teléfono y me pidió que fuera su terapeuta. En aquella época mi agenda estaba llena, así que renuncié a mis ejercicios matutinos en la playa para trabajar con ella. Disfrutaba mucho esas sesiones en la playa y sabía que mi tía sería una paciente difícil, pero no podía negarme a verla. En efecto, se mostró totalmente renuente a cooperar. No hacía ejercicios más que durante nuestras sesiones y aceptaba los tratamientos como si fueran una obligación, sin interesarse en cómo podría enriquecerlos.

Cuando llegué a verla por primera vez no podía levantarse de la cama. Después de un mes de aflojar sus articulaciones y reducir el temblor del cuerpo mediante ejercicios de relajación y meditación, empezamos a caminar juntos. La enseñé a caminar correctamente. En una ocasión nos dirigimos a un hermoso paraje boscoso cerca de su casa por donde corría un arroyo. Nos sentamos en una banca y tía Esther me preguntó:

—¿Cómo es que sabes tanto?

Parecía desconocer que durante años había trabajado en mí mismo y con otros. Sólo después de experimentar en su persona los efectos de mi trabajo se le ocurrió que después de todo tal vez mis esfuerzos podrían tener cierto valor. Estaba muy impresionada por el hecho de que el tratamiento la sacó de la cama en sólo un mes.

Le conté a la tía Esther acerca de Miriam, Isaac, Shlomo y todas las demás personas con quienes había trabajado. En apariencia le encontró sentido a todo ello, pero dijo:

—Aun así, debes obtener un título en terapia física.

Cuando me hizo la misma sugerencia años atrás, era fácil advertir que lo hacía para denigrar mi trabajo. Pero esta vez lo dijo con respeto, para impulsarme a obtener credenciales con las que mi trabajo fuera más aceptado.

La enfermedad de mi tía nos acercó. Ambos disfrutábamos el tiempo que pasábamos juntos. Ella no tenía tanta necesidad de controlarme, y se mostraba cada vez más convencida de que yo hacía lo correcto. Le impresionó en particular el hecho de que medio millón de personas hubiera escuchado mi entrevista por radio. Al final de su tratamiento mi tía Esther me hizo un maravilloso regalo: un boleto de avión para Estados Unidos.

Yo sabía que mi mejor oportunidad para obtener credenciales de reconocimiento oficial estaba en Estados Unidos. También me percataba de que ese viaje me pondría en contacto con un número mucho mayor de personas. Empezaba a sentir que en Israel mi práctica había llegado tan lejos como era posible. Nuestro centro era conocido en nivel nacional gracias al programa de radio y a la gran cantidad de publicidad impresa o de boca en boca. Por otra parte, pese a las interminables horas de trabajo, Danny, Vered y yo no podíamos atender a toda la gente que quería vernos. Se me ocurrió que si me hacía más conocido y acreditado podría entrenar a otras personas o influir en el trabajo de otros practicantes para que nuestra terapia fuera asequible a más gente. Deseaba abrir un hospital donde pudiera utilizarse nuestro método.

Camino a San Francisco

Bella, mi hermana, ya tenía tiempo de vivir en San Francisco y sugirió que fuera con ella mientras obtenía mi certificado de estudios de terapia física. Pero dos escuelas convencionales de terapia física en Israel me habían rechazado: una, debido a mi visión y la otra porque cometí el error de hablarle al comité de admisión acerca de mi trabajo. Por ende, temía que, aun en Estados Unidos, se opusieran a mi método. Así que decidí ir a San Francisco a terminar mi educación universitaria y me comprometí a regresar a Israel en dos años.

Bella me recibió en el aeropuerto y me llevó a su casa. Apenas podía creer lo que estaba sucediendo. Sentía como si formaran parte de mi cuerpo los miles de kilómetros que acababa de recorrer desde Israel hasta Norteamérica. Mientras me quedaba dormido en el sofá de Bella, parecía que seguía en el aire.

Me tomó alrededor de una semana darme cuenta de que San Francisco era un lugar por completo distinto de Israel. La diferencia más impresionante es que no tenía pacientes. Sentía una necesidad imperiosa de trabajar; ser incapaz de hacerlo era el peor destino que podía imaginar. Todo era increíblemente sereno. En Israel, el teléfono de casa sonaba cada cinco minutos, y en todas partes me encontraba con amigos. Sentía que perdía el tiempo cuando había tanto por hacer.

Había encontrado tanto apoyo de médicos en Israel que decidí establecer contacto con profesionales en California para ver si alguno me ayudaba a empezar a trabajar. No tuve éxito en absoluto. Algunos fueron muy amables, pero no tenían idea de cómo apoyarme; la mayoría me despidió sin una palabra.

Mientras tanto, Danny y Vered continuaban su trabajo con pacientes en nuestro centro de Tel Aviv. Los extrañaba mucho, así que acordamos estar en contacto. Ya que en aquel tiempo las llamadas telefónicas eran muy costosas, me enviaban sus cartas grabadas en casetes, y yo les llamaba para hablar de sus pacientes.

Por fin, después de seis meses, recibí una carta de Israel con el número telefónico de un maestro que empleaba el método Alexander (un tipo de trabajo corporal) en California. Nos conocimos y me dijo que haría todo lo posible por enviarme pacientes. También me presentó a un optometrista conocido suyo, el doctor Raymond Gottlieb.

El doctor Gottlieb fue la primera persona en Estados Unidos que parecía entender y apreciar lo que yo tenía que decir. Tenía una clientela amplia, pero se sentía insatisfecho con su práctica.

—Yo mismo practiqué los ejercicios de Bates —me dijo—. Tenía una miopía leve, y la superé en año y medio. Ahora mi visión es normal o incluso mejor. Pero siento que me perdí la verdadera experiencia, pese a que trabajé duro y mi visión mejoró.

Entendí lo que quería decir.

—Tal vez se esforzó demasiado haciendo los ejercicios, en lugar de sólo experimentarlos —le sugerí.

Le di al doctor Gottlieb algunos tratamientos. Su abdomen estaba muy tenso y le ayudé a relajar la tensión al contraer y luego relajar todos los músculos abdominales, así como al estirar y dar masaje a sus extremidades. Yo estiraba su brazo mientras él visualizaba que éste llegaba al otro lado de la habitación, de la calle, del mar; esto relajaba su pecho y sus hombros. Después de los ejercicios se apoyaba con más firmeza en el suelo y su rostro se veía relajado.

Con su aprobación inicial de mi trabajo, empecé a ir a su consultorio un día a la semana para trabajar con algunos pacientes. Las personas que veía mostraban mucho interés en mi trabajo y en los ejercicios, pero la mayoría no estaba muy dispuesta a practicarlos en casa. Estaban abiertas a nuevas ideas, pero no hacían nada sustancial con ellas.

Empecé a notar que las personas con poca confianza en sí mismas tendían a adoptar una actitud defensiva, mientras que aquellos con auto-confianza podían poner todo su empeño en lo que hacían. Estos últimos eran mucho más capaces de mejorar su visión y su salud. A medida que comprendía mejor a mis nuevos pacientes, mejoraban mi trabajo y los resultados.

La amistad y el apoyo del doctor Gottlieb fueron sumamente importantes para mí. Me abrió muchas puertas al presentarme a la comunidad de sanación holística del área de la bahía de San Francisco. Durante esa época decidí abandonar mis planes de estudiar terapia física para concentrarme en mi trabajo. Me di cuenta de que las clases que había tomado me ayudaban a explicar mejor los conceptos subyacentes a mi método.

Pocos meses después de haber empezado a ver pacientes en su consultorio, el doctor Gottlieb y yo abrimos un centro de terapia en San Francisco. Me impulsó a que ahí diera clases de mejoramiento de la visión. Hasta entonces sólo había trabajado con pacientes individuales y, por tanto, no estaba seguro de que mi trabajo pudiera ser efectivo para grupos. Pronto descubrí que trabajando tres o cuatro horas por sesión con un pequeño grupo, podía establecer una atmósfera de mucha cercanía y brindar atención individual a cada alumno. Todos los que seguían asistiendo al curso mejoraron su visión, pero algunos se las ingeniaban para evadir el reto de sumergirse en lo desconocido. Mi método requería que los alumnos cambiaran del todo su forma de ver, y esto producía reacciones adversas en algunos participantes, que alegaban que el trabajo era demasiado arduo o consumía demasiado de su tiempo, por lo que se salían a la mitad del curso. Con el paso del tiempo, son cada vez menos los alumnos que dejan las clases, pero creo que durante esos primeros años en Estados Unidos fui un poco brusco y demasiado directo.

Aun así, descubrí que podía enseñar a los alumnos a desarrollar su conciencia kinestésica, además de transmitirles los principios básicos de mi trabajo. Las clases fueron un éxito. Docenas de ellos asistieron al curso completo y mejoraron su visión.

Me siento muy agradecido con el doctor Gottlieb por su ayuda para iniciar mi trabajo en Estados Unidos. Después de varios meses de trabajar juntos, contábamos con los conocimientos que pudimos aprender el uno del otro y cada uno siguió su propio camino. Fue entonces cuando abrí mi propio Center for Self-Healing (centro de sanación personal) en San Francisco. Tenía veintitrés años de edad. Varios años más tarde fundé la School for Self-Healing (escuela de sanación personal), dedicada a la enseñanza del método de sanación personal.

Con el tiempo, el trabajo con pacientes individuales volvió a ser mi actividad principal; no necesitaba dar tantas conferencias o explicaciones. Mi contacto ofrecía a los pacientes alivio y fortaleza, y por lo general no se preocupaban por la teoría que había detrás. Sin embargo, la experiencia de la enseñanza era muy valiosa para mí; aprendí cómo hablar sobre mi trabajo de manera que inspirara a las personas a cuidar sus ojos y su cuerpo.

LUELIA: SANAR AL MISMO TIEMPO EL CUERPO Y LOS OJOS

Luelia fue mi primer gran éxito en Estados Unidos. Era una mujer de 70 años que se quejaba de dolores de cabeza, dolor y enrojecimiento de los ojos y tensión en el cuello y la espalda. Me dijo que desde que nació había sufrido de estrabismo y visión doble o diplopía. Había visto a un quiropráctico, en ocasiones dos veces al día, así como a un homeópata y un oftalmólogo. Además de sus problemas crónicos, sufría de infecciones oculares periódicas. Luelia era hipersensible a la luz y su salud la preocupaba sin cesar. Cada vez que venía a verme traía una lista como de una docena de problemas de salud. Pese a sus quejas y su soledad, tenía mucho ánimo y se interesaba por muchas cosas. Era la editora de una pequeña editorial especializada en libros religiosos. Era una persona muy religiosa, rasgo en el que encontraba su fortaleza y consuelo. Creía que el haber dado conmigo era algo providencial.

Aunque Luelia se había adaptado a la visión doble, los ojos le dolían constantemente debido a la tensión que no lograba aliviar con medicamentos. Incluso había trabajado con maestros del método Bates, pero no había tenido éxito. Acabó por darse por vencida tanto con los métodos tradicionales como con los holísticos y decidió "dejar sus problemas en manos de Dios".

Luelia me encontró por una vía indirecta. Había ido de visita a un museo fuera de Los Ángeles y ahí conoció a una turista de San Francisco que le preguntó si tenía algún problema en los ojos. Luelia le contó su historia y la mujer le comentó:

—El mejor maestro del método Bates en todo el país vive en San Francisco. Él me ayudó a superar mi artritis.

Le dio mi dirección y resultó que se encontraba a tres cuadras de donde Luelia vivía. Estaba convencida de que Dios le había respondido. Al día siguiente me telefoneó desde Los Ángeles y el domingo siguiente, en lugar de ir a la iglesia, fue a verme. Treinta años atrás, Luelia, una mujer menuda y frágil que ahora tenía el pelo blanco como la nieve, había aprendido de un supuesto maestro del método Bates a reprimir la función de su ojo más fuerte y usar sólo el débil. Su intención era fortalecer el ojo más débil, pero al forzarlo a desempeñar las funciones de ambos ojos; con ello lo sometió a un esfuerzo intolerable; en el proceso, el ojo más fuerte de Luelia se debilitó por falta de uso. En los casos de visión doble cada ojo ve una imagen separada y no las fusiona en una sola. Haberle dicho a Luelia que suprimiera el trabajo de uno de los ojos fue un error; necesitaba aprender a usar ambos.

Luelia me comentó también que otro maestro del método Bates insistía en que intentara ver un pequeño punto en una página y le gritaba cuando no lograba verlo; pero nunca le había dado más instrucciones. Muchas personas que enseñan el método Bates albergan ideas confusas y distorsionadas acerca de su trabajo. El doctor Bates sostenía que era necesario ver con claridad aun los más pequeños detalles, pero esto no implicaba que debemos forzarnos y tensionarnos para hacerlo; más bien, lo que quería decir es que debemos aprender a usar los ojos de tal modo que podamos distinguir todos los detalles. En el caso de Luelia, era particularmente incorrecto que forzara los ojos para ver.

Luelia también padecía insomnio; nunca dormía más de dos horas seguidas. Además, nadie podía darle masaje sin hacerla gritar de dolor. Su cuerpo era muy frágil, con muchos vasitos sanguíneos rotos y músculos débiles.Yo le daba masajes tan suaves que al principio le resultaba difícil sentir algo; ni siquiera estaba consciente de su entumecimiento.

Por otra parte, además de sus severos problemas físicos, la ansiedad casi la paralizaba; le era imposible relajarse. No podía aplicar las palmas de las manos sobre sus ojos porque tenía miedo de que al apoyar los codos sobre la mesa se lastimara los hombros. No insistí en el ejercicio de las palmas; más bien, le pedí que se sentara en una habitación muy oscura, cerrara los ojos e imaginara que veía la oscuridad.

Era importante que no le impusiera a Luelia una disciplina, sino que de manera gradual la introdujera en este tipo de trabajo y le permitiera avanzar a su propio ritmo. Necesitaba ser capaz de decidir lo que era benéfico y lo que era perjudicial para ella, aun cuando yo no estuviera de acuerdo.

Le sugerí que se permitiera volver a la visión doble y que luego alternara el uso de sus ojos. Si era necesario utilizar más uno de ellos, debía emplear el más fuerte. Muy pronto pudo leer y escribir a máquina durante más de una hora sin cansarse. Al mes de trabajar de esta forma desapareció el enrojecimiento de los ojos y el iris se esclareció por completo. Cada vez que se sentía cansada se sentaba en una habitación a oscuras y trataba de ver la oscuridad. Esto la relajaba y aliviaba el dolor. Aumentó su tolerancia a la luz y empezó a bizquear menos. Pronto Luelia perdió el temor a practicar la aplicación de las palmas de las manos.

Después de unos meses había conseguido el objetivo que se propuso cuando me buscó: ya no sufría un dolor incesante y podía escribir a máquina durante horas. Sin embargo, yo no sólo quería que se modificaran sus síntomas, sino también su problema fundamental: la tensión avasalladora causada por el miedo. Su tensión era tan tremenda que en varias ocasiones se le había dislocado una vértebra y pellizcado un nervio cuando el automóvil en el que viajaba pasaba sobre una protuberancia del camino. Su cuerpo estaba siempre tan tenso que cualquier cosa podía lesionarla y esto la aterrorizaba. Necesitaba ayudarla a fortalecer y relajar su cuerpo para que fuera menos susceptible al miedo.

Con el tiempo Luelia empezó a participar más en su propia sanación, tanto mental como física. Su tensión disminuyó con lentitud y sus tejidos empezaron a recuperar la sensibilidad. Todas las personas necesitan hacer ejercicio para poder liberar la tensión que se acumula en los músculos. Esto fue especialmente cierto en el caso de Luelia.

Le enseñé a hacer movimientos sencillos y suaves con sus músculos, y después de un tiempo podía practicarlos durante cuarenta minutos diarios. Me dijo que ésta era la primera vez en su vida que hacía ejercicios de manera constante.

—Por lo general el ejercicio tan sólo me agota. Pero los tuyos son diferentes; en realidad me ayudan.

Cada vez que empezaba a sentir dolor de cabeza, la giraba lentamente de un lado al otro. Aprendió a darse masaje y a eliminar la tensión de la espalda baja con movimientos suaves de las piernas y con una respiración profunda y relajada. Por primera vez Luelia sintió que estaba a cargo de su propia salud. De hecho, desarrolló tal nivel de confianza que empezó a decirme qué hacer durante nuestras sesiones.

Luelia se volvió considerablemente menos propensa a sufrir pellizcamientos de los nervios o rigidez del cuello y sus ojos mejoraron de manera notable. Cada dos semanas dedicábamos una sesión completa a sus ojos. Sentada frente al enorme ventanal de mi consultorio, miraba el anuncio de una tienda que se encontraba del otro lado de la calle. Al principio veía letras dobles, traslapadas una sobre otra. Le pedía que cerrara los ojos y que imaginara que disminuía la distancia entre ella y el anuncio. Debía eliminar el resto de los detalles y concentrar su atención en el anuncio. Luego le pedía que abriera un ojo, mirara el anuncio, lo cerrara y luego hiciera lo mismo con el otro ojo. Mientras veía el anuncio, cambiaba el punto focal; después de un tiempo podía distinguir entre el centro de su campo visual y la periferia. Aunque la imagen todavía no era clara, poner atención a la visión periférica relajaba sus ojos y distinguía una o dos letras y los espacios entre ellas. Cuando abría los dos ojos al mismo tiempo veía todo claramente, pero doble. Esto implicaba que empezaba a corregir el hábito de suprimir el uso de uno de los ojos, lo cual constituyó un alivio para ambos.

Luego hacía que Luelia abriera un ojo, mirara el anuncio y después cerrara el ojo e imaginara que éste tenía letras muy negras sobre un fondo muy blanco. Hacía este ejercicio alternando los ojos y, por último, con ambos ojos al mismo tiempo. En poco tiempo pudo ver todo el anuncio claramente con cada ojo por separado. Más adelante le pedía que cerrara ambos ojos e imaginara que veía el anuncio, primero con un ojo, luego con el otro, y luego que imaginara que lo veía desde un ángulo con cada ojo por separado. Por último, le solicitaba que imaginara que ambas imágenes se fusionaban. Cuando Luelia abría los ojos podía ver, durante unos instantes, una imagen perfectamente clara y legible del anuncio. ¡Estaba asombrada! A partir de entonces la mejoría de su visión se aceleró.

A medida que aumentaba la relajación de sus ojos, Luelia dejaba de bizquear. Esto indicaba que el trastorno estrábico era resultado de la tensión ocular. El baño de sol y el ejercicio de las palmas, así como aprender a ver las cosas sin esforzarse se combinaron para corregir su visión. Tenía arraigada la idea de que ver requiere de un esfuerzo especial. Para acabar con este hábito de esforzarse para mirar, le enseñé los ejercicios de parpadeo. Esforzarse demasiado para ver impide que una persona parpadee en forma suficiente; y no parpadear provoca más tensión. Si intentamos ver un punto sin parpadear, aunque sea sólo un minuto, nos damos cuenta del esfuerzo que esto requiere. Parpadear da descanso a los ojos y es esencial para la buena visión.

También le pedía a Luelia que tomara un bolígrafo y moviera los ojos de arriba abajo mirándolo mientras trazaba una línea. Si hubiera visto la línea habría hecho un esfuerzo para que fuera recta. Pero el hecho de verla sólo de manera periférica le permitía trazarla sin tensión y, en consecuencia, la hacía más recta. Repetir este ejercicio todos los días la ayudó a aprender a relajarse mientras veía con la visión central, porque ya estaba familiarizada con la relajación mientras empleaba la visión periférica.

Llegó el momento en que Luelia dejó de usar anteojos. Se le permitió conducir un automóvil sin ellos y dejó de padecer infecciones oculares. Su diplopía de nacimiento desapareció de modo permanente a la edad de setenta y dos años. No se puede ayudar al cuerpo sin ayudar a los ojos, y viceversa. Luelia constituye un magnífico ejemplo de esto.

DONALD: RECUPERACIÓN DE LA VISIÓN DESPUÉS DE UN ACCIDENTE CEREBROVASCULAR

Donald sufría visión doble como consecuencia de un accidente vascular cerebral. Durante años había consumido todo tipo de comida no saludable, aunque sabía que esto no le convenía. Era un psicólogo compasivo, eficaz y de amplio criterio que había pasado por muchas vicisitudes en su vida. A los cincuenta años de edad, después del ataque, su visión dejó de ser funcional.

Por fortuna, fue a verme apenas cuatro días después del ataque, antes de que su cerebro aprendiera a aceptar la visión dañada como algo natural.

Al sentarse Donald frente a mí, veía una imagen doble. Se relajó con rapidez porque se sentía cómodo conmigo. Me di cuenta de que yo tam-

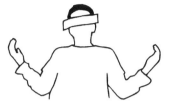

bién me sentía relajado en su presencia, pues me transmitió que sería un paciente amistoso y cooperativo. Por ende, pude encontrar de inmediato el ejercicio idóneo para él: utilizando cinta adhesiva, le coloqué sobre el hueso nasal una tira horizontal de cartoncillo para bloquear su visión central, y luego le pedí que agitara ambas manos donde pudiera verlas con la visión periférica. Por primera vez en cuatro días, no vio una imagen doble ni sintió que su visión estaba dañada. El efecto fue temporal, pero le dio una idea de que podría mejorar. También le enseñé los ejercicios de aplicación de las palmas y baño de sol.

La falta de coordinación y cooperación de los ojos le provocaba a Donald una enorme tensión. Para ayudarlo le mostré un ejercicio con lentes rojos y verdes. Uno de sus ojos miraba a través de un filtro de plástico rojo mientras el otro miraba a través de uno verde; esto separaba las tareas visuales de ambos ojos. Le mostré un círculo rojo trazado sobre una hoja blanca; podía verlo a través del filtro verde, pero era invisible con el filtro rojo. Después le di una lámpara de pilas con luz roja. Dado que la luz roja puede penetrar un filtro rojo, pero no uno verde, veía el círculo con un ojo y la luz con el otro. Entonces iniciamos el verdadero ejercicio: le pedí que sostuviera la lámpara debajo del papel que tenía el círculo rojo e intentara trazar

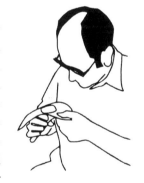

el círculo con la luz roja. Las personas cuyos ojos trabajan de manera coordinada pueden hacerlo sin dificultad. Donald se alejaba unos 30 centímetros; sus ojos sencillamente no podían trabajar juntos.

Mediante el trabajo corporal ayudé a Donald a relajar el rostro e incrementar la circulación de la cabeza. Cubrimos con un parche su ojo derecho, que era el más fuerte. Éste había sido el dominante toda su vida, de manera que sus ojos nunca habían estado coordinados del todo, ni siquiera antes del accidente vascular cerebral. En mi opinión, el derrame exacerbó una disfunción que ya existía. En el caso de Donald, como en el de muchas otras personas, son las áreas débiles las que más sufren en los momentos de crisis.

Algunas veces Donald se mostraba impaciente y buscaba ahorrar tiempo al combinar varios ejercicios. Puesto que el accidente vascular cerebral lo motivó a bajar de peso y mejorar su condición física, empezó a hacer ejercicio en un aparato simulador de esquí. Mientras practicaba, se ponía en la cabeza una corona que su esposa le hiciera, con listones de colores que colgaban a los lados. El movimiento de los listones estimulaba su visión periférica y este estímulo enviaba al cerebro el mensaje de que ambos ojos debían trabajar al mismo tiempo. Con el tiempo, esto también ayudó a mejorar su visión central.

Con el ojo derecho cubierto por el parche, Donald lanzaba y atrapaba una pelota, una y otra vez para activar su perezoso ojo izquierdo. Esta estimulación contribuyó a que dicho ojo llegara a participar en el proceso de ver. De pronto, Donald pudo ver una imagen única en el centro de su campo visual.

Durante esta etapa Donald descubrió que estaba recuperando la visión unificada de objetos que se encontraban a gran distancia, pero que de cerca seguía viendo doble. Entonces empezamos a trabajar al aire libre. Parados sobre una colina dividíamos el panorama en tres partes: la porción más lejana iniciaba a una distancia de unas tres cuadras; la porción central se encontraba a una cuadra, y la porción cercana, a un metro de él. Al mirar a lo lejos podía ver una sola imagen. Después, de manera gradual comenzaba a ver objetos que se encontraban en la porción central hasta que empezaba a ver doble. En ese momento volvía a mirar a lo lejos y de nuevo acercaba la vista a la porción central. Su visión doble a media distancia disminuía en un lapso de unos diez minutos y desaparecía en veinte minutos. Luego repetía el ejercicio pero esta vez desplazaba el punto focal de la porción central a objetos situados a escasa distancia. De vez en cuando descansaba con el ejercicio de aplicación de las palmas de las manos. Después de algunas sesiones de practicar estos ejercicios, Donald recuperó la visión unificada aun a corta distancia.

Donald se ausentó durante un par de meses. Al regresar, informó que en ciertos casos su visión era doble y, en otros, normal, y que estaba aprendiendo a vivir así. Su voz tenía un tono de desesperanza.

—¿Por qué lo dices? —le pregunté.

—Hablé con una señora que tiene diplopía desde que sufrió un accidente vascular cerebral. Me dijo que ciertamente algunos neurólogos 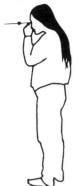 creen que la visión doble puede corregirse de manera espontánea, pero la verdad es que esto nunca sucede, así que se aprende a vivir así. Eso decidí hacer yo. Después de todo, soy psicólogo.

—Eso es exactamente lo que no quieres hacer —le respondí—. No quieres aprender a vivir así; quieres tener la certeza de que puedes superarlo.

Nuestro trabajo continuó y encontramos el tipo de ejercicios y movimientos corporales que mejoraban la circulación ocular y, por tanto, ayudaban a Donald a ver una sola imagen. Trabajamos en el fortalecimiento de sus músculos oculares externos para que le resultara más fácil mirar hacia adelante con ambos ojos. Comenzamos un nuevo ejercicio para el que usábamos una cuerda con cuentas de diferentes colores, anudadas a cierta distancia unas de otras. Atábamos un extremo de la cuerda a un poste, luego él estiraba la cuerda y sostenía el otro extremo sobre el puente nasal y enfocaba una cuenta a la vez.

Cuando ambos ojos trabajan de manera coordinada el cerebro combina las imágenes creadas en la visión central de ambos ojos, mientras que las imágenes creadas en la periferia de cada ojo permanecen separadas. Si tus ojos están bien coordinados puedes comprobar lo anterior si sostienes un dedo en posición vertical frente a tu cara, a unos treinta centímetros de los ojos. Cierra un ojo a la vez y verás el dedo desde diferentes ángulos; parecerá que está en distintos lugares. Abre ambos ojos y verás un dedo tridimensional; tu cerebro habrá combinado en una sola las imágenes de ambos ojos. El cerebro no realiza esta función con la visión periférica. Esto resulta obvio en las áreas donde los campos visuales de ambos ojos no se traslapan: si colocas ambas manos a cada lado de la cabeza con una separación de unos noventa centímetros entre ellas, tu ojo izquierdo será el único que envíe información al cerebro acerca de la presencia de la mano izquierda, y viceversa.

Lo que no es tan evidente es que, aun en el área justo frente a ti que ambos ojos pueden ver, el cerebro sólo combina las imágenes del objeto que miras directamente. Todo lo demás, incluso si se encuentra cerca, se considera "periférico" y no se combina para formar una sola imagen. Para comprobarlo, sostén ambos dedos índices en posición vertical frente a tu cara, uno como a 20 centímetros del rostro, y el otro unos 25 centímetros atrás del primero. Al mirar el dedo más lejano, verás dos imágenes separadas del dedo más cercano, y viceversa. Sólo las imágenes del dedo que miras directamente son combinadas por el cerebro en una sola imagen. El otro dedo aparece como visión periférica y las imágenes de ambos ojos no se combinan.

De manera similar, si miraras las cuentas de una cuerda, y tuvieras la capacidad de enfocar ambos ojos en una de ellas, verías las demás dobles. Las cuentas que no enfocas directamente son vistas por ambos ojos como si estuvieran en la periferia. Para Donald el ejercicio de las cuentas fue un gran reto porque su cerebro no podía unir las imágenes de la cuenta que intentaba enfocar. Con la práctica logró ver una imagen doble de las cuentas que no estaba enfocando y aprendió a trasladar su punto de enfoque de una cuenta a otra, pero durante un tiempo no pudo ver ninguna cuenta en una sola imagen. Al fin, logró ver la cuenta que enfocaba como una sola imagen y las cuentas en la visión periférica, dobles. Empezó a darse cuenta de que, cuando podía distinguir entre la periferia (todo aquello que no miraba directamente) y el centro de su visión (la cuenta específica que elegía mirar), era capaz de fusionar su visión en el centro. Cuanto más distinguía la diferencia entre lo que sus dos ojos veían en la periferia, mejor era la fusión en el centro.

Donald superó su problema de visión doble, excepto en una pequeña esquina del lado izquierdo de su campo visual. No completó su terapia, pero mejoró más de 98 por ciento.

DAFNE: EL PODER DE COMPROMETERSE

Dafne me llamó para decirme que padecía visión doble como consecuencia de una grave caída. Le recomendé que viniera de inmediato, y así lo hizo. No todos responden con tanta rapidez; Dafne estaba muy motivada y dispuesta a empezar a trabajar de inmediato.

Dafne me contó lo sucedido: había ido a recoger a su hija a la casa de una amiga y bajó las escaleras que llevaban al sótano con su hijo de tres años en brazos. No se dio cuenta de que las escaleras estaban en reparación. Había dado apenas dos pasos cuando tropezó y se fue de frente. Sólo pensó en sostener con firmeza a su hijo; no podía hacerlo y al mismo tiempo usar las manos para protegerse, así que cayó hasta el fondo de la escalera y se golpeó el lado derecho del rostro contra el suelo de concreto. Gritó pidiendo ayuda y sus amigas acudieron en seguida. Le dijeron que el pequeño parecía estar bien y de alguna manera la ayudaron a subir las escaleras. Se sentó en la sala con un terrible dolor de cabeza, temerosa de abrir los ojos, hasta que llegaron los paramédicos. Cuando le pidieron que los abriera se dio cuenta de que veía doble.

Dafne se había fracturado el hueso orbital derecho. Después de una semana, tras bajar la inflamación, fue sometida a cirugía para reparar la fractura. Su oftalmólogo le informó que la diplopía podría desaparecer por sí sola... o no.

Cuando Dafne vino a verme se dedicó a trabajar en su problema visual sin vacilaciones ni reservas. Fue afortunada e inteligente a la vez al decidir empezar su programa de ejercicios a pocas semanas de su accidente. Como en el caso de Donald, su cerebro no había aceptado aún la visión doble como una forma de vida; no se había adaptado a ella como habría sucedido si esperaba más tiempo para iniciar la terapia. Ésta era la mejor oportunidad para curarse.

Dafne veía imágenes dobles cuando miraba hacia arriba, a la derecha y a la izquierda, pero no si miraba hacia abajo y (de manera muy similar a lo que le sucedía a Donald) tampoco cuando miraba de frente a gran distancia. Durante su primera sesión conmigo le pedí que mirara a lo lejos durante cuarenta minutos para relajar los ojos. En la mayoría de los casos esto se consigue cuando se mira a la distancia y aplicaba en particular en el caso de Dafne ya que dejaba de ver doble. Resulta desesperante padecer las imágenes borrosas de la visión doble y, además, sentir la total falta de control que la acompaña.

El siguiente paso de Dafne consistió en alternar la distancia de los objetos que enfocaba, mirando primero a lo lejos, donde sus ojos trabajaban correctamente, y luego un poco más cerca, como a la mitad de la distancia entre ella y el horizonte, donde su visión se hacía doble. Repetía este movimiento cientos de veces; trabajaba ella sola durante horas todos los días, además de la hora o dos horas de nuestras sesiones cotidianas.

En forma gradual Dafne superó la visión doble cuando miraba al frente. Fuera cual fuera la distancia, si miraba hacia adelante con ambos ojos percibía una sola imagen. Cuando lo logró, empezamos a trabajar con la visión hacia el lado izquierdo, zona en la que veía doble; luego trasladaba la mirada al frente donde su visión ya era nítida, y volvía a mirar hacia la izquierda. Le tomó muchas horas, pero fue persistente y obtuvo los mismos resultados: podía mirar hacia la izquierda sin ver imágenes dobles. Empezó a alternar la mirada hacia el frente y hacia abajo, y a la izquierda y a la derecha, incrementando poco a poco el giro en esta última dirección. Después de una semana de trabajo muy intensivo conmigo la única zona en la que Dafne seguía teniendo visión doble era al mirar hacia arriba.

Yo sospechaba que, además del trauma causado por la fractura del hueso orbital, Dafne había sufrido una contusión y su visión doble estaba relacionada con la percepción de su cerebro y no sólo con una disfunción ocular. Teníamos que despertar las células nerviosas encargadas de coordinar el trabajo de ambos ojos que no estuvieran dañadas.

Seis meses después de que Dafne trabajó conmigo la llamé y me enteré de que su visión doble había desaparecido casi por completo, aun cuando miraba hacia arriba.

Dafne es una verdadera sanadora personal. Pese a haber sufrido una lesión, el trauma posterior al accidente y una familia que cuidar, aclaró su mente y trabajó para superar los síntomas que de otra manera habrían permanecido como secuela del accidente por el resto de su vida. Mostró una actitud positiva y una gran fuerza de voluntad, y logró excelentes resultados.

NANCY: DE LA CEGUERA A LA VISIÓN

Uno de los mejores ejemplos del poder del cuerpo para sanarse fue el caso de Nancy, una chica de dieciocho años de origen indio-canadiense. Sus padres la acompañaban a sus consultas conmigo. Su madre, que había oído acerca de mi trabajo, se sentía feliz de traer a su hija a mi consultorio. Su padre (un hombre alto y fuerte de aspecto agradable y líder de su comunidad) se mostraba muy aprensivo y suspicaz respecto de mi trabajo con Nancy. Me informaron que la joven sufría de un problema de tiroides y que uno de los muchos síntomas era la atrofia del nervio óptico. Nancy me dijo que su ojo izquierdo era oficialmente ciego; tenía una visión de 20/200, 20 por ciento de la visión normal, y no podía leer a una distancia de más de cinco centímetros. Su ojo derecho estaba ciego por completo, aunque podía percibir la luz y los colores.

Charlé con la chica y su madre unos momentos y luego le pedí a Nancy que mirara el cartel de Snellen. Su visión fue de 20/100, que corresponde a cincuenta por ciento de la visión normal, en lugar del resultado de veinte por ciento que obtuviera en exámenes previos.

—Hemos visto a los mejores especialistas de Canadá —dijo su madre—, ¿cómo es que no obtuvo mejores resultados en sus pruebas?

—En este momento está tan relajada —le respondí— que su visión se encuentra en el mejor estado posible. En los consultorios de los oftalmólogos probablemente se sentía tensa, por lo que su visión no se ponía a prueba en su mejor momento.

Nuestro primer ejercicio consistió en la estimulación del ojo más débil de Nancy. Cubrimos su ojo más fuerte, el izquierdo, con un parche de grueso papel negro, desde la nariz hasta la sien y de la frente al pómulo. No utilicé un parche ocular habitual porque quería que su ojo izquierdo no recibiera la más mínima cantidad de luz. También le pedí que cubriera su ojo parchado con ambas manos. En una habitación totalmente a oscuras encendí un foco que emitía una luz roja parpadeante. Por lo general las personas con una visión tan deteriorada como la de Nancy habrían podido decir que había algo de luz en la habitación y que la luz parpadeaba, pero sin poder determinar dónde estaba. En alrededor de un minuto Nancy vio exactamente de dónde provenía la luz. Un minuto después pudo distinguir la forma del foco. Un minuto después de esto vio mis rasgos generales. Dos minutos más tarde fue capaz de describir mi rostro. Nancy, su madre y yo estábamos asombrados. Fue una poderosa experiencia para todos nosotros, en especial para Nancy, que aún no comprendía qué le había sucedido. Parece que en todos los exámenes clínicos su ojo más fuerte había estado cubierto sólo un momento antes de que el más débil fuera examinado. De acuerdo con mi experiencia, en los casos como el de Nancy el ojo más fuerte debe permanecer cubierto por completo alrededor de tres minutos para que el ojo más débil comience a ver.

Luego salimos para realizar nuestro siguiente ejercicio, con el ojo más fuerte de Nancy aún cubierto. Le pedí que se balanceara en un trampolín de lona mientras atrapaba y lanzaba grandes pelotas de colores. Se sentía rara, fuera de lugar, sin equilibrio; nunca antes había usado su ojo derecho. Ahora atrapaba y lanzaba pelotas utilizando sólo ese ojo.

Durante toda una semana, con el ojo más fuerte de Nancy siempre cubierto, pasamos parte del tiempo de cada sesión diaria caminando por la calle mientras Nancy miraba anuncios grandes y otros objetos con su ojo más débil. Al cabo de la semana los resultados de su examen de la visión fueron de 20/400 para el ojo más débil y de 20/60 (setenta por ciento de la visión normal). Su visión había mejorado y se encontraba más cerca que nunca de la normal.

El padre de Nancy observaba sorprendido cómo, a pesar de que Nancy tenía cubierto el ojo más fuerte, nos pasábamos una pelota entre sí, sentados en una habitación casi a oscuras. Estaba tan impresionado que la animó para que regresara el año siguiente. Durante su estancia en casa Nancy siguió haciendo sus ejercicios y cuando volvió a verme completamos el trabajo estimulando la fusión o colaboración de ambos ojos para desarrollar la percepción de profundidad.

EL MÉTODO BATES BÁSICO Y MÁS ALLÁ

Si tu visión no es perfecta existe una alta probabilidad de que te esfuerces demasiado para ver. Los anuncios de las calles, los letreros de autopistas, los anuncios de las tiendas, los menúes impresos, libros, periódicos y tareas presuponen que tu visión es excelente.

Si aprendes a usar la visión sin esfuerzos exagerados descubrirás que puede mejorar. No importa de qué problemas oculares padeces; aun si tu visión permanece sujeta a limitaciones, puede ser mejor que ahora. Tal vez la estructura de tus ojos no cambie, pero también podría ser que con el tiempo cambiara. Aun si los cambios en tu visión no son mensurables en un cartel, las mejorías pueden ser sustanciales en términos de la conexión entre los ojos, el cerebro y el cuerpo. En gran medida la visión es una función del cerebro, y depende de los ojos sólo de manera parcial.

Como mencioné con anterioridad, el oftalmólogo William Horatio Bates vivió en Nueva York a principios del siglo XX. Él observó que la visión de las personas no es estable, sino que varía constantemente según la hora del día, la etapa de la vida de las personas y los cambios emocionales.

La visión puede empeorar, pero también mejorar. Este hallazgo separó al doctor Bates de sus colegas, para quienes la visión era un fenómeno fijo, predeterminado por la estructura del ojo.

El doctor Bates identificó algunos principios y desarrolló ciertos ejercicios, tres de los cuales se explican a continuación. El primer principio era no forzar la visión; en su opinión, el esfuerzo exagerado provoca una visión deficiente.

Aplicación de las palmas de las manos

Éste es el ejercicio principal que el doctor Bates empleaba para relajar el sistema visual. Algunos yoguis tibetanos lo usaban como una forma de meditación; sabían que mejoraba la visión.

Frota tus manos para calentarlas, cierra los ojos y cúbrelos con las palmas. Recuerda el color de la oscuridad total. El doctor Bates incluso recurría al recuerdo de la oscuridad como un medio para superar el dolor.

Balanceo

Este ejercicio promueve la relajación y abre la visión periférica.

Mirando un punto fijo, balancea tu cuerpo de lado a lado. Tendrás la impresión de que el objeto que miras se mueve en la dirección contraria.

Oscilación

De nuevo, mueve tu cuerpo de un lado a otro, trazando un medio círculo, pero esta vez deja que tus ojos perciban todo lo que en determinado momento se encuentra frente a la punta de tu nariz. Tendrás la sensación de que el mundo entero se mueve en la dirección contraria.

Cuando experimentas este movimiento, tu cerebro cuenta con el estímulo para explorar, para mover los ojos de un punto a otro. Por ende, este ejercicio restablece el movimiento *sacádico* de los ojos, es decir, la rápida y casi imperceptible exploración de detalles que los ojos tienden a realizar cuando ven bien. La oscilación también estimula la visión periférica, relaja la visión central y, por ende, permite a los ojos moverse con rapidez y facilidad de un pequeño detalle a otro. Cuando el movimiento *sacádico* se lleva a cabo de manera correcta, a unos setenta breves movimientos automáticos por segundo, no se nubla la visión.

El doctor Bates también exploró el "desplazamiento", es decir, mantener la mirada en movimiento todo el tiempo. Puedes aprender a desplazar la mirada entre objetos cada vez más pequeños, por ejemplo, entre las líneas del cartel de Snellen. El desplazamiento también desarrolla el movimiento sacádico recién descrito; rompe el hábito de mirar con fijeza, tan común entre las personas miopes.

De igual manera, el doctor Bates reconoció la importancia de la luz adecuada. Es importante estudiar qué tipo de luz resulta mejor para tus ojos.

Desde la época del doctor Bates se han desarrollado muchos ejercicios y técnicas oculares. El "baño de sol" es uno de ellos. Ayuda a relajar los ojos, estimula la retina y ejercita los músculos del iris para que la pupila sea capaz de contraerse en la medida de lo necesario. Es recomendable practicarlo temprano en la mañana o al final de la tarde.

Baño de sol

Cierra los ojos, dirige tu cara al sol y muévela de un lado al otro muy lentamente, de manera que la barbilla apunte hacia uno de los hombros y luego hacia el otro. Alterna unos minutos de baño de sol con unos minutos de aplicación de las palmas y descubrirás que la oscuridad se vuelve muy profunda cuando te cubres con éstas.

El masaje del rostro, en especial alrededor de los ojos, es otra de las adiciones recientes a los programas para mejorar la visión. Los ejercicios de coordinación entre manos y ojos, como el de bloquear el ojo más fuerte y jugar con una pelota usando el más débil, también son herramientas para abordar de manera más específica las necesidades de un paciente en particular.

Muchos practicantes han agregado conceptos, técnicas y ejercicios a la gama de métodos para mejorar la visión disponibles en la actualidad. Además, en comparación con la época del doctor Bates, se sabe mucho más acerca de la relación entre el estrés y el deterioro de la visión.

También puedes utilizar los ejercicios que he descrito para estimular la visión periférica y mejorar la visión binocular. Si bloqueas tu visión central con un trozo de papel y mueves las manos a los lados de tu cara, de modo que cada ojo perciba una de las manos, fomentas el que ambos ojos trabajen al mismo tiempo sin competir entre ellos.

CÓMO MEJORAR TU VISIÓN

Tu visión puede mejorar. Lo digo con plena certeza, aun si tu oftalmólogo opina lo contrario. No importa si puede mejorar o no con el uso de anteojos, si el deterioro es mínimo o estás casi ciego, o si la raíz de tu problema es genética, ambiental, debido a una lesión o al uso incorrecto de los ojos; puedes dar el siguiente paso para usar tus ojos de manera más eficiente.

Primero, valora la calidad de tu visión. Como dice mi colega escocesa, Aileen Whiteford: "Nunca tienes visión deficiente, nunca tienes mala visión; tu visión siempre es buena. Toda visión es buena, y mejorarla es cuestión de trabajar en ella". Ella recurre incluso al ejercicio de hacerte mirar una habitación con los ojos vendados, sólo para que te des cuenta de cuánto ves cuando te quita la venda. Es probable que estés más consciente de aquello que no tienes que de lo que tienes, pero el simple hecho de percatarte de tus capacidades es algo muy poderoso, y mucho más en concordancia con tus más profundos sentimientos.

¿Cómo puedes cuidar tus ojos? Hazte consciente de la tensión a la que los sometes y dales la oportunidad de liberarse de ella. Utilizar los ojos para ver de cerca requiere un esfuerzo difícil para ellos y muchos de nosotros lo hacemos a lo largo de casi todo el día. Dales a tus ojos la oportunidad de mirar a la distancia, sin anteojos ni lentes de contacto (aceptando la visión nublada, si así es como ves) para que los músculos ciliares descansen y los cristalinos adopten una postura plana por un momento. Si trabajas en computadora, lo cual es más perjudicial para los ojos que leer una página impresa, recuerda que debes parpadear, respirar, mirar a lo lejos con la mayor frecuencia posible y poner atención a tu visión periférica; no te limites a los confines del monitor que está frente a ti.

La luz eléctrica también implica un esfuerzo mayor por parte de tus ojos. Quizá no tengas muchas opciones en cuanto al tipo de iluminación en tu sitio de trabajo, pero si te es posible, procura utilizar una luz de amplio espectro o al menos explora qué tipos de luz resultan más cómodos para tus ojos. Y, aunque quizá te guste el ambiente que le da a tu casa la luz tenue, considera que tus ojos te agradecerán una más intensa.

Los anteojos no curan una visión deteriorada y no brindan alivio a los ojos débiles. Para algunas personas los anteojos son como muletas; yo los considero perjudiciales. Piensa en tu última visita al optometrista: es probable que hayas tenido que sentarte en un consultorio insuficientemente iluminado y observar un cartel optométrico mal iluminado, preocupado por el hecho de que tu visión hubiera empeorado desde el examen anterior. El tipo de luz y tu ansiedad crearon un excelente escenario para que tu visión se encontrara en sus peores momentos. Luego te prescribieron el par de lentes adecuados para ti... cuando tu visión está justo en sus peores momentos. Pero no siempre ves tan mal y vas a utilizar esos anteojos cuando hay buena iluminación, cuando tus ojos están relajados, cuando tu mente está tranquila, situaciones para las que esos anteojos tienen demasiado aumento. ¿Cómo equilibras este exceso? Es fácil adivinarlo: tu visión se hace borrosa para adaptarse a los lentes.

Investigaciones recientes han demostrado que el uso de anteojos en casos de miopía, hipermetropía o astigmatismo puede exacerbar el problema ocular para el cual se prescribieron. Y esto no es todo. Se ha comprobado que utilizar anteojos para corregir la miopía limita el empleo de la visión periférica, factor suficiente para incrementar la miopía. Y los efectos de los anteojos van más allá: distorsionan la velocidad a la que se mueven los objetos dentro del campo visual. No es de sorprender que las personas miopes tiendan a mirar con fijeza, concentrarse en detalles más que en la imagen completa y no reaccionar ante el movimiento que ocurre en la periferia de su visión.[1]

¿Los lentes de contacto son mejores que los anteojos? Los lentes de contacto no limitan el movimiento de los ojos y no obstaculizan tanto como los anteojos el uso de la visión periférica, pero privan a la córnea de oxígeno, enseñan al ojo a tolerar objetos extraños y ponen a la córnea en riesgo de una laceración.

A la gente que trabaja en mejorar su visión le recomiendo que sustituya sus lentes de contacto por anteojos, en primer lugar porque son más fáciles de quitar para prescindir de ellos cada cierto tiempo. Si tu visión se

---

[1] Anna Bambridge, "an Investigation of Myopic Visual Function and the Effect of Holistic Vision Therapy," tesis doctoral, 2001, Vision Sciences Department, Glasgow Caledonian University, Escocia; y Anna Bambridge, "Approaching Myopia Holistically: A Case Study and Theoretical Exploration," *Journal of Alternative and Complementary Medicine*, vol. 8, núm. 3, 2002, pp. 371-77.

corrigió con lentes hasta alcanzar un nivel de 20/20 o más, hazte de unos anteojos que la corrijan a 20/40; es necesario que puedas leer, escribir y conducir un auto, y es muy probable que esa graduación sea suficiente. Guarda tus lentes de más aumento para conducir en condiciones difíciles o en otras situaciones en las que tus anteojos de menor graduación podrían generarte tensión. No todos los optometristas están dispuestos a prescribirte anteojos con una graduación menor, pero habrá quien lo haga. Podrías buscar un optometrista conductual en el área donde vives. Si tu visión no se corrigió a 20/20, conserva tus anteojos hasta que logres ver mejor con ellos antes de sustituirlos por una graduación menor. Una vez que hayas practicado durante algún tiempo los ejercicios oculares de Bates y la relajación consciente de los ojos, descubrirás que usando una menor graduación tu visión mejora. Cuando veas 20/20 con tus anteojos de menor graduación, consíguete otros con una aun menor.

Es un reto prescindir de tus anteojos y no forzar la visión para intentar ver como lo hacías con ellos puestos. Incluso en un ambiente que no te resulte amenazante, como sentarse en una silla y mirar a la distancia, es probable que descubras que haces un esfuerzo para ver todos los detalles que tú sabes que te estás perdiendo. Respira profundo y toma una decisión consciente de que ninguno de esos detalles merece el esfuerzo. Permítete tener visión borrosa, perdónate por ella y ármate de paciencia. Puede ser útil que pienses que tu campo visual es tu obra de arte personal: es probable que hoy se perciba como una acuarela cuando miras a lo lejos. El primer paso en el proceso de aprender a ver mejor es aprender a ver el mundo sin someterte a un esfuerzo exagerado. Si lo logras, te darás cuenta de que tu visión está mejorando. Podría tratarse de un proceso lento, pero vale la pena la espera.

A menudo la gente pide mi opinión con respecto a los anteojos para sol. A muchas personas, que pasan demasiado tiempo dentro de recintos iluminados con luz artificial o en zonas de poca luminosidad, la luz del sol les resulta intolerable. Si bizqueas o haces gestos con la luz del sol es porque los músculos del iris se han debilitado demasiado para contraer tus pupilas. No corras a buscar unos anteojos oscuros; son como muletas que promueven la dependencia. Tus pupilas deben aprender a contraerse porque unas pupilas estrechamente contraídas durante el día permiten ver mucho mejor que unas pupilas abiertas.

¿Cómo enseñas a las pupilas a contraerse? La respuesta es: practica el ejercicio de baño de sol. Te sorprenderá con qué rapidez superas tu dependencia de los anteojos oscuros.

Consérvalos para condiciones extremas, como esquiar en la nieve, conducir un auto de cara al sol o para después de un traumatismo, la dilatación de las pupilas o el uso de ciertos medicamentos; pero no los uses de manera habitual.

Y aún hay más al respecto. La retina requiere de la luz solar para funcionar correctamente. El ojo contiene pigmentos que absorben la luz que pasa a través de la pupila. Me preocupa la posibilidad de que los lentes de sol interfieran en la función que realizan dichos pigmentos y, por otra parte, contribuyan al desarrollo de enfermedades oculares tales como la degeneración de la mácula.

Otra pregunta que se me plantea con frecuencia es qué pienso acerca de los procedimientos quirúrgicos, como la cirugía de LASIK, para corregir problemas de la visión mediante la modificación de la forma de la córnea. Por supuesto, me parece preferible que la gente atienda el esfuerzo excesivo al que están constantemente sometidos sus ojos, que es el origen de su miopía.

Además, los miopes son propensos a sufrir desprendimientos de retina; la cirugía de la córnea no reduce este riesgo y sólo el tiempo dirá si en realidad lo incrementa. Pero, además, invito a quienes me formulan esta pregunta a que se informen acerca de la posibilidad de fallas de la cirugía de córnea; me topo con ellas a menudo.

He conocido a personas que veían muy bien después de la cirugía, pero cuya visión volvió a deteriorarse al cabo de un año. He conocido a algunos que tuvieron que dejar de conducir de noche, otros cuyos ojos se volvieron tan sensibles y secos que con frecuencia padecen dolores y contraen infecciones, y unos más cuya visión ya no puede corregirse, aun usando anteojos o lentes de contacto, para recuperar la agudeza que tenían antes de la cirugía.

A aquellos que insisten en someterse a una cirugía de córnea les doy un consejo: bajo ninguna circunstancia permitan que su cirujano las convenza de que se operen un ojo para corregir la miopía y el otro para corregir la hipermetropía. Cuando los ojos no pueden trabajar juntos el esfuerzo que se les impone es tremendo.

La teoría oftalmológica actual sostiene que los ojos no pueden mejorar, ni siquiera con ejercicios. Practica tus ejercicios, muéstraselos a tu familia y a tus amigos y enséñale a tu oftalmólogo u oftalmóloga algo que no sabe. Los ojos sí cambian; cambian de manera constante y siempre pueden hacerlo para mejorar.

9

Problemas de espalda

Durante los pasados treinta años he visto más de dos mil personas con problemas de espalda de diversa índole. Muchas han mejorado notablemente después de haber aprendido a moverse en forma correcta. Según mi experiencia, todos los problemas de espalda pueden aliviarse mucho o por completo mediante la comprensión del proceso que generó el problema, los ejercicios convenientes, una respiración adecuada y masaje para volver a aprender a usar la columna vertebral correctamente.

Estoy de acuerdo con la mayoría de los médicos y trabajadores del ámbito de la salud que sostienen que los problemas de espalda se deben a lesiones. Sin embargo, estoy convencido de que el exceso de peso, la tensión o la rigidez pueden volver a una persona más propensa a las lesiones. Si tu cuerpo está tenso en el momento en que se produce una lesión, el daño podría ser más severo (y la recuperación más lenta) que si se encontrara relajado. La mayoría de la gente utiliza toda la espalda para cada movimiento, como si la espalda fuera una entidad única, inflexible. La espalda está constituida por vértebras individuales y pequeños grupos musculares que trabajan por separado. Lo natural y saludable es usarla de manera flexible, no rígida. Si empleas los músculos de la espalda para realizar el trabajo de las extremidades y otras partes del cuerpo, creas tensión y rigidez innecesarias respectivamente en la espalda y las extremidades. El cerebro recibe el mensaje de que la espalda necesita trabajar cuando en realidad no es así y que las extremidades no requieren hacerlo cuando es todo lo contrario.

Al examinar por primera vez a un paciente con problemas en la espina dorsal observo cómo camina, en particular si su caminar es equilibrado. Un modo de andar equilibrado requiere el uso correcto del centro físico del cuerpo, que se localiza en el área alrededor del ombligo. Si una persona funciona siempre a partir de ese centro gravitacional, su columna vertebral estará erguida, tendrá una postura derecha y los movimientos del cuerpo estarán equilibrados a la perfección. Los problemas como falta de equilibrio, dificultades en el modo de caminar y tensión crónica de la espalda surgen cuando el "centro" del movimiento se traslada del abdomen a alguna otra parte del cuerpo.

Para comprender este concepto imagina que lanzas una pelota de goma. La fuerza que se requiere para realizarlo proviene básicamente del hombro. La energía o ímpetu para lanzar la pelota se acumula en el hombro y se expulsa a lo largo del brazo hasta llegar a la mano y finalmente a la pelota; es esta fuerza la que la mueve. Así es como trabaja el centro; es en este punto focal donde se acumula la energía necesaria para la acción y el punto desde donde se dirige la energía al resto del cuerpo. Como es natural, utilizar nuestro verdadero centro físico como el centro del movimiento es la forma más fácil, menos tensa y más económica de movernos.

No obstante, en muchas personas el centro del movimiento se ha trasladado, debido a patrones incorrectos de movimiento, a alguna otra parte del cuerpo, como el pecho, el cuello o los hombros. Cuando esto sucede el movimiento se vuelve difícil, torpe y limitado, en lugar de ser algo fácil y natural. La energía necesaria para el movimiento es obtenida de un área entre cuyas funciones originales no se encuentra la satisfacción de ese tipo de demanda y, por tanto, el falso centro se ve sometido a gran tensión cada vez que el cuerpo realiza algún movimiento.

En muchas personas el "centro" del movimiento se encuentra en la parte posterior de la cabeza; los músculos y nervios de esta zona intervienen para dirigir y proporcionar el ímpetu y la energía necesarios para el movimiento de todo el cuerpo. Esto provoca que la cabeza se incline hacia delante o hacia atrás, desviándose de la postura erguida, lo cual acumula tensión en el cuello y la columna e impide una respiración completa. Esto produce tensión crónica en la parte baja de la espalda, le da a la columna vertebral la forma de una S exagerada y la hace más rígida, limitando su flexibilidad y movilidad para cambios de postura.

Una forma ligeramente exagerada de S se ha vuelto tan común que se considera normal, pero de hecho es la fuente de la mayoría de los problemas de la columna. Provoca bloqueos en la circulación y la estimulación nerviosa y es la causa del pellizcamiento de nervios y la tensión muscular. Una curvatura de la columna vertebral de esta índole empuja la pelvis hacia el frente, lo cual restringe la cavidad abdominal e interfiere con la actividad de los órganos internos, limita la expansión de los pulmones y, por consiguiente, inhibe una respiración adecuada.

De manera similar, la tensión puede reducir la curvatura de la columna. En estos casos hay tensión en la zona inferior de la espalda, los músculos de los glúteos o la cintura. Estos síntomas pueden presentarse como consecuencia de una ruptura de disco en la zona baja de la espalda: la columna vertebral se endereza demasiado en su afán de proteger el área lesionada.

FUNCIONAR DESDE NUESTRO PROPIO CENTRO

Miriam me enseñó a identificar dónde se encuentra el centro de una persona al observar su postura mientras está de pie. Si no permanecemos de pie y caminamos de manera que todo nuestro peso se distribuya equilibradamente en cada parte de nuestros pies, estamos desbalanceados y esta falta de equilibrio se reflejará en todos nuestros movimientos. Muchas personas caminan apoyándose sobre todo en los talones, los metatarsos o los dedos de los pies. La zona del pie que recibe la mayor presión determina dónde se encuentra el centro de la persona. Si camino predominantemente sobre los dedos de los pies, mi centro se encuentra en el cuello o en la parte posterior de la cabeza. Si la mayor parte de mi peso se apoya en el metatarso, mi centro se encuentra en el pecho, lo cual provoca que la parte superior de la espalda se curve demasiado. En algunos casos esto puede generar el desarrollo de una giba o de lordosis.

El primer paso para corregir dichos problemas es la práctica de la conciencia mental. Siempre empiezo por explicarles a mis pacientes qué parte de su cuerpo han utilizado como centro. Luego les muestro dónde debería estar éste y los instruyo para que desarrollen una conciencia kinestésica de ese verdadero centro. Les pido que lo visualicen y sientan en dónde está. Algunas veces el simple hecho de colocar sus manos sobre su abdomen y pedirles que respiren profundo es suficiente. Les pido que tomen conciencia de las sensaciones de contracción y tensión que acompañan un centro de gravedad fuera de lugar, y que las sustituyan por una sensación de expansión y ligereza. Les pido también que relajen la cabeza, el cuello, el pecho y, en especial, la zona de su cuerpo que ha fungido como centro sustituto.

El segundo aspecto que observo en mis pacientes nuevos es cómo se sientan. Los pacientes con problemas en la columna vertebral tienden a sentarse con la espalda y la cabeza inclinadas hacia el frente o curvadas hacia atrás y apoyados más en uno de los glúteos que en el otro.

En tercer lugar observo cómo se recuestan sobre una superficie firme: si relajan toda la espalda o si la región lumbar está tensa por lo que la parte baja se curva hacia arriba. A partir de estas observaciones puedo deducir cómo se desarrollaron sus problemas de espalda.

MI TRABAJO CON PROBLEMAS DE ESPALDA

Cuando examino a un nuevo paciente con problemas de columna vertebral intento localizar todos los puntos dolorosos de su cuerpo y les doy masaje hasta que el dolor desaparece. Las zonas dolorosas indican tensión muscular provocada por falta de movimiento. Es muy probable que se trate de áreas donde se acumula tensión emocional. Con frecuencia descubro regiones extremadamente tensas y dolorosas que el paciente no había percibido hasta que las toco. Es importante mostrarle cómo respirar en forma libre y profunda hacia el abdomen para que la espalda pueda expandirse y permanecer en movimiento constante mientras se lleva a cabo la respiración. Con un movimiento constante en la espalda hay pocas probabilidades de que permanezca tensa y rígida.

Gabi: el insoportable peso del pesimismo

Mi primer paciente con problemas de espalda fue un israelí francés llamado Gabi, a quien conocí en la playa a través de Shlomo. Gabi era un intelectual y filósofo con una perspectiva de la vida muy pesimista. Tenía la impresión de que con frecuencia lo engañaban en el ámbito de los negocios. También era un mujeriego compulsivo y se había casado y divorciado seis veces.

Gabi rara vez se sentía satisfecho y esto se reflejaba en su postura. Arrastraba los pies al caminar, se apoyaba en los dedos de éstos y daba la impresión de que su cuerpo era una carga. Su centro se encontraba en la parte posterior del cuello y su espalda estaba continuamente inclinada hacia el frente. A menudo se sentía cansado.

Me reuní con Gabi de manera intermitente durante dos años. Cada vez que trabajaba con él, el masaje lo relajaba y se sentía mejor durante uno o dos días, pero pronto volvía a su estilo habitual de caminar con pesadez. Su cerebro emitía las instrucciones familiares y los músculos equivocados (los de la parte inferior de la espalda) se involucraban innecesariamente en el proceso de caminar. Por consiguiente, reaparecía el dolor y se iniciaba de nuevo el círculo vicioso.

Al igual que muchas personas que no están conscientes de la causa de sus dificultades, Gabi continuaba utilizando unos cuantos músculos sobretrabajados de manera forzada y tensa, sin percatarse de que con este patrón de movimiento su cuerpo constituía una carga para él. El masaje lo relajaba y lo ayudaba a respirar mejor, pero nunca hacía ejercicios por su cuenta para reforzar esta mejoría. Yo respetaba a Gabi, me caía muy bien y hubiera querido ayudarlo más, pero su visión del mundo pesimista y rígida obstaculizó su recuperación total.

David: liberarse de cargas

David vino a verme después de asistir a una de mis conferencias. Creía en la medicina preventiva y estaba molesto con los médicos porque ni los medicamentos ni una cirugía aliviaron sus problemas de espalda.

David vivía en una pequeña ciudad portuaria cerca de Tel Aviv y trabajaba para la compañía telefónica. Era un hombre alto, cuyos hombros redondeados y postura encorvada hablaban de una autoimagen devaluada y débil. Su columna vertebral se curvaba formando una S muy pronunciada y sus piernas y estómago estaban muy tensos. Su principal problema se encontraba en la parte media de la espalda, entre las vértebras lumbares y torácicas. Con frecuencia ésta es un área débil en personas que sufren de baja autoestima. David se sintió inspirado por mi conferencia; vio en mí el triunfo de alguien que pudo haber permanecido desvalido y débil, pero que trascendió sus problemas. Sintió que él también podía superar su discapacidad.

Le enseñamos a David una serie de movimientos que no requerían un gran esfuerzo para relajarse y activar con suavidad cada articulación y músculo de la espalda. Le enseñamos cómo sentarse y pararse correctamente. El mejor ejercicio para él fue uno de visualización que practicaba después del masaje y otros ejercicios preliminares. Tenía que recostarse boca arriba sobre una mesa y, con los ojos cerrados, imaginar que su cabeza era muy pesada (de hecho, que se pegaba a la mesa), que sus piernas también lo eran y que el peso de su cuerpo empujaba su columna vertebral hacia abajo, de manera que descansaba en posición perfectamente horizontal sobre la mesa. Después de experimentar esta sensación de pesadez durante un rato, David imaginaba que era muy liviano. Esto le daba la sensación de que podía flotar. Luego se recostaba de costado y yo le daba masaje en los hombros y le pedía que imaginara por un momento que masajeaba cada una de sus vértebras. El objetivo era que desarrollara las sensaciones que lo ponían en contacto con la espalda. Durante la visualización sentía cómo se aflojaban y relajaban los músculos de la espalda. Algunas veces la imaginación es mucho más efectiva que el masaje para relajar músculos tensos. Yo tocaba cada parte de su cuerpo: la frente, el cráneo, la parte posterior de la cabeza, las mejillas, el cuello, y así sucesivamente. Dejaba mis manos durante medio minuto en contacto con cada una de estas áreas y le decía:

—Toma conciencia de esta parte de ti. ¿Cómo la sientes? Conéctate con ella. ¿Qué sensaciones experimentas?

Esto lo ayudó a entrar de nuevo en contacto con su cuerpo, del que se había enajenado.

Después le pedía a David que se hiciera consciente de todo el dolor emocional acumulado en los músculos de su pecho y sintiera la tensión que llevaba en el diafragma, bajo los omóplatos, en el plexo solar, la caja torácica y el abdomen bajo. Le indicaba que visualizara su abdomen como si fuera de color rojo y luego blanco, como si el color rojo se introdujera en él y luego fluyera hacia afuera. Le pedía que notara la relación que existía entre los dedos de sus manos y de sus pies y que pensara en la forma como el cuerpo los conecta. Después visualizaba el torrente sanguíneo fluyendo hacia sus piernas, hasta los dedos de sus pies y de nuevo hacia arriba, hacia su estómago, la caja torácica, los hombros y los brazos.

Después de hacer este ejercicio David siempre se sentía como si le hubieran quitado de encima una carga muy pesada. Al hacerse más consciente de su tensión aprendió que también podía relajarse. Confrontó todos los obstáculos que encaraba en la vida y se volvió capaz de canalizar la energía recientemente liberada para crearse una vida más sana. Se volvió muy astuto para percibir cuándo se generaba tensión en el cuerpo y se convirtió en su propio terapeuta al liberarla en ese momento. Después de sólo seis meses David recuperó la confianza en sí mismo y se volvió tan experto que no necesitó volver a vernos.

Ayudar al señor Shadmi a atarse los cordones de los zapatos

Conocí al señor Shadmi, un general retirado, un día de verano durante mi descanso de mediodía. En Israel la mayoría de las personas interrumpe su trabajo para tomar un descanso entre las 2:00 y las 4:00 de la tarde, cuando el calor se vuelve casi insoportable para muchos. Danny acababa de terminar de preparar la comida para los tres. Nuestra comida siempre comenzaba con una gran rebanada de sandía; yo le compraba una sandía todos los días a un hombre que las traía en una carreta tirada por un caballo. En aquella cálida temporada podía haberme comido toda la sandía yo solo.

Pero justo cuando iba a reunirme con Danny y Vered para comer, alguien tocó a la puerta. Era un hombre mayor, alto y de pelo cano que me saludó con cortesía:

—Hola, soy el señor Shadmi, ¿tú eres Meir Schneider? Acabo de hablar con Noam, el maestro que enseña Alexander (el método Alexander es un tipo de trabajo corporal que se describe en las páginas siguientes). Hablábamos acerca de la cirugía de ojos a la que supuestamente voy a someterme, y me sugirió que antes de operarme hablara contigo.

—¿Qué tipo de cirugía le harán? —le pregunté.

—Es una operación para corregir mi ojo izquierdo. ¿Ves cómo se va hacia adentro?

Me acerqué para ver su ojo; ciertamente se iba hacia adentro de manera muy pronunciada, como si intentara ver la nariz. No podía voltearlo para que mirara al frente. Luego iluminé sus ojos con una lámpara y los estudié con detenimiento. Observé puntos rojos en la esclerótica de ambos ojos, lo cual indicaba que estaban sometidos a un gran esfuerzo.

—¿Tiene problemas con el sexto nervio craneal? —le pregunté.

—Así es —contestó.

—Bueno, creo que podemos ayudarlo sin cirugía —le informé.

—Sería maravilloso —contestó el señor Shadmi—. Haría cualquier cosa por evitar otra intervención.

Durante nuestras primeras sesiones le enseñé al señor Shadmi los ejercicios oculares básicos: la aplicación de las palmas de las manos, el baño de sol, el desplazamiento y el parpadeo.

—Hábleme de su vida y de lo que provocó su problema ocular —le pedí.

—Sucedió cuando estaba en las fuerzas de defensa —respondió—. Patrullaba la zona del Golán en un helicóptero durante la Guerra del Yom Kippur. Fui atacado y derribado y mi cuerpo quedó casi partido a la mitad. El trauma provocado por la caída lesionó mi sexto nervio craneal. Después de ser derribado tomé mi ametralladora y le disparé al helicóptero sirio que me atacó; como resultado quedé con siete costillas fracturadas. Los médicos sólo me daban cuarenta por ciento de probabilidades de supervivencia, pero me recuperé. Me sometí a terapia física intensiva y después alguien me sugirió que viera a un maestro del método Alexander. Éste me salvó la vida. Todas las noches, después de llegar del trabajo, me recuesto en el sofá con las rodillas en alto, descanso la cabeza sobre una almohada firme, cierro los ojos y medito acerca del alargamiento de mi espalda, sobre todo la baja, y la relajación de mis músculos. Y cuando me relajo puedo sentir cómo las vértebras se acomodan en su lugar. Creo que no hubiera podido seguir adelante sin todo eso.

El trabajo del señor Shadmi con el maestro del método Alexander le había enseñado a relajarse, a liberar la tensión de los músculos y a mejorar su postura; como resultado, su trabajo conmigo fue más eficaz. El método Alexander es uno de los primeros métodos de trabajo corporal creados en Occidente que obtuvo un amplio reconocimiento. F.M. Alexander fue un actor y cantante australiano que debido a su espalda encorvada y a un problema crónico de ronquera tuvo que dejar de presentarse en público. Mientras intentaba superar estos problemas, un día, al mirarse al espejo, se dio cuenta de que no tenía un sentido kinestésico de su postura; sentía la espalda recta, cuando en realidad estaba encorvada, y viceversa. A raíz de este descubrimiento, diseñó un método que consistía en darle instrucciones mentales a los músculos para que se alargaran y suavizaran, así como para mejorar la postura, instando al cuello a alargarse y a la columna vertebral a erguirse. Todos los métodos de trabajo corporal buscan de una u otra forma el mismo objetivo: relajar los músculos, aumentar la flexibilidad e incrementar el nivel de conciencia respecto de las zonas donde se presentan tensiones y bloqueos. Muchos tipos de trabajo corporal concuerdan con la opinión de Alexander de que la tensión en el terapeuta puede ser transferida al paciente.

Era obvio que, aunque me había buscado en específico para aprender ejercicios oculares, el señor Shadmi necesitaba el trabajo corporal con igual urgencia. Se ponía tan tieso que hasta la aplicación de las palmas de las manos le costaba trabajo porque no podía inclinarse hacia el frente cuando estaba sentado. Cualquier movimiento hacia delante por parte de la espalda le resultaba muy difícil.

El accidente de helicóptero que lesionara el nervio craneal del señor Shadmi también le destrozó la pelvis. Una excelente cirugía la reparó en gran medida, pero dejó su espalda casi inmóvil. Dos vértebras de la parte baja de la espalda estaban pegadas. Cuando quería atar los cordones de sus zapatos tenía que levantar el pie hasta donde pudiera alcanzarlo con las manos porque no podía inclinarse. Constantemente sufría dolores severos.

Le di masaje en la espalda hasta que sus músculos se relajaron un poco; luego le pedí que se recostara boca arriba, doblara una rodilla y moviera la pantorrilla de un lado a otro. Lo intentó, pero fue incapaz de hacerlo con suavidad; su pierna se movía de manera espasmódica en pequeñas sacudidas. Entonces le pedí que sólo visualizara el movimiento; aun en su imaginación la pierna se movía y se retorcía con brusquedad. Sin embargo, después de la visualización intentó de nuevo llevar a cabo el movimiento y descubrió que podía hacerlo mejor. Repitió la visualización y pudo imaginarse realizando el movimiento con suavidad. Los ejercicios de visualización prueban lo mucho que los estados físicos y mentales de una persona se reflejan mutuamente.

Después de esto, el señor Shadmi descubrió que su pierna y, aunque en menor grado, todo su cuerpo se sentían más ligeros. También era más flexible y con la pierna doblada hacia atrás llegaba más lejos que antes: casi tocaba el muslo con la pantorrilla, lo que indicaba que su espalda baja se había relajado un poco. Al final de nuestra tercera sesión la flexibilidad del señor Shadmi se había incrementado tanto que era capaz de inclinarse para atarse los cordones de los zapatos.

—Bueno, he vuelto a la vida normal. Ya me puedo atar los zapatos. ¡Es un milagro! —comentó, con una sonrisa de satisfacción.

Los ejercicios que habían dado lugar a este milagro tenían por objetivo relajar la pelvis del señor Shadmi. La mayoría los realizaba acos-

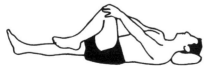

tado boca arriba. Tenía que doblar una rodilla, cruzarla sobre su cuerpo hasta tocar el suelo del lado opuesto a la pierna que movía, para después levantarla de nuevo y asentarla en el suelo del otro lado. Asimismo, llevaba una rodilla o ambas a la altura del pecho y realizaba un movimiento giratorio dirigido por las manos, como se muestra en la ilustración. Estos ejercicios reducen en gran medida la tensión en la espalda baja.

Si bien el señor Shadmi fue muy constante para sus ejercicios de respiración y estiramiento, fue muy laxo para hacer los ejercicios oculares y no se mostró dispuesto a emprender otros cambios que yo le sugería como, por ejemplo, el relativo a su dieta. Era muy difícil para un hombre tan ocupado como él encontrar las horas que requería para trabajar de manera intensiva con sus ojos. Como la mayoría de las personas, estaba más dispuesto a dedicar su tiempo al trabajo o a otras personas que a ocuparlo en sí mismo. Al cabo de un tiempo dejé de enseñarle ejercicios oculares, ya que eran inútiles sin su cooperación. Sin embargo, seguí oponiéndome a la cirugía ocular; no le corregiría por completo el problema y, en caso de decidirse más adelante a trabajar en serio con sus ojos, una cirugía lo dificultaría.

Sin embargo, al tomar en consideración todos los factores, la mejoría del señor Shadmi fue muy notable. En ocho sesiones pudo inclinarse hacia el frente y tocar el suelo. En gran parte esto fue obra del masaje. En una ocasión volvió a verme después de haber estado sentado durante horas en una banca a la intemperie escuchando un concierto. Se sentía tan rígido como el primer día que había venido a consulta y creyó que nos llevaría varias sesiones reparar el daño. Pero después de sólo cinco minutos de masaje intensivo pudo ponerse de pie, inclinarse y tocar la punta de los dedos de los pies sin esfuerzo ni dolor.

El señor Shadmi me dijo que quería seguir haciendo sus ejercicios durante el resto de su vida. Valoraba mucho su nueva flexibilidad, su respiración más honda, el aumento de su energía y su mayor capacidad para relajarse profundamente. Le expresé mi deseo de que algún día decidiera ir más allá: que trabajara también para mejorar sus ojos y no sólo su espalda, y no se escatimara a sí mismo el tiempo que necesitaba para trabajar con su cuerpo.

Tomar un tiempo para sanarnos

El señor Shadmi es un ejemplo de una persona moderna; literalmente trabajamos a morir. Mientras estuvo en el ejército, el señor Shadmi lo hacía dieciocho horas diarias; ahora, como director de una compañía de energía eléctrica, su jornada era de trece horas. No estaba dispuesto a reducir su tiempo de trabajo para dedicarlo a su salud, mucho menos para divertirse. Siempre estaba bajo presión.

Es irónico que si la gente se toma el tiempo necesario para trabajar consigo misma las tensiones y presiones de la vida cotidiana y el trabajo se vuelven mucho más manejables. Las presiones no desaparecen, pero alguien que se siente relajado, fuerte y capaz desempeña sus actividades con mayor eficacia. Por lo general es más lo que puede abarcar y tiene más éxito en lo que emprende. No obstante, es difícil convencer de esto a personas como el señor Shadmi, que dan su vida por su trabajo, su familia, sus amigos y su país, pero son incapaces de encontrar una hora para sí mismas.

Este tipo de mentalidad nos separa de la fuente de vida que se encuentra en lo más profundo de nuestro ser. Se trata de una gran paradoja: sacrificamos nuestra vida con objeto de conservarla; nos volvemos esclavos de nuestra interminable cadena de actividades. ¿Podemos decir que esto es vivir? Necesitamos tomar el tiempo necesario para encontrar y desarrollar nuestros recursos internos, para luego ponerlos a disposición de nuestro trabajo y nuestra interacción con otras personas. Todo lo que hacemos debería ser parte de nuestro desarrollo y un paso en nuestro viaje de autodescubrimiento. Entonces nada se hace de manera mecánica y a todo le encontramos un nuevo sentido.

Creo que el cuerpo es el mejor lugar para empezar; es una parte crucial de la identidad de cada persona. Si tratamos al cuerpo con cuidados y una actitud reverencial podemos llevar esta misma percepción a todo nuestro ser. Necesitamos aprender que somos más importantes que nuestro trabajo y cuidar nuestro cuerpo puede entrenarnos en este sentido. Nada justifica la tensión de nuestros músculos, la desviación de nuestra columna vertebral, la restricción de nuestra respiración o el abuso de los ojos. Y debemos aprender a valorarnos desde muy temprana edad, ya que como adultos es difícil cambiar los hábitos de toda una vida.

¿Acaso la calidad de vida no es tan importante como la vida misma?

EL AMANECER DE NAOMI

Un día recibí una llamada telefónica de un hombre llamado Yosef, quien me dijo que su esposa, Naomi, había intentado cargar a sus dos gemelos y su columna vertebral se había trabado, por lo que no podía moverse. Yosef fue a nuestro centro para recogerme y luego condujo unos treinta kilómetros de regreso a su casa. Cuando llegamos percibí un miedo cerval en el rostro de Naomi; en ella el miedo y el dolor eran inseparables.

—No puedo moverme —se limitó a decirme.

Estaba completamente convencida de esto. Sin embargo, me enteré de que sí podía llegar sola hasta el baño. Este esfuerzo le producía dolor pero, dado que era necesario, se las arreglaba para hacerlo. No obstante, la sola idea de cambiar de posición (estaba acostada de espaldas y yo le pedí que se apoyara sobre un costado) le resultaba imposible.

Naomi se sentía muy aliviada al ver que alguien acudió a ayudarla. Empecé por darle masaje a uno de sus pies. Después de que se relajó un poco le di masaje en una pierna, luego en el abdomen, ejerciendo un contacto suave y cuidadoso. Al principio su respiración era casi imperceptible, pero a medida que yo trabajaba fue haciéndose más profunda. Después le di masaje en la otra pierna, desde el pie hasta el abdomen y, aunque el dolor persistía, casi olvidó que no podía moverse. Pudo entonces recostarse sobre un costado mientras yo trabajaba en su pelvis y su cadera. Después de una hora, logró recostarse boca abajo para permitirme trabajar en su espalda.

La parte baja de su espalda estaba tan tensa que sus músculos contraídos parecían una piedra. En su región lumbar tres vértebras parecían estar pegadas. Pude sentir los efectos estructurales de su tensión muscular. Al final de nuestra sesión de tres horas Naomi se sentía más relajada y su respiración se había hecho más profunda de forma natural. Pudo sentarse, si bien con gran dificultad. El dolor constante había cedido un poco, pero sabía que no pasaría mucho tiempo antes de que volviera a presentarse.

Ya era de noche cuando el esposo de Naomi me dejó en mi casa. La sesión me había dejado exhausto, así que me fui directo a la cama. Pero muy pronto mi sueño dulce y reparador se vio interrumpido por otra llamada de Yosef. Eran las dos de la mañana. Se disculpó por llamarme a esa hora, pero Naomi tenía mucho dolor y quería que fuera a verla. Yo acepté, pero de inmediato volví a quedarme dormido. Una hora después me despertó el sonido de la puerta. Era Yosef. Estaba muy nervioso, fumaba sin cesar y conducía a gran velocidad. Cuando llegamos a su casa entré a ver a Naomi; estaba otra vez recostada boca arriba, con el rostro paralizado por el temor.

Le pedí que se concentrara en su cuero cabelludo. Quería que se relajara mediante un lento proceso de visualización. Le indiqué que pensara en la raíz de cada uno de sus cabellos y en la piel que los rodeaba, y que permitiera que la piel se relajara. Luego le pedí que imaginara que su respiración llenaba su cráneo y que éste se nutría con el oxígeno. Naomi se dio cuenta de que estaba tensando el cuero cabelludo y comenzó a relajarlo. A medida que se concentraba en su respiración, ésta se hacía mucho más profunda.

Le di un masaje lento a los dedos de un pie para que éste se relajara un poco. Después de veinte minutos de masaje pude tomarlo con firmeza. Naomi respiraba tan hondo que podía sentir cómo se expandía la parte baja de su espalda con cada respiración. La tensión de su pie se relacionaba con la tensión alrededor de las vertebras comprimidas. En el pie de Naomi sentía yo el dolor de todo su cuerpo. De manera gradual adquirió conciencia de la fuente de su dolor: la tensión en los músculos de la parte baja de la columna. A medida que su respiración se volvía más honda, sus músculos se relajaban cada vez más profundamente; entonces disminuyó su dolor. El dolor de Naomi era tanto emocional como físico; los sentimientos de vulnerabilidad, impotencia, soledad e incapacidad para comunicarse son muy comunes en pacientes con lesiones en la columna.

Entonces pude mover hacia los lados las piernas de Naomi, luego separarlas y levantarlas sin lastimarla. El movimiento de las piernas incrementó la circulación hacia la parte baja de su espalda, que aún estaba tan tensa que no podía tocarla. Cuando le pedí que concentrara su atención en esa zona, el dolor resultó insoportable. Así que le pedí que más bien visualizara sus manos y sus pies y experimentara lo que en ellos sentía. Centrar la atención de esta manera tiende a relajar el área en que se uno se concentra y aumenta la circulación tanto en dicha área como en el resto del cuerpo. Le di masaje en las pantorrillas mientras seguía recostada boca arriba y fue liberándose la tensión acumulada en algunos puntos de esos músculos. Trabajé en sus rodillas, una a la vez, luego en sus muslos y en el abdomen.

Eran las cinco de la mañana cuando empecé a trabajar en el abdomen de Naomi. Poco después miré por la ventana y vi la primera luz rosada de la mañana aparecer en el horizonte.

—Ya está amaneciendo. Está saliendo el sol. Me gustaría salir a tomar aire.

Ella sonrió. Para entonces empezaba a sentir que el dolor disminuía.

—¡Ah!, a mí también me gustaría —respondió con un suspiro.

No podía ver la ventana, pues se encontraba detrás de su cama. Más tarde le dije:

—El amanecer es cada vez más brillante y algunas nubes llenas de luz surcan el cielo.

Su respiración se volvía más profunda mientras escuchaba mi descripción y llegó a relajarse tanto que pudo recostarse sobre un costado. Las primeras luces rosadas, que al principio apenas podían penetrar el cielo gris del alba, ahora brillaban con intensidad superando la oscuridad para iluminar todo el cielo matutino. Viéndolo a través de mis ojos, Naomi se volvió parte de todo esto. El bello amanecer nos renovó a ambos. Naomi siguió respirando cada vez más profundo y su dolor fue cediendo. Había amanecido casi por completo cuando acabó por completo.

—El momento del amanecer es sagrado —me dijo Naomi.

Temerosa, pero sin sentir dolor, Naomi se sentó. Luego, al darse cuenta de que ya no le dolía la espalda, se levantó con lentitud y dio tres pasos sin tensar un solo músculo. Al dar el cuarto paso su espalda se contrajo de súbito; estuvo a punto de caer, pero yo la sostuve. Le mostré cómo se tensaban los músculos de mi espalda si los forzaba a participar en el proceso de caminar y cómo se mantenían relajados si no lo hacía. Se percató de en qué forma las diferentes maneras de caminar influían en los músculos de mi espalda y de inmediato entendió que el mismo proceso ocurría en la suya. Después logró caminar sin usar o tensar esos músculos. Naomi caminó alrededor de la cama y se paró junto a mí frente a la ventana.

—Es el amanecer más hermoso que he visto, Meir —me dijo con voz suave.

Todas las horas que trabajé con ella habían valido la pena.

Continué viendo con regularidad a Naomi durante un año y al final de ese periodo estaba recuperada por completo. Su disposición para ver la causa de su problema y aprender a afrontarlo de otra manera lo hizo posible.

DAR A BERT UN SUEÑO DE BUENAS NOCHES

Muchos años después, en San Francisco, Bert vino a verme. No había podido dormir durante dos meses. Tomaba medicamentos con esteroides para el asma, pero al enterarse de que causaban que perdiera cuarenta por ciento de su masa muscular, los había dejado. Sus síntomas asmáticos volvieron a presentarse; tosía mucho y tenía dificultad al exhalar. En cierto momento Bert tosió tan fuerte que su espalda sufrió un espasmo y no podía moverse. Un amigo sin experiencia en el trabajo corporal intentó ayudarle al estirar su espalda. Después de eso ya no podía acostarse y dormir. Fue entonces cuando me consultó.

Se requirieron ocho sesiones muy cuidadosas, en las que pasábamos de la mejoría a la recaída, antes de que Bert pudiera dormir por lo menos tres horas por la noche. Después continuó su terapia con uno de mis colegas, que logró que se deshiciera por completo del dolor de espalda.

DESARROLLO DE UNA ESPALDA SALUDABLE

Si tienes la sensación de que tu vida se ha vuelto una carga excesiva y sientes el peso de tus responsabilidades, no es raro que esa sensación se vuelva también física, justo en los músculos de la espalda. Al aliviar la sensación física de la sobrecarga podemos disminuir la tremenda carga emocional que la acompaña. Los problemas de espalda pueden deberse a muchas causas y la sensación de cargar demasiado es sólo una de ellas. Sin embargo, todos estos problemas tienen un rasgo en común, con muy pocas y raras excepciones: la tendencia a que los músculos de la espalda se contraigan en exceso. No supongas de inmediato que tú eres una de esas excepciones, aun si tienes severos problemas de espalda.

Desarrollar y mantener una espalda saludable requiere un trabajo continuo. Primero debemos estar conscientes de lo que se siente tener esos músculos en estado de relajación. Luego tenemos que llevar esa sensación a la mente subconsciente. Después debemos buscar de manera diligente cómo no contraer los músculos de la espalda.

¿Qué se siente tener los músculos de la espalda relajados? Es una sensación de expansión. Sugiero que se practique con frecuencia y en todo el cuerpo la visualización de esa sensación. Es muy simple: imagina que tu cabeza llega al cielo, tu hombro izquierdo llega a un extremo del mundo y tu hombro derecho, al otro extremo. Procura experimentar esa sensación y mantenla en todas las actividades que realices. Escribe pequeños recordatorios y pégalos en las paredes, el refrigerador, la computadora, todos los lugares que puedas. Imagina que tu cabeza llega al cielo, los hombros se expanden en direcciones opuestas y toda la espalda se expande.

Algunos ejercicios para la espalda pueden ayudarte a sentir esta expansión. El siguiente será útil para diferenciar diversas áreas de la espalda, en vez de utilizarla como si fuera un solo bloque. Éste es el primer paso para aprender a separar los músculos que se usan para cada movimiento.

Ejercicio para la espalda: diferenciación

Acuéstate boca arriba en el piso; trabajar con una colchoneta delgada es suficiente. Sin usar los músculos del abdomen o del pecho, presiona diferentes partes de la espalda contra el suelo. Primero el lado izquierdo de la zona inferior de la espalda, luego el lado izquierdo de la parte media y, por último, el lado izquierdo de la parte superior. Ahora presiona el lado derecho de la parte baja, luego la parte media y al final la superior de ese mismo lado. Este tipo de presión puede conectarte con áreas de tu espalda que normalmente no te resultan familiares. Después de hacer esta conexión, te resultará más fácil visualizar la expansión de tu espalda.

Ejercicio para la espalda: estiramiento y expansión

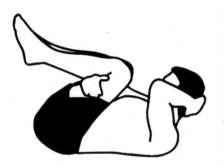

Éste es otro ejercicio que te ayuda a desarrollar la sensación de expansión. Recostado boca arriba, dobla las rodillas y acércalas al pecho. Abraza las piernas con ambos brazos y siente cómo se expande tu espalda. Ahora baja los pies y apóyalos en el piso con las rodillas aún dobladas; coloca las manos bajo la cabeza y levanta sólo ésta estirando el cuello para que la barbilla se acerque al pecho. Siente cómo se estiran tu cuello y la parte media de tu espalda. Apoya la cabeza en las manos mientras la bajas de nuevo al suelo. La tercera etapa de este ejercicio, la cual se muestra en la ilustración, consiste en estirar el cuello al levantar la cabeza, apoyada en una mano, y al mismo tiempo levantar las rodillas hacia el pecho, abrazadas con el otro brazo.

Ejercicio para la espalda: automasaje para mejorar la circulación

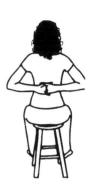

Sin una buena circulación no podemos experimentar la expansión. El automasaje es una manera excelente de incrementar la circulación. Éste es un ejercicio muy agradable para mejorarla; puede hacerse mientras estamos sentados, de pie o incluso al caminar: entrelaza los dedos de ambas manos detrás de la espalda y dale masaje a la parte baja de la espalda con el dorso de las manos moviéndolas en círculos. El automasaje también puede utilizarse en los hombros: con las yemas de los dedos frota y da golpecitos a los hombros. Si resulta agradable, es que lo estás haciendo bien.

Evitar la contracción

Ahora que has detectado el tipo de relajación que tu espalda necesita, averigüemos qué es lo que se requiere para evitar que la espalda se contraiga. La contribución más importante que puedes hacerle a la salud de tu espalda es emplear los músculos que no has utilizado. El problema es que podrías no estar familiarizado con ellos.

Por ejemplo, tal vez pasas demasiado tiempo sentado. Es posible que el trayecto hacia tu sitio de trabajo sea muy largo, quizá viajes mucho en avión o tu trabajo requiera estar sentado muchas horas. Podrías sentir cierta incomodidad, o acaso eso no te haya sucedido. De cualquier manera, las articulaciones de tu cadera, los músculos laterales de tus piernas y tu caja torácica responden con contracciones. ¿Qué puedes hacer al respecto? En primer lugar, reacciona a las tensiones. Levántate de tu asiento y estírate durante media hora. Como ejemplo, el siguiente es un ejercicio sencillo.

Ejercicio para la espalda: estiramiento de las piernas

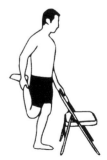

Utilizando el respaldo de tu silla para mantener el equilibrio, levanta un pie detrás de ti hasta que puedas tomar el tobillo con la mano de ese mismo lado y estira la pierna hacia arriba y hacia abajo.

Pero puedes hacer mucho más que eso. Tendemos a usar de más algunos de nuestros músculos, por lo general los largos, y a usar muy poco muchos de los más pequeños, a los que podríamos recurrir para aligerar el trabajo de los primeros.

Una forma excelente de hacer uso de músculos que no sueles utilizar es caminar o correr de lado o hacia atrás.

Ejercicio para la espalda: caminar de lado o hacia atrás

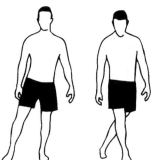

¿Cómo caminas o corres de lado? Puedes dar un paso a tu derecha con el pie derecho y luego acercar el pie izquierdo. O puedes cruzar el pie derecho frente al izquierdo (¿alguna vez has bailado danzas folklóricas? En las israelíes se usa mucho este paso). Realiza estos movimientos también en la dirección contraria. Si caminas o corres de esta manera, aunque sólo sea entre cien y trescientos metros diarios, ampliarás el movimiento de la articulación de tu cadera. Si haces un vuelo internacional le debes a tu cuerpo unos quinientos metros de este ejercicio antes y después del mismo. ¿El trayecto a tu trabajo te toma una media hora en automóvil o transporte público? Cuida tu espalda y las articulaciones de tu cadera corriendo o caminando así no menos de cien metros diarios. Intenta correr o caminar hacia atrás; tendrás que localizar un espacio abierto donde te sientas seguro, y no olvides voltear de vez en cuando para ver por dónde vas. También puedes modificar tu forma de caminar con el simple propósito de cambiar los músculos que usas, al apoyar primero el talón y luego los dedos cuando vas hacia delante y viceversa si caminas para atrás.

Cuando empiezas a emplear músculos que no has usado antes, los que utilizabas en exceso tienden a tensarse. Para evitar que esto suceda mantente atento al centro de tu cuerpo. Dale golpecitos suaves a tu abdomen una y otra vez, un poco por debajo del ombligo, y busca sentir que tu centro se conecta con el centro de la tierra. Si no lo consigues no te preocupes; sólo continúa dando palmaditas a tu vientre y tal vez te des cuenta de que tu paso es más ligero y tu cabeza pesa mucho menos.

Separar el uso de las extremidades y la espalda

¿Qué más puedes hacer para suavizar tu espalda? Ya que uno de tus objetivos más importantes consiste en usar sólo los músculos que cada movimiento requiere y no involucrar los músculos de tu espalda si no los necesitas en realidad, tienes que separar el uso de las extremidades del uso de la espalda. Por ejemplo, en el proceso de sentarnos en una silla y levantarnos tendemos a contraer la espalda. Aquí tienes un ejercicio que te ayudará a comprender que no es necesario hacerlo.

Ejercicio para la espalda: incorporarse sin usar los músculos de la espalda

Siéntate en una silla. Inclínate hacia delante hasta tocar el piso con las manos. Estando todavía inclinada hacia el frente, levántate apoyándote en los pies y endereza las piernas. Levanta el resto del cuerpo poco a poco, empezando por la parte baja de la espalda, después la parte media y luego la superior hasta que estés derecho. Inclínate de nuevo hacia delante, siéntate en la silla y endereza gradualmente el cuerpo. Has logrado levantarte de la silla y sentarte una vez más sin usar los músculos de la espalda.

Ejercicio para la espalda: relajar la tensión

Recostado sobre la espalda apoya los codos en el suelo y mueve los antebrazos como si dibujaras círculos con las manos. Mantén flojas las muñecas y deja que tus 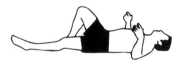 manos cuelguen. Ahora golpea suavemente el suelo con las yemas de los dedos para experimentar alguna sensación en ellas. Luego vuelve a los movimientos de giro con los antebrazos e imagina que las puntas de tus dedos están pegadas a las cuerdas que hace mover un titiritero. Siente cómo se mueven estas cuerdas trazando círculos, sin que ninguno de tus músculos tenga que involucrarse para realizar el movimiento. Entrelaza los dedos y mueve los brazos juntos trazando grandes círculos para aflojar los hombros. Imagina que tus manos dirigen el movimiento. Levanta la cabeza con las manos, intentando no utilizar en absoluto los músculos del cuello; así experimentarás cómo se estira tu espalda sin mucha tensión.

Emociones y tensión física

Las emociones pueden determinar la postura que adopta tu cuerpo; son distintas las posturas que tenemos para la agresión, la tristeza, el miedo, y así sucesivamente. También lo opuesto es cierto: si adoptas determinada postura es posible experimentar las emociones que habitualmente la acompañan. Si la espalda interviene en movimientos que podrían haber sido realizados sólo por las extremidades, se esfuerza demasiado, se tensa y adopta una postura que refleja la sensación de carga. Esto puede ser muy sutil, pero puede provocar que sientas que cargas algo demasiado pesado, aunque en realidad no estés cargando nada. El nivel de tensión emocional al que te sometes podría ser mucho mayor del que en realidad requieren tus responsabilidades familiares, laborales o escolares. Cuando los músculos contracturados de tu espalda te generan una sensación de enojo, depresión o sentimientos encontrados, aun cuando no está ocurriendo en ese momento nada que justifique la presencia de dichos estados de ánimo, es que despiertan recuerdos relacionados con esas emociones. Si separas el trabajo de las extremidades del de la espalda descubrirás que esas emociones disminuyen en intensidad y desaparecen.

Empezar desde abajo

En primer lugar, ¿por qué es tan vulnerable la espalda? Los responsables son los hábitos de caminar con zapatos y sobre pavimento. Los zapatos mantienen encerrados a los pies, debilitan los dedos y hasta cierto punto inmovilizan los tobillos. Cuando se mantienen tiesos los tobillos, las rodillas se entiesan. Cuando las rodillas se entiesan, lo mismo sucede con las articulaciones de la cadera. Cuando la cadera está tiesa, sucede lo mismo con la espalda y el cuello. No tienes que creerme; experiméntalo. Camina un rato con los tobillos muy rígidos para ver qué sucede cuando les falta movilidad. ¿Puedes sentir lo que les sucede a tus rodillas? Ahora camina un rato con las rodillas tiesas; ¿no sientes de inmediato menor movilidad de la cadera? Ahora deja esto y concéntrate en la sensación opuesta. Para relajar el cuello necesitas empezar por trabajar con los pies.

Ejercicio para la espalda: caminar descalzo

Camina o corre sobre pasto o arena, preferentemente descalzo. Estas superficies no sólo son más suaves y menos riesgosas que el asfalto o el concreto, sino que también son irregulares. Hacen que tus pasos sean ligeramente distintos cada vez que bajas el pie, y eso es benéfico para las articulaciones así como para los músculos de las piernas.

Ejercicio para la espalda: trabajo con los dedos de los pies

Dales a los dedos de tus pies la atención que necesitan. Siéntate en una silla y coloca un pie descalzo encima del muslo de la pierna contraria, o siéntate en el suelo y apoya el pie en el piso frente a ti. Usando los dedos de las manos, mueve uno por uno los dedos de los pies en sentido vertical y luego en círculos. Haz estos movimientos unas cien veces al día (no necesariamente en una sola sesión). Luego ejerce cierta resistencia contra los dedos de los pies, presionándolos con los dedos de las manos y procurando moverlos en la dirección contraria: arriba, abajo, a la derecha y a la izquierda. Primero mantén juntos todos los dedos de los pies, luego mueve cada uno por separado. Averigua si giras cada uno de los dedos de los pies de manera independiente. Toma con la mano cuatro dedos de los pies, y mira si el que no estás sosteniendo puede girar.

Por lo general la gente que pasa mucho tiempo descalza tiene dedos más fuertes, más ágiles. Y sé por experiencia que eso también le sucede a los ciegos, quienes con frecuencia tienen más espacio entre los dedos, lo que indica que gozan de mayor movilidad. En mi opinión, la razón es que los ciegos caminan con más cuidado y dependen más de las sensaciones en sus pies para dar cada paso con seguridad. Todos usamos los dedos de los pies todo el tiempo, pero sólo de manera parcial y con mayor tensión. Es importante trabajar para disminuir la tensión e incrementar nuestra movilidad.

Otras maneras de cuidar tu espalda

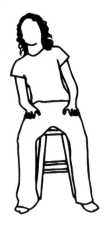

Muchos problemas de espalda son producto de la negligencia. Si tienes que usar zapatos, simplemente cámbialos dos o tres veces al día. Responde al esfuerzo que implica para tu cuerpo el hecho de permanecer sentado, moviendo la parte superior del cuerpo en forma giratoria como un trompo centrado en tu cintura. Afloja los hombros, entrelaza los dedos de ambas manos sobre la cabeza y mueve los brazos en círculos amplios. Tómate cinco minutos en un momento, dos minutos en otro, y empléalos para trabajar la espalda: si es posible usa una regadera para masaje y alterna agua fría y agua caliente en la ducha para aumentar la circulación; date golpecitos suaves en la espalda con el puño; respira profundo y siente cómo se mueve tu espalda; recuéstate boca arriba y siente las diferentes partes de tu espalda contra el suelo.

Ejercicio para la espalda: masaje con una pelota de tenis

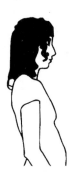

Aquí tenemos otra cosa que puedes hacer por ti. Necesitas un par de pelotas de tenis. Ponte de pie, con la espalda apoyada contra la pared y los pies a unos treinta centímetros de la pared. Coloca ambas pelotas detrás de ti, entre tu espalda y la pared. Cerciórate de que las pelotas no presionen hueso alguno, sólo los músculos a ambos lados de la columna. Ya que estás apoyándote contra la pared, las pelotas no tienen por qué caerse. Ahora dobla las rodillas y luego estíralas un poco, y siente cómo ruedan las pelotas bajo tu espalda. Al alejar los pies de la pared puedes aumentar la presión que ejercen las pelotas de tenis en tu espalda. Al acercarlos puedes reducir la presión. Doblando y estirando las piernas, así como moviéndote de un lado a otro, puedes hacer que las pelotas de tenis masajeen determinada zona de tu espalda. También puedes colocar las pelotas un poco más arriba o abajo para alcanzar las zonas que requieran masaje.

Mantente consciente de tu espalda

Si alternas el trabajo contigo mismo y el recibir trabajo corporal puedes aliviar tensiones de las que en verdad pensabas que no podrías apartarte. Si conviertes la liberación de la tensión en una realidad cotidiana, tu cerebro acabará por aceptar dicha liberación como una condición permanente.

Bien sea que tengas un dolor de espalda que te acompaña a dondequiera que vayas y está presente en todo lo que haces, o te quedes inmovilizado por el dolor de vez en cuando, o sufras sólo una tensión o incomodidad crónicas, procura estar consciente de tu espalda todo el tiempo. Puedes hacer ejercicio en cualquier parte. No tienes que esperar a ir a una clase o a ir a casa y estirarte en la alfombra de la sala. Incluso si tienes tiempo para empezar tu día con ejercicios que te hacen entrar en movimiento, vuelve a trabajar en tu espalda por lo menos cinco minutos cada dos horas durante el día.

Si encuentras un sitio en el cual acostarte y estirarte, o aun sentarte y estirarte, está bien. La conciencia y el trabajo constantes te ayudan a construir una espalda sana. Relájate con cada paso que des, con cada aliento al respirar y con cada pensamiento que tengas.

Movimiento en muchos planos

Ya que la mayoría de nuestros movimientos se realiza hacia delante (caminamos y nos inclinamos hacia delante, levantamos objetos frente a nosotros), necesitamos incrementar nuestros movimientos en otros planos para equilibrar el uso de los músculos de la espalda. Como ya mencioné, correr de lado está dentro de esta categoría de movimientos. Aquí propongo algunos otros movimientos que te ayudarán a moverte en otros planos.

Ejercicio para la espalda: rodar de un lado a otro

Uno de mis ejercicios favoritos consiste en rodar de un lado a otro. Recuéstate boca arriba y rueda en el suelo de un lado a otro. Rueda hacia la derecha hasta que tu mano izquierda toque el suelo frente a tu pecho, luego empújate para rodar hacia el lado izquierdo. Ahora impúlsate con la mano derecha para empezar a rodar hacia la derecha. Deja que tu cadera y tus piernas también se impulsen con suavidad de un lado a otro. Procura hacer el movimiento fácil y ligero, como un niño que rueda hacia abajo por un montículo cubierto de césped. Lenta, lentamente, la idea de cambio, de integrar los músculos que sueles no usar se introducirá en tu mente. Si rodar te provoca mareo, detente, quédate recostado boca arriba y por unos momentos cubre con suavidad tus párpados con las palmas de tus manos, sin ejercer presión sobre los ojos o la cara. Si rodar de lado a lado te causa náuseas, quédate recostado boca arriba y dale masaje a tu abdomen. Los músculos abdominales tienden a tensarse con cualquier movimiento que no sea el de inclinarse hacia delante.

Ejercicio para la espalda: giros de los hombros

Si disfrutaste el ejercicio de rodar, podrías emplear ese mismo ejercicio como preludio a los giros de los hombros. Recostado sobre el costado izquierdo, coloca la mano derecha en el suelo, frente a tu pecho. Mueve

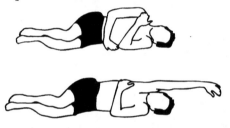

tu hombro derecho en círculos, unas diez veces en cada dirección, imaginando que la parte más elevada del hombro dirige el movimiento. Detén el movimiento y durante unos momentos da golpecitos suaves en esa parte del hombro con las puntas de los dedos de una mano. Descubrirás que esto facilita la visualización. Gira el hombro de nuevo en ambas direcciones. Ahora golpea suavemente el suelo con los dedos de la mano derecha, con objeto de sentir las yemas de los dedos. Mueve todo el brazo derecho trazando círculos muy amplios en el sentido de la manecillas del reloj y luego en sentido contrario, imaginando que las puntas de tus dedos guían el movimiento. Baja el brazo y repite los golpecitos sobre la parte más elevada del hombro y su giro. Este ejercicio estimulará el proceso cerebral necesario para que sólo se utilicen los músculos del hombro requeridos para mover el hombro y el brazo, y no se involucren innecesariamente músculos abdominales y de la espalda. Recuéstate boca arriba y pregúntate si sientes distinto el hombro derecho del izquierdo. Rueda de nuevo de un lado al otro, diez veces, y observa si tu lado derecho está más relajado que el izquierdo. Ahora repite el proceso con el hombro izquierdo. Después de completar este ejercicio rueda de lado a lado treinta veces.

Este ejercicio no sólo impide que se involucren innecesariamente los músculos de la espalda y el pecho, sino que utiliza músculos de los costados que por lo regular no usas y ayuda a integrarlos a los movimientos cotidianos.

TU PROGRAMA DE EJERCICIOS PARA LA ESPALDA

Trabajar con el cuerpo requiere disciplina y amor a uno mismo. Pero aun si encontramos ese espacio, la vida requiere un uso limitado del cuerpo y el precio que pagamos es la creación constante de tensión. Cuando esto sucede, puede presentarse una ligera depresión, a veces imperceptible, que va asentándose en el cuerpo. Puede adoptar la forma de una enajenación del cuerpo: podemos percatarnos de que hacemos los movimientos de determinado ejercicio sin sentir en realidad lo que el cuerpo requiere ni responder a sus necesidades; podemos abandonar por completo nuestro programa de ejercicios. La falta de uso del cuerpo conduce a más depresión. Hazte consciente de este proceso, ya que la conciencia de lo que está sucediendo puede ayudarte a superarlo. Podrías descubrir que al comprometerte a trabajar en tu espalda y practicar los ejercicios suaves que tu cuerpo necesita no sólo superas el dolor sino que también sientas diferentes prioridades para ti. Podrías descubrir que estás trabajando para obtener, antes que ninguna otra cosa, una sensación de bienestar y comodidad física. Estar más a gusto en tu cuerpo te ayudará a resolver otros problemas. Para mantener fresca tu atención, decídete a explorar diversos grupos de músculos cada día; esto hará que tu trabajo con el cuerpo sea más interesante y menos rutinario.

Cuando la depresión, la frustración, las penas y otras emociones no resueltas son la causa del dolor de espalda, permítete sentir de hecho el dolor en lugar de esforzarte por suprimirlo. Redúcelo hasta cierto punto mediante el movimiento o masajes, pero permítete experimentarlo; concentra tu atención en él y deja que éste sea tu guía. Si te adormeces ante el dolor, la depresión se hundirá en tus tejidos. Podrías intentar trabajar ese dolor con un terapeuta de sanación personal, quien te ayudará a revelarlo y sentirlo. Podrías experimentar que el dolor aumenta durante un tiempo antes de empezar a desaparecer. Si no trabajas de esta forma con tu dolor tal vez llegues al grado de que el dolor suprimido te gobierna y controla tu vida. Cuando alivias gradualmente el dolor emocional, el dolor físico cede y es muy poco probable que reaparezca.

Incluso si trabajas con un excelente terapeuta, es tu práctica diaria la que reducirá tu tendencia al dolor de espalda. Aun así, sugiero que trabajes con un terapeuta experimentado en terapia de movimiento y masaje; de ser posible, sugiero trabajar con uno que haya sido entrenado en el método de sanación personal. En primer lugar, un terapeuta te ofrece apoyo. Esta persona puede aconsejarte sobre cómo usar el movimiento para reducir la tensión y el estrés. Un terapeuta también te brinda amor y contacto cálido. Mientras los psicólogos pueden tratar contigo asuntos que te inquietan, por lo general no te tocan. Y se ha demostrado que el contacto cálido, de apoyo y profesional puede ayudar a aliviar la depresión.

La intimidad de una relación con un terapeuta es distinta de la que se da entre los amantes o con los seres queridos de la familia. Se trata de una intimidad que te llena de energía y te moviliza con fuerzas universales. El terapeuta se compromete por completo con tu problema y con la búsqueda de una solución; y eso marca una gran diferencia. Elige con cuidado a tu terapeuta. Busca a una persona cuya vida pueda ser un modelo que tú valoras; un terapeuta cuya presencia en tu vida pueda causar una gran impresión. Con frecuencia creamos patrones destructivos tanto en lo mental como en lo físico. Aunque el sentido común nos sugiere que descansemos, nos movamos o nos demos un baño caliente, nuestros actos nos llevan a trabajar intensamente, a congelarnos en una postura y a terminar a como dé lugar el proyecto que iniciamos. El hábito cultural de no escuchar a nuestro cuerpo está muy arraigado. La relación con un buen terapeuta de sanación personal puede ayudarte a hacerte consciente de lo que estás haciendo, y a realizar cambios.

10

ARTRITIS

Una tercera parte de la población en varios países sufre de artritis. Con el paso de los años he visto mucha gente con diversas formas de artritis cuya movilidad mejora en forma notable y cuyo dolor se reduce al practicar mi método de trabajo. Consta de movimientos suaves, masaje e imaginación; todo esto practicado con atención y conciencia a lo largo de todo el día.

Empleo el término de "artritis" para describir un grupo de enfermedades caracterizadas por articulaciones rígidas y dolor con el movimiento. Aquí, las articulaciones de mayor interés son las sinoviales, que permiten un movimiento considerable entre huesos articulados... cuando están sanas. Donde coinciden dos huesos, una delgada capa de cartílago hialino cubre las superficies de ambos, haciendo que el área de encuentro sea suave y lisa. Las articulaciones están envueltas en una cápsula que ayuda a mantener unidas las cabezas de ambos huesos. La estructura de la cápsula de la articulación incluye una membrana sinovial que secreta un fluido lubricante llamado líquido sinovial.

La artritis implica daño al cartílago, que puede irse deteriorando y, al fin y al cabo, desaparecer. En articulaciones artríticas el cartílago hialino pierde su suavidad y se vuelve áspero y rugoso, de manera que los huesos pierden su capacidad para deslizarse suavemente; con el tiempo los bordes de los huesos se erosionan.

La artritis se presenta en un inicio con dolor, hinchazón, inflamación y retención de líquido en las articulaciones. En el caso de la artritis reumatoide, enfermedad inflamatoria de las sinoviales, el organismo ataca sus propios tejidos debido a un mal funcionamiento del sistema inmunológico (condición llamada "autoinmunidad"). El líquido sinovial y las células del tejido conectivo del área se reproducen y forman una capa parecida a un trozo de tela. Esto provoca que la cápsula de la articulación se engruese y destruya el cartílago articular.

La osteoartritis, la forma más común de artritis, se relaciona directamente con el estilo de vida. Por ejemplo, permanecer sentado es pesado para las articulaciones de la cadera y la espalda. Sentarse durante periodos muy prolongados puede compensarse con ejercicios de estiramiento. Pero en nuestra cultura moderna casi todas las personas que tienen una vida sedentaria se resisten a interrumpir su trabajo para estirarse porque les resulta embarazoso o han perdido el gusto por hacerlo, tanto en su sitio de trabajo como en la casa. En mi opinión, la tensión producida por el movimiento incorrecto de las articulaciones, en combinación con la presión emocional, hace que las articulaciones sean más vulnerables a las lesiones. También creo que la tensión emocional y física contribuyen al problema de la artritis reumatoide tanto como en el caso de la osteoartritis.

Por consiguiente, nuestro trabajo con la artritis hace hincapié en la necesidad de reaprender a moverse sin tensión y sin ejercer un impacto innecesario. Practicando ejercicios de relajación podemos permitir que las articulaciones se muevan de manera óptima, lo cual reduce la inflamación y drena el líquido acumulado que causa tanto dolor en las primeras etapas de la artritis. Estos ejercicios promueven el funcionamiento de los mecanismos de autosanación con los que cuenta el organismo de manera natural. También dan lugar a que se amplíe el espacio entre los huesos, lo cual permite que el tejido se repare.

En el tratamiento de la artritis es particularmente importante el contacto sensible. Diversas técnicas y tipos de masaje y movimientos pasivos, atentos y cuidadosos de las articulaciones artríticas estimulan aún más el flujo de la circulación sanguínea y ayudan a dispersar los líquidos acumulados. Esto reduce la hinchazón y mantiene la integridad del cartílago. Es necesario que el terapeuta sienta con exactitud hasta qué grado pueden moverse las articulaciones sin lesionarse. Estos movimientos suaves deben repetirse con paciencia muchas veces mientras la persona que recibe el tratamiento respira profundo. Éstas son las claves para la curación de la artritis.

RACHEL: ALIVIO DE LA ARTRITIS

Durante mi último año en Israel, el doctor Raison de la Sociedad Vegetariana me envió a una paciente llamada Rachel. Llegó apoyándose en un bastón y ayudada por su esposo. Rachel tenía cuarenta y tantos años y se veía muy desdichada y agobiada por el dolor.

—Eres bastante joven —me dijo al verme—, pero ya que el doctor Raison te recomienda, supongo que todo estará bien.

Bromeamos al respecto y se mostró lista para iniciar su tratamiento conmigo.

La artritis de Rachel había iniciado dos años antes, y durante un año afectó todo su cuerpo. Luego el padecimiento se concentró en una rodilla, que estaba tan hinchada que tenía el doble de su tamaño normal. La mayoría de los pacientes con osteoartritis tiene las rodillas hinchadas, pero la de Rachel era la peor que había visto.

Uno de los médicos de Rachel le recomendó que se drenara el líquido de la rodilla, pero el doctor Raison se opuso con vehemencia a este procedimiento. Rachel estaba desesperada y le rogó que la hospitalizara para drenarlo.

El doctor Raison fue inflexible:

—Sería lo peor que puedo hacer. Podría presentarse una infección o incluso un envenenamiento de la sangre.

—Entonces deme tranquilizantes, por favor —le argumentó—, el dolor es tan fuerte que no puedo dormir una sola hora en las noches.

—No, no debes tomar tranquilizantes. Pero hay algo que debes intentar.

Y le sugirió nuestra terapia, junto con una estricta dieta de fruta orgánica en el desayuno y sólo semillas de ajonjolí, tahini (mantequilla de ajonjolí), lechuga y pepino durante el resto del día.

—Esta dieta es insoportable —me confesó—. El tahini sabe a lodo, y las semillas de ajonjolí son amargas. Las verduras me aburren después de tantos días.

Yo me resistí a criticar una dieta sugerida por el doctor Raison, sobre todo porque parecía haber permitido cierta mejoría, pero al parecer la ansiedad que le producía a Rachel resultaba contraproducente.

Empecé por darle masaje en la espalda; ni siquiera toqué su rodilla. Le mostré cómo respirar profundamente y le pedí que visualizara un color que le gustara. Pasados cuarenta y cinco minutos de respiraciones hondas, visualizaciones y masaje, estaba más relajada y su rodilla se movía con más facilidad. Esa noche durmió tres horas. Después, durante varios meses, Danny estuvo a cargo de su tratamiento; él tenía el contacto más suave de nosotros tres. Con la intervención de Danny, con base en golpecitos y presión muy suave en el área hinchada, la circulación de Rachel empezó a mejorar y el dolor y la inflamación de su rodilla disminuyeron. Cuando la conocimos apenas podía dormir una o dos horas cada noche, y ahora era capaz de hacerlo seis o siete horas.

—Estoy empezando a sentirme como un ser humano otra vez —le comentó a Danny.

Después de haber pasado cuatro meses en terapia con Danny, empecé a verla de nuevo. Los ejercicios de respiración le resultaron extremadamente útiles; mientras inhalaba, visualizaba que el aire entraba en sus articulaciones. En sólo dos meses más, Rachel no requirió ya tratamiento. Le enseñé muchos ejercicios para practicar en su casa, incluyendo giros de los pies, movimientos de rodilla y automasaje. Tras seis meses de trabajar por su cuenta, su artritis era imperceptible.

Mi trabajo con pacientes afectados de artritis me ha mostrado que esta enfermedad puede controlarse dramáticamente con el solo hecho de mover las articulaciones con lentitud y cuidado durante varias horas todos los días. Si esto se hace puntualmente el proceso no lleva más de uno o dos años. Rachel estaba dispuesta a comprometerse con seriedad para erradicar su enfermedad, y lo consiguió.

EILEEN: SUPERACIÓN DE RESISTENCIAS FÍSICAS Y EMOCIONALES

Dos de los éxitos más dramáticos que he tenido frente a casos de artritis se presentaron años después, cuando ya me había establecido en San Francisco.

Uno de estos pacientes fue una hermosa mujer de cabello oscuro llamada Eileen. Eileen era madre soltera y trabajaba como secretaria en un despacho de abogados. A sus treinta y tantos años había sido atacada por asma y artritis reumatoide. Tomaba doce aspirinas diarias para contrarrestar el dolor constante y severo. Un médico acupunturista la ayudó a superar el asma, pero su artritis empeoraba.

Eileen no podía abotonarse sola la blusa ni entrar o salir de la tina de baño. Sus pasos eran lentos y torpes, y su deterioro la había llevado al punto en que, frustrada por el dolor y la inmovilidad, se mostraba apática para todo, incluyendo su hijo de cuatro años. Seguía trabajando, pero lo único que deseaba era no tener que moverse y estar sola. Su médico le comunicó que el futuro tan sólo le deparaba un mayor deterioro.

Eileen tenía dos amigos que habían sido mis pacientes y ambos intentaron persuadirla para que viniera a verme, pero se negó a considerar siquiera esa posibilidad. Por fin, el Roshi (el maestro venerable) de la comunidad de budismo zen donde vivía le insistió y llegó a mi consultorio deprimida y pesimista. Tenía muchas resistencias y no estaba dispuesta a cambiar.

Durante nuestra primera sesión le dije a Eileen que podía curarse por completo de la artritis, pero no me creyó. La hinchazón y la rigidez de sus dedos, el dolor constante en los dedos de los pies, donde comenzara su artritis, las rodillas y tobillos tiesos e inflamados, la pelvis inmovilizada y la columna rígida, el pecho congestionado y el dolor insoportable en el cuello y los hombros contradecían cualquier cosa que yo pudiera decirle. Arrastraba los pies, respiraba con dificultad y apenas se movía.

Al cabo de un mes Eileen y yo nos atoramos. Su renuencia a cooperar era frustrante. Empecé a sentir que su enfermedad la afectaba mucho más de lo que era de esperarse. Era como si estuviera cooperando con ella para destruirse a sí misma. Esto me enojaba. Cuando se arrastró a mi consultorio el día de nuestra sexta sesión su paso parecía peor que nunca. Le dije que se detuviera a la mitad de la habitación y levantara una pierna para apoyarla en una silla que coloqué ahí. Le llevó varios minutos hacerlo, y su pierna temblaba con movimientos espásticos. Luego le pedí que bajara de nuevo el pie y subiera la otra pierna a la silla. Le resultó aún más difícil que con la otra pierna. Después le pedí que balanceara la pierna hacia arriba y sobre el respaldo de la silla; lo hizo muy lentamente y al bajar la pierna se detuvo para descansar el pie sobre el asiento de la silla.

Cuando terminó el ejercicio con ambas piernas, apenas podía contener mi furia:

—Si puedes levantar la pierna hasta esa altura, ¿por qué no puedes caminar sin arrastrar los pies? Cuando camino levanto las rodillas. Si trabara las rodillas y caminara como tú lo haces, yo también tendría artritis. ¡Con razón tu cartílago está lesionado! ¡Deja de arrastrar los pies!

Eileen estaba muy impresionada por el tono de mi voz.

—¿Aún crees que puedes hacer algo por mí? —me preguntó.

—Eso depende de tu disposición para cooperar —le respondí—. Si vuelves a caminar así, dejaré de atenderte.

Después de esa sesión Eileen empezó a trabajar arduamente para aprender a caminar sin arrastrar los pies. También comenzó a reducir el número de aspirinas que tomaba y se redujeron el dolor y la inflamación de las rodillas. Aunque le resultaba difícil, comenzó a levantar las rodillas al caminar, aliviando así la presión que ejercía en ellas y a coordinar sus pasos con el movimiento de los brazos. Pronto fue evidente que la hinchazón en los dedos de los pies, los tobillos, las rodillas y las manos empezó a disminuir. Aunque todavía se sentía desanimada, Eileen percibía la mejoría y comprendió que debía aprender a moverse en forma más correcta.

Le enseñé a mover cada articulación de su cuerpo, incluyendo las de los dedos de las manos y los pies, tanto con movimientos laterales como giratorios. Al principio esto se le hacía muy difícil sin las prolongadas sesiones de masaje que tenía cada dos semanas. Sin embargo, cuando trabajaba ella sola, empezaba por respirar profundo durante varios minutos y visualizar el movimiento de cada articulación, que se expandía con la inhalación y se encogía con cada exhalación. De esta manera trabajaba tanto con el cuerpo como con el concepto mental que tenía del mismo. Contaba cien respiraciones profundas y con cada una "enviaba" oxígeno a las distintas articulaciones. Primero trabajaba con las menos dañadas (la espalda, la cadera, los codos y las manos) girando e inclinándose, abriendo y cerrando las manos.

Los dedos de los pies y los tobillos de Eileen eran los más afectados, los primeros en mostrar las señales de las lesiones, y las últimas articulaciones en las que trabajaba. Uno de sus tobillos era tan débil que de hecho podía apoyarse mejor en ese pie cuando el tobillo estaba hinchado, utilizando la inflamación como apoyo. Para trabajar con ese tobillo primero tenía que reducir la inflamación, lo que logró yendo a la playa y caminando en el agua poco profunda. El agua fría no sólo reducía la hinchazón sino que le permitía mover el tobillo y, por ende, fortalecerlo.

A medida que Eileen mejoró, lenta pero constantemente, le hacía notar muchos errores que cometía con sus movimientos, desde la forma de caminar hasta la manera como se ponía y se quitaba el abrigo. Había usado de manera exagerada unos cuantos músculos, y mis críticas y bromas la ayudaron a hacerse consciente de esto.

Eileen era muy inteligente. Graduada en psicología, estudiaba meditación zen. Al mismo tiempo, tenía muchos conflictos emocionales. Aunque
llevaba una buena relación con su padre, guardaba profundos resentimientos contra él desde la infancia. También estaba enojada con el Roshi de
la comunidad zen, quien se había convertido para ella en una figura pa-
terna. Se debatía entre su deseo de someterse a una autoridad y su feroz
independencia y rebeldía. Este conflicto la paralizó y afectó su sistema
inmunológico, provocando que sus glóbulos blancos atacaran los cartílagos
y los destruyeran. Con el paso de los años he visto que mucha gente que
padecía artritis reumatoide también sufría un grave conflicto interno.

Mis críticas le resultaban cada vez más molestas. Un día, cuando empecé a hacerle bromas, en lugar de responder en forma verbal como solía
hacerlo, reaccionó con agresión física. Empezamos a luchar, y me encar-
gué de que se movieran todas sus articulaciones. La subí al trampolín de
lona que estaba en mi consultorio, y me pateó y golpeó tan duro como
le fue posible. Mientras tanto, usaba la cadera, las rodillas, los hombros y
el cuello.

Otro paciente, que observó la escena, manifestó más tarde:

—No estoy seguro de si la lucha es terapéutica, pero ¡es obvio que
después de aquello Eileen está mucho mejor!

La propia Eileen apreció el valor terapéutico de nuestro "ejercicio",
pero también había intentado darme una golpiza. La pelea liberó parte de
su enojo contra mí y lo transformó en energía constructiva. De manera
creciente la vitalidad regresó a su cuerpo y empezó a verse más atractiva y
a tomar más en consideración a quienes la rodeaban. Aun su actitud hacia
mí se relajó y sentí que era tiempo de comenzar el trabajo en serio.

Además de la doble carga que llevaba como madre que trabajaba, Eileen
comenzó a hacer dos horas de ejercicio diario, moviendo cada articulación
del cuerpo. Ponía todo su enojo en los ejercicios. La ira se convirtió en la
fuerza motriz de su vida y en verdad revivió. Tras arrancar con una extraordinaria apatía, empezó a mostrar sentimientos poderosos y vitales. Un día,
mientras andaba de compras, Eileen se dio cuenta de que no era tan difícil
cargar sus paquetes; eso despertó en ella la conciencia de que iba a recuperarse. Por primera vez desde que cayera enferma, empezó a relajarse.

El siguiente paso para Eileen fue usar el trampolín de lona para aflojar
sus articulaciones y superar su miedo al movimiento. Un trampolín ofrece

menos resistencia que el suelo sólido, así que balancearse sobre él casi no requiere esfuerzo. Al principio Eileen tenía miedo de caer, así que se sentaba y se balanceaba sobre los glúteos y luego se ponía de pie. Después se ponía de rodillas y se balanceaba, primero sobre las rodillas y luego sobre los pies. Cada vez que lo hacía podía caminar con más facilidad al otro día.

El siguiente paso consistió en dejar de tomar aspirinas. Disminuyó gradualmente la dosis, hasta que aceptó prescindir por completo del medicamento. Poco después de esto, cayó en depresión. Se preguntaba por qué, después de su mejoría y de su creciente energía, seguía sintiendo fatiga y dolor. Al dejar la aspirina había sacado a su cuerpo del estado de adormecimiento; la recuperación de sus sensaciones la llevó a pensar que empeoraba, aunque el experimentar sensaciones de molestia en realidad era un indicador de que estaba mejorando. Ya que por primera vez se percataba de la gravedad de su estado, se sintió avasallada por un tiempo.

Por fortuna, sólo unas semanas después de haber dejado de tomar aspirinas, Eileen recibió una invitación de su padre para tomar unas vacaciones en Acapulco. Estando ahí, practicó a diario sus ejercicios en la playa de agua templada y al calor del sol. Comenzó a sentirse renovada. Su padre, que no la había visto durante un año, estaba encantado con su mejoría.

A su regreso de Acapulco, Eileen renunció a su trabajo. Empezó a nadar y a hacer ejercicio en una piscina de agua templada y a trabajar en sí misma durante cuatro horas diarias o más. Aprendió a trabajar con creatividad y con una gran conciencia de las necesidades de su cuerpo. Los ejercicios en el agua están diseñados para realizar movimientos con mayor libertad y con menos resistencia gravitacional. Es como si el cuerpo se volviera parte del agua. Además de los beneficios de la menor resistencia de la gravedad, el agua brinda una resistencia ligera y constante que fortalece los músculos con un esfuerzo mínimo. Más aún, el agua tibia relaja y expande el cuerpo, alargando los músculos y creando más espacio entre los huesos. Los ejercicios que son virtualmente imposibles para un paciente con artritis fuera del agua se tornan fáciles dentro de ésta. En el agua tibia Eileen podía girar los pies, abrir y cerrar las manos e incluso caminar con suavidad.

Por último, dos años después de que empezáramos a trabajar juntos, le dije a Eileen que ya no tenía el factor reumatoide. No me creyó, así que la animé a que viera a su médico. Cuando estuvieron listos los resultados de sus exámenes de sangre, su doctor le confirmó que yo estaba en lo correcto. Su cuenta de glóbulos blancos, que antes era muy elevada, ahora era normal por completo.

Siendo todavía mi paciente, con frecuencia Eileen les daba masaje en los hombros, el cuello y la espalda a otras secretarias de su oficina; mostró tener tanto talento natural que decidió inscribirse en mi curso de entrenamiento. Yo acababa de empezar a ofrecer clases informales y todavía me sorprendía el hecho de que mi método pudiera enseñarse. Ahora sólo una ligera cojera quedaba de su enfermedad, y su entusiasmo por nuestro trabajo era tan grande que, además de convertirse en terapeuta, empezó a dar conferencias muy concurridas sobre la sanación personal.

Sin embargo, Eileen no resolvía todavía su problema más profundo: el conflicto con su padre. Una vez me dijo que se había ido de su casa llena de resentimiento, decidida a no volver a pedir algo a sus padres. Empleó todo el dinero que había ahorrado para rentar un departamento y conseguir trabajo; durante dos semanas, mientras esperaba su cheque quincenal, no tuvo para comer. Una vez alguien la invitó a almorzar y comió tanto que hubo de excusarse y correr al baño a vomitar. Su acompañante no volvió a llamarla para salir.

Ya que nunca pudo contar con la aprobación de su padre, Eileen nunca se aceptó a sí misma del todo y siempre se las arregló para boicotearse cuando estaba a punto de un gran logro. Podía esforzarse, lograr muchas cosas y luego se retiraba, insatisfecha. Después de trabajar conmigo durante dos años su cuerpo estaba en condiciones mucho mejores, pero el resentimiento contra su padre no se había resuelto. Eileen decidió que era tiempo de arreglar las cosas. Dejó de atender pacientes durante un tiempo y se dedicó de lleno a la meditación en la comunidad zen. Su cuerpo continuaba mejorando, y su vida era alegre y plena. En el transcurso de un año Eileen se casó y más tarde fue nombrada asistente secretarial del Roshi.

Entonces surgió un nuevo desastre: el Roshi fue acusado de mal comportamiento y muchas personas de la comunidad se volvieron en su contra. De ser considerado una figura casi divina, respetado por toda la comunidad, de súbito se convirtió en el centro de sus temores, frustraciones y faltas. La comunidad había puesto tantas expectativas en él que no pudo tolerar su aparente debilidad.

Eileen, para quien el Roshi había tomado el lugar de un padre al que quería y respetaba, resintió mucho esta situación y lo insoportable del conflicto generó una recaída de artritis tan seria que le llevó dos años recuperarse. Durante ese tiempo, trabajé casi todos los días con ella. Aun en las clases al grupo avanzado de entrenamiento, al que ella pertenecía, le daba masaje en el tobillo mientras impartía la lección.

Me pareció que un ayuno de limpieza podía ayudar a Eileen, así que nos fuimos juntos a un retiro de seis días en Trinity Alps, California. Nos quedamos en una cabaña junto a un lago y nos sujetamos a una dieta de jugos de vegetales. Animé a Eileen a hablar durante horas acerca de la relación con su padre. El quinto día explotó súbitamente:

—¡No puedo imaginarme superando toda esta ira! ¡No puedo verme lo bastante fuerte como para perdonar a mi padre o a Roshi. No puedo verme mejorando!

Esta explosión resultó muy saludable. Por años Eileen había sido víctima de su propio resentimiento, pero nunca lo experimentó en toda su magnitud. Ahora podía experimentar su enojo, no sólo en sus músculos y articulaciones, sino también en su mente consciente. No pude responderle con palabras; ninguna habría servido de ayuda. Pero por medio del masaje y del ejercicio, Eileen empezó a limpiarse en el aspecto emocional y por fin pudo perdonar a aquellos hombres.

De ahí en adelante, la salud de Eileen mejoró con rapidez. Retomó su carrera como terapeuta de sanación personal y aún es una de las mejores.

KRISTIN: REGENERACIÓN DESPUÉS DE UN REEMPLAZO DE CADERA

Conocí a Kristin poco después de que se sometiera a una cirugía de reemplazo de cadera. Al igual que Eileen, Kristin padecía artritis reumatoide, pero la suya había progresado tan rápidamente que a los veinticinco años de edad el cartílago de las dos articulaciones de la cadera había desaparecido. Después de una operación en la que una de ellas fue sustituida por una de plástico, Kristin decidió no volver a someterse a otra cirugía. La operación y la recuperación fueron tan dolorosas que tuvieron que administrarle morfina como analgésico y se volvió adicta. Después empezaron a darle metadona en lugar de morfina y también se volvió adicta a este medicamento.

Kristin sabía de la existencia del Center for Self-Healing antes de su operación, pero había optado por la cirugía. El dolor por el que pasó me parecía innecesario; estaba seguro de que podía haberse salvado la articulación que le reemplazaron.

Kristin era una joven frágil y angelicalmente hermosa. Entre el dolor, la hospitalización, la cirugía y los medicamentos había perdido quince kilos de su esbelta figura. Su voz era casi un suspiro. Se apoyaba en un enorme bastón negro y en el brazo de su hermano, quien la trajo al consultorio. No podía caminar sin su bastón y su médico estaba sorprendido de que pudiera hacerlo, incluso apoyada en él.

Además de la metadona, Kristin tomaba medicamentos antiinflamatorios. También le habían aplicado inyecciones de cortisona, pero éstas no surtieron efecto. Su enfermedad era evidente en cada articulación del cuerpo, pero en especial en las rodillas, donde la hinchazón era tan severa que las rótulas se perdían debajo de tanto líquido acumulado. Se veía rígida y tiesa y era en extremo sensible al frío.

Kristin inició su terapia con nosotros con tres sesiones semanales, cada una con un terapeuta distinto, y empezó a mejorar casi de inmediato. Su estado implicaba algunas dificultades poco habituales para el tratamiento. El reemplazo de la articulación de la cadera no le permitía voltear con facilidad; requería ayuda para moverse y con mucha suavidad. Yo solía hacer que se recostara sobre un costado con la pierna de abajo extendida y la pierna de arriba doblada a la altura de la rodilla, para estirar la articulación de su cadera. Luego le daba un masaje suave con aceite a los músculos del glúteo y la parte externa del muslo hasta que entraran en calor. Esto incrementaba la circulación, no sólo de la articulación de la cadera, sino de todo el cuerpo. Le pedía que se quedara ahí y respirara, consciente del movimiento de los músculos del abdomen bajo con cada respiración. Le mostré cómo dar masaje y golpecitos suaves con el puño a la articulación de la cadera. Le pedía que se recostara boca arriba con las rodillas dobladas y que moviera las rodillas con lentitud de lado a lado para activar los músculos psoas internos.

Durante los primeros seis meses, Kristin practicó sus ejercicios dos horas diarias, sobre todo recostada boca arriba. El propósito de los ejercicios era aumentar la circulación en el área de las articulaciones de la cadera sin involucrar el resto del cuerpo o implicar un gran esfuerzo. También le enseñé a hacer algunos ejercicios en la tina de baño, como doblar y estirar las rodillas y girar los tobillos. Le gustaban los ejercicios bajo el sol y, como el único lugar donde podía hacerlo era en la azotea del edificio donde vivía, pronto aprendió a sentirse cómoda con el golpe del viento frío y a aceptar con más facilidad las variaciones del clima. Incluso empezó a darse duchas frías, pues descubrió que la hacían sentirse mejor que cualquier otra cosa. Comenzó a resultarle más fácil caminar y vestirse sola y, alentada por esto, empezó a trabajar en su propia terapia durante tres o cuatro horas al día. Se sentía más fuerte en el aspecto emocional y, después de algunos meses, decidió ponerle fin a su dependencia de la metadona. Un programa de desintoxicación del hospital la ayudó a lograrlo.

Durante un taller de fin de semana que impartí, después de dos días de trabajar y meditar sobre su cuerpo, Kristin se descubrió bañada en lágrimas, abrumada por emociones que no podía comprender. Esas lágrimas deben de haber liberado algo muy profundo en su interior porque después del taller la hinchazón de sus rodillas disminuyó considerablemente y sus rótulas se hicieron visibles por primera vez en años.

Como en el caso de Eileen, le sugerí a Kristin hacer ejercicios en una piscina de agua tibia. La primera vez que fuimos le mostré lo que era experimentar el movimiento sin la resistencia de la gravedad. Cuando salió de la piscina el súbito contacto con la gravedad le resultó tan desagradable que apenas pudo dar unos cuantos pasos. Por fin cobró conciencia de la forma como le imponía esfuerzo y resistencia a cada movimiento. Esta conciencia, más que cualquier cosa que yo pudiera haberle dicho, le mostró lo que tenía que hacer.

Después de seis meses de terapia, Kristin podía caminar varias cuadras sin su bastón. Cuando la conocí ¡apenas podía cruzar la habitación! Su médico estaba tan impresionado que le dijo:

—Tus placas de rayos-X muestran que no hay cartílago en la articulación de la cadera. ¡No entiendo cómo puedes caminar! No sé lo que estás haciendo, pero sigue con ello.

Al cabo de un año Kristin caminaba cómodamente sin su bastón distancias cortas y en dos años recorría kilómetro y medio. Anunciaba cada logro con alegría: el día que pudo sentarse en el suelo y levantarse sin ayuda, y el hermoso día que pudo entrar y salir sola de la tina de baño. Dejó los medicamentos antiinflamatorios y ahora sólo tomaba vitaminas.

Dos años después de haber iniciado la terapia, Kristin fue a Los Ángeles, donde solía vivir. Vio a su antiguo médico, un renombrado reumatólogo, quien le sugirió que se tomara nuevas placas de rayos-X. Cuando estuvieron listas las placas los resultados fueron sorprendentes: donde antes los rayos-X mostraban la ausencia de cartílago y ningún espacio entre los huesos de la articulación de la cadera, ahora era evidente un espacio. Sólo siete casos de esta índole se conocían en aquella época. Su médico le mostró estos hallazgos a un grupo de reumatólogos, ninguno de los cuales pudo explicarse el cambio. Pero todos coincidieron en que había mejorado de manera notable. Aquellas radiografías fueron un triunfo absoluto. Yo no las requerí para confirmar el progreso de Kristin; podía verlo y sentirlo. Pero los rayos-X sirvieron como prueba de que ese tipo de mejoría es posible.

Volé a Los Ángeles para ver al médico de Kristin y él aceptó el hecho de que los ejercicios de sanación personal eran responsables en gran medida de la mejoría. Sin embargo, no estaba del todo convencido de que el espacio en la articulación de la cadera hubiera sido producido por la regeneración del cartílago; no estaba listo para creer que esto pueda suceder. La opinión médica se opone firmemente a esta idea, pero siempre he estado convencido de que cualquier tejido del cuerpo puede regenerarse si se presentan las condiciones adecuadas. Kristin es una prueba viviente de que aun las formas más severas de artritis pueden superarse.

Causas y alivio de la artritis

A lo largo del día la mayoría de la gente crea cierta tensión en las articulaciones. Permanecer sentado en una posición ejerce presión en la pelvis, lo cual puede reducir los espacios entre los huesos del área pélvica así como de la articulación de la cadera. Esto puede producir una lesión artrítica. Nuestra vida diaria también puede crear tensiones innecesarias de otras maneras, en el trabajo y en el hogar. En mi opinión, cuando la mente y el cuerpo están sometidos a una sensación de alerta constante, puede desencadenarse una respuesta autoinmune, lo que en el caso de la artritis reumatoide ataca las articulaciones. Por experiencia estoy convencido de que la reducción de la tensión es la mejor medida preventiva contra la irrupción de un ataque de artritis reumatoide y el factor de mayor importancia para reducir sus efectos.

El primer ejercicio que recomiendo emplea la respiración y visualizaciones para aumentar la circulación de las articulaciones. Este ejercicio es excelente para prevenir así como para trastornos existentes, y he descubierto que es útil incluso en los casos más difíciles.

Ejercicio para artritis: expansión con la respiración

Recuéstate boca arriba y apoya la cabeza sobre una almohada. Puedes utilizar otra almohada bajo las rodillas. Ahora respira lentamente; inhala y exhala a través de las fosas nasales. Imagina que tus dos dedos pequeños de los pies se expanden a medida que inhalas y se encogen mientras exhalas. Visualiza 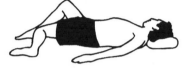 que los dos dedos adyacentes se expanden mientras inhalas y se encogen mientras exhalas. Avanza con lentitud hacia los dedos medios, los segundos dedos y por último los dedos gordos, visualizando el mismo movimiento de expansión y encogimiento. Ahora siente cómo tu respiración llena cada parte de tu cuerpo, una por una: visualiza que tus pies se expanden y se encogen con la respiración, seguidos por las rodillas y después las articulaciones de la cadera.

Si te resulta difícil sentir las articulaciones de la cadera, separa los pies a una distancia similar al ancho de tu cadera y gira las piernas hacia adentro, manteniendo los talones sobre el suelo, mientras juntas los dedos de los pies. Después gíralos hacia fuera, de manera que los dedos del pie derecho se alejen de los del pie izquierdo.

También puedes estirar las articulaciones de la cadera doblando las rodillas, separando los pies a una distancia similar al ancho de la cadera, y moviendo suavemente cada rodilla hacia el suelo entre las piernas, incluso si sólo es posible moverlas muy poco. Siente cómo se estiran las articulaciones de la cadera e inhala imaginando que llevas el aire hacia ellas, primero a la derecha, luego a la izquierda y por último a ambas. Visualiza cómo se expanden las articulaciones de tu cadera mientras inhalas y cómo se encogen cuando exhalas.

Mientras respiras hacia el abdomen, visualiza la expansión de las costillas, siente el espacio entre ellas, luego deja que ese espacio se reduzca mientras exhalas. Ahora concéntrate en tus manos, imaginando que tus dedos y manos se expanden mientras inhalas, y se encogen cuando exhalas. Visualiza que tu cabeza hace lo mismo. Imagina que aumentas el espacio entre los huesos del cráneo cuando inhalas y que ese espacio se reduce cuando exhalas. Al inhalar, visualiza más espacio entre las vértebras; al exhalar, visualiza cómo disminuye este espacio. Esta sensación de movimiento aumenta la circulación sanguínea.

Si sufres de artritis y tienes una articulación inflamada, concéntrate en ella a lo largo de 12 respiraciones lentas y profundas. Inhala lentamente y exhala aún más lentamente, visualizando cómo se expande con la inhalación y se encoge con la exhalación. En la mayoría de los casos en los que he trabajado, esta concentración en una articulación reduce la hinchazón al aumentar la circulación sanguínea del área. Cuando la mente se conecta con una articulación el flujo de sangre de ésta aumenta. Si no puedes hacer contacto mental con determinada articulación y te resulta difícil la visualización, da un ligero masaje a esa área durante unos momentos. Por ejemplo, masajea un dedo inflamado con la mano contraria, muy suavemente y sólo durante un momento. Puedes dar un masaje similar a la rodilla, sólo para sentirla, luego concéntrate en ella mientras llevas a cabo 20 respiraciones profundas, visualizando cómo se expande y se encoge con tu respiración.

Restablecimiento de las articulaciones

Tendemos a utilizar nuestras articulaciones dentro de una gama limitada de movimientos y ejerciendo un gran impacto. Ésta es una fórmula muy eficaz para desgastar y desgarrar las articulaciones. En la mayoría de las personas de más de sesenta años, las articulaciones de los dedos son a menudo las primeras en volverse artríticas. Si observas tus manos es probable que descubras cuáles dedos se curvan hacia adentro; flexionamos las articulaciones de los dedos y necesitamos estirarlos en la dirección opuesta para mantenerlas saludables. Tenemos que estar conscientes de los movimientos que realizamos en la vida cotidiana y recordar que debemos hacer movimientos opuestos casi cada hora.

Aquí tenemos un ejercicio simple para mover los dedos de las manos en forma opuesta a la dirección en la que los movemos normalmente.

Ejercicio para artritis: estiramiento de los dedos

Estira las manos estirando los dedos y manteniendo el estiramiento durante 10 respiraciones profundas. Haz esto varias veces al día, cuando estés

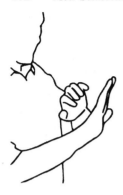

descansando o mientras realizas tus tareas cotidianas. Este estiramiento puede proporcionarte una sensación de intenso alivio. También prueba esto: extiende los dedos de una mano y dale golpecitos suaves en el dorso con las puntas de los dedos de la otra mano. Asegúrate de que esté suelta la muñeca de la mano que da los golpecitos.

Además del ejercicio de estiramiento, aquí tienes otro que le servirá a tus manos.

Ejercicio para artritis: giro de antebrazos

Recuéstate de espaldas sobre una colchoneta delgada o una alfombra. Puedes descansar la cabeza sobre una almohada delgada o cualquier otro apoyo, como un directorio telefónico. Apoya los codos sobre el suelo o la colchoneta cerca del cuerpo y gira los antebrazos en ambas direcciones. Al mismo tiempo, mueve la cabeza de manera lenta y cómoda de lado a lado. Relaja los dedos de las manos y las muñecas mientras giras los brazos; siente cuán frágiles pueden ser.

Ejercicio para artritis: agua caliente con sal para dedos de manos y pies

Si tus dedos están hinchados y su movilidad se ha reducido, puedes usar agua caliente con sal para reducir la hinchazón. Llena una palangana grande con agua caliente (a unos treinta y ocho grados Celsius) y añádele media taza de sal Epson (se vende en la mayoría de las farmacias) o sales ricas en minerales, como la sal del mar Muerto (puedes obtenerla en tiendas de alimentos para la salud). Si no las consigues, usa sal de mesa. Mete las manos en la palangana, ábrelas y ciérralas diez veces, y luego dale masaje de dos a cinco minutos a cada uno de los dedos dentro del agua. Ahora observa cómo abres y cierras las manos. Si el agua está lo bastante caliente y salada, descubrirás que lo hacen con más facilidad.

De manera similar, puedes usar agua salada para dedos de los pies con artritis. Si eres capaz de doblar las rodillas y colocar un pie sobre el muslo de la pierna contraria, empieza por dar masaje al pie y los dedos del pie que está en alto. Ahora mete el pie en una palangana con agua caliente y sal y muévelo en círculos (también puedes usar una bañera llena de agua con unas tres tazas de sal). Si tu otro pie tiene artritis repite el proceso con él. Gira el pie en ambas direcciones de trescientas a cuatrocientas veces; después de cada treinta o cuarenta giros, para el movimiento y visualiza el giro del pie. Al terminar con los giros, junta los dedos, apriétalos y luego sepáralos unas cincuenta veces. Al llegar a este punto verás que tus dedos están menos hinchados y se mueven con mayor facilidad, y que puedes darles masaje a cada uno por separado.

Ejercicio para artritis: articulaciones de los hombros

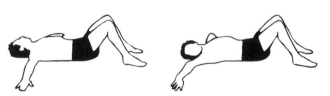

Aquí tienes un ejercicio para hombros artríticos: recuéstate boca arriba sobre el suelo con los brazos extendidos. El ángulo entre los brazos y el cuerpo debe resultar cómodo. Ahora gira suavemente los brazos estirados de manera que alternes entre tocar el suelo con las palmas y con el dorso de las manos.

No muevas los brazos más de lo que te resulte cómodo. Si las articulaciones de tus hombros están inflamadas, enfríalas con una toalla húmeda helada para evitar que se agrave la inflamación. Para reducir ésta también puedes imaginar que envías a los hombros el aire que respiras, permitiendo que se expandan con cada respiración. También puedes darles un masaje suave.

Ejercicio para artritis: movimiento de tobillos

Este ejercicio se realiza sentado en una silla. Estira las piernas frente a ti, manteniendo los talones apoyados en el suelo, y explora el movimiento de tus tobillos. ¿Se mueven a toda su capacidad, o se encuentran limitados? Dirige los dedos hacia las rodillas. ¿Te cuesta trabajo hacerlo? Si tus tobillos están rígidos, requerirás hacer un esfuerzo especial. Así que continúa dirigiendo las puntas de los dedos de los pies hacia las rodillas y observa cómo sientes las pantorrillas, las espinillas y quizá los tendones de las corvas. Manteniendo esta posición, respira lento y profundo veinte veces; inhala y exhala por la nariz. Ahora mueve los pies hacia atrás, hacia delante y en círculos en ambas direcciones. Descubrirás que tus tobillos son más flexibles. Recomiendo el giro de los pies a la altura de los tobillos de trescientas a cuatrocientas veces al día, no necesariamente en una sola sesión. Puedes girarlos diez, quince o veinte veces en ambas direcciones antes de empezar a conducir tu auto o mientras estás sentado a la mesa, frente a la computadora o viendo televisión. Si te incomoda hacer este ejercicio en tu trabajo, anima a tus compañeros a practicarlo también, para su propio beneficio. Quítate los zapatos, imagina que tus pies se expanden mientras les envías el aire que respiras, y gira los tobillos en ambas direcciones. Estos movimientos sutiles son muy poderosos.

Dado que los pies y los tobillos son la base de la postura de pie y de la caminata, estos movimientos giratorios de los tobillos, junto con ejercicios para incrementar la movilidad de los dedos de los pies, pueden ser los más importantes para todo tu cuerpo. La condición de los pies repercute de manera directa en las articulaciones de todo el cuerpo, de las rodillas a la cadera y de la espalda al cuello. Los giros del tobillo se reflejan incluso en la movilidad de los hombros y las manos.

Ejercicio para artritis: masaje para pies

Siéntate cómodamente y, si es posible, coloca una pierna sobre el muslo de la pierna contraria. Toma tu tobillo con una mano y los dedos del pie con la otra y gira lentamente el pie a la altura del tobillo. Deja que los músculos de la pierna se relajen por completo; el pie debe moverse pasivamente, guiado por la mano, sin usar músculo alguno de la pierna. Estira el pie en todas las direcciones tanto como te sea posible sin lastimarte. Usando las yemas de los dedos de la mano, golpea con suavidad todo el contorno del tobillo y sube hasta la espinilla. Dale masaje a la pantorrilla con los pulgares. Ahora gira el pie sin ayuda de tu mano en ambas direcciones.

A continuación, gira los dedos de los pies. Tómalos todos juntos con la mano y hazlos girar. Después gira cada uno por separado. Con la mano mueve cada dedo en círculos en ambas direcciones, luego intenta mover cada uno sin ayuda de la mano mientras sostienes los demás dedos en su sitio. ¿Puedes mover el dedo en círculos? ¿Puedes siquiera moverlo ligeramente? A la mayoría de las personas le resulta más fácil mover el dedo gordo de manera independiente, pero con la práctica también se logra con los demás dedos. Si sólo puedes mover un poco el tobillo o los dedos, no intentes excederte en el movimiento. Si no puedes moverlos, tómalos con la mano e imagina que los estás moviendo.

Dale masaje al arco del pie con movimientos largos de los pulgares, desde los dedos de los pies hasta los talones. Esto puede ayudar a relajar los músculos de la pierna de los dedos a las rodillas. Repite el proceso con el otro pie.

El siguiente ejercicio ayuda a prevenir la artritis en las articulaciones de la cadera y las rodillas. Ya que promueve la circulación, también es importante si sufres de artritis en cualquier otra zona, como las manos. Si tus rodillas son artríticas, limítate a la primera parte de este ejercicio.

Ejercicio para artritis: movimientos de la articulación de la cadera

Recuéstate de espaldas con la cabeza apoyada en una almohada, y estira y dobla primero una rodilla, luego la otra, treinta veces. Esto estirará los tendones de las corvas y permitirá un mayor movimiento de las rodillas.

Descansa del movimiento. Si tu rodilla es artrítica, no realices la siguiente fase del ejercicio. Más bien, sólo visualiza que lo estás haciendo. Sube una pierna con la rodilla doblada, sostén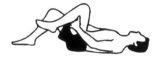

el muslo con ambas manos, como muestra la ilustración, y, con tus manos, gira pasivamente esta pierna ocho veces en cada dirección. Ahora vuelve a doblar y estirar las piernas como al principio.

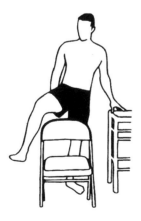

Ejercicio para artritis: relajación de la cadera mediante movimientos circulares de las piernas

Aquí tienes otro ejercicio excelente para prevenir la artritis de la articulación de la cadera. Elige una silla sin brazos que tenga un respaldo de una altura menor que tu cadera y sin brazos. Asegúrate de que cuentes con algo en qué apoyarte para mantener el equilibrio durante el ejercicio. Párate detrás de la silla y golpea el suelo varias veces con un pie para llamar la atención de la mente hacia él. Al mismo tiempo, golpea con suavidad con el puño suelto la articulación de la cadera de la misma pierna. Ahora mueve la pierna en círculos alrededor del respaldo de la silla, en ambas direcciones. Este movimiento puede relajar las articulaciones de la cadera y permitir una buena movilidad de las piernas.

Ejercicio para artritis: estiramientos de la espalda

Estirar la espalda puede evitar que se entiese y contraiga artritis. Siéntate con las piernas dobladas debajo de los muslos. Tal vez te convenga poner un cojín debajo de los pies y otro entre las pantorrillas y los muslos. Si esta postura sigue resultando muy difícil, no hagas este ejercicio.

Primero, estira los músculos del pecho y del abdomen al inclinarte hacia atrás. Ahora inclínate lentamente hacia delante mientras estiras la espalda. Procura aislar las vértebras, inclinando hacia delante una vértebra a la vez. Lentamente vuelve a sentarte erguido. Apoya las manos detrás de ti sobre el suelo, arquea la espalda para doblarla alejada de tu rodilla izquierda. Descubrirás que este estiramiento permite que te inclines hacia delante con más facilidad. Ahora inclínate con lentitud hacia delante, hacia tu rodilla izquierda. Arquea la espalda alejándola de la rodilla derecha. Ahora inclínate lentamente hacia la rodilla derecha.

Cómo funcionan las articulaciones

El cartílago hialino de las articulaciones puede permanecer intacto durante ciento cincuenta años, más que la expectativa de vida de la mayoría de la gente. Pero en la actualidad es difícil encontrar a una persona de sesenta años sin problemas de articulaciones o de ochenta años sin un problema serio de osteoartritis. Esto puede cambiar, pero sólo si ponemos atención a cómo funciona el cuerpo.

Los músculos mantienen las articulaciones en su lugar. El espacio entre éstas, que tiende a disminuir con los años, puede mantenerse; el uso equilibrado de los músculos puede mantener grande el espacio de las articulaciones. Nuestros cuerpos se cansan de estar sentados, se cansan de caminar de acuerdo con un patrón al que casi todos se han adaptado, incluso se cansan de la forma como la mayoría de la gente practica deportes. Muchas personas que practican algún deporte están tan rígidas como aquellas que pasan la mayor parte del día sentadas frente a sus computadoras o hundidas en un sofá. Procura permanecer constantemente atento al hecho de que tu cuerpo está cansado de aquello que haces con demasiada frecuencia.

Averigua cuáles son los mejores ejercicios para ti: aquellos que requieran movimientos opuestos a lo que sueles hacer. Ya he mencionado esto antes, pero te daré otros ejemplos. Algunos de estos ejercicios son similares a lo que se describen en el capítulo 9, aunque aquí incluiré instrucciones específicas para pacientes con artritis.

Ejercicio para artritis: mirar hacia el frente mientras caminas

Si tiendes a mirar hacia abajo cuando caminas, significa que lo haces con una postura encorvada, lo cual es bastante común. Al caminar de esta manera reduces los espacios entre las vértebras del cuello, lo que puede causar calcificación y artritis. Para reducir la posibilidad de dañarte el cuello, tan sólo requieres desarrollar el hábito de mirar un poco más arriba de lo que lo haces normalmente. Unos cuantos grados pueden significar una enorme diferencia.

Ejercicio para artritis: caminar bien

Ya que por lo general caminamos hacia delante, los ejercicios cuyo propósito es romper viejos hábitos deben incluir caminar o correr de lado. Si, por ejemplo, te mueves hacia tu izquierda, deja que la pierna izquierda dirija el camino y lleva tu pie derecho hasta el sitio donde se encuentra el izquierdo, o crúzalo sobre el izquierdo. De cualquier manera es un buen ejercicio. Caminar hacia atrás también es un buen ejercicio. Al caminar hacia delante asegúrate de no utilizar el pie como si se tratara de una sola unidad: apoya el talón sobre el suelo y desliza gradualmente tu peso hacia los dedos. Presta atención a las rodillas: al poner el pie sobre el suelo la rodilla de esa pierna debe haberse doblado.

No des pasos con las rodillas juntas, ya que el impacto del paso puede lesionar sus articulaciones. A medida que tu cuerpo se mueve hacia delante y tu peso se traslada hacia los dedos de los pies, el ángulo en el que se dobla tu rodilla debe aumentar. Estira sólo la pierna que no está cargando tu peso, es decir, la pierna de atrás.

Ejercicio para artritis: sentarse bien

Si estás mucho tiempo sentado durante el día, explora diferentes posturas para sentarte; las articulaciones se cansan de estar constantemente en la misma posición. Si te sientas a menudo en una silla o sofá, procura hacerlo con las piernas cruzadas o con las piernas dobladas debajo de ti (con o sin un cojín sobre las pantorrillas). Explora otras posturas para sentarte.

El siguiente es un buen ejercicio de estiramiento estando sentado (hazlo sólo si no te produce dolor en las articulaciones). Siéntate sobre una

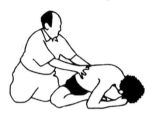

colchoneta con la pierna izquierda doblada, la rodilla izquierda sobre la colchoneta y el pie izquierdo a un lado (no frente a ti). Coloca el pie derecho cerca de la rodilla izquierda y acerca la rodilla derecha a la colchoneta. En esta postura, inclínate de manera gradual hacia una rodilla y luego hacia la otra. Es aún más agradable si alguien puede darte masaje en la espalda mientras estás inclinado.

Ejercicio para artritis: masaje a la espalda con una pelota de tenis

Si sufres de artritis en el cuello, sugiero que uses pelotas de tenis para darte automasaje en la espalda. Párate con la espalda contra una pared y los pies separados más o menos a una distancia similar al ancho de tu cadera y a unos treinta centímetros de la pared.

Coloca dos pelotas de tenis entre tu espalda y la pared, una a cada lado de la columna vertebral. Nunca presiones los huesos, sino los músculos tensos y endurecidos situados a lo largo de ambos lados de la columna. Presiona la espalda contra la pared lo bastante fuerte como para mantener las pelotas en su lugar, pero no tanto que te hagas daño. Cuanto más lejos de la pared se encuentren tus pies, mayor será la presión que ejerce el peso de tu cuerpo sobre las pelotas. Si tus rodillas no tienen artritis, puedes doblarlas y estirarlas en esta posición, dejando que las pelotas rueden hacia arriba y hacia abajo por tu espalda.

Si esto te resulta difícil para las rodillas, muévete ligeramente de lado a lado, dirigiendo las pelotas de tenis para que presionen las áreas que necesitan presión. Ahora tómalas y colócalas en alguna otra zona de tu espalda: un poco más arriba o más abajo. Hay que abarcar toda la espalda, desde los glúteos hasta la parte superior de la espalda.

EJERCICIOS EN AGUA TIBIA

En caso de que esto sea posible, recomiendo a las personas que padecen artritis que hagan ejercicio en piscinas de agua tibia (por lo menos a treinta y dos grados Celsius). Por supuesto, una piscina de este tipo podría no ser apropiada para todos; consulta a tu médico para averiguar si hay alguna contraindicación, como esclerosis múltiple, un problema cardíaco o problemas de piel. Muchas piscinas requieren un permiso médico. Si no tienes acceso a una piscina de agua caliente hacer ejercicios en una tina de baño será suficiente.

Cuando practiques ejercicio en agua caliente es importante que te des una ducha fría cada quince minutos. Por ejemplo, si te ejercitas durante una hora, tendrás que darte una ducha fría tres veces durante el periodo de ejercicios y una vez más al terminar. Estoy consciente de que muchas personas que sufren de artritis se resisten a la idea de la ducha de agua fría, pero, en tanto que el agua caliente relaja los músculos y crea más espacio entre las articulaciones, también incrementa la hinchazón de las articulaciones. Incluso un minuto de enfriamiento puede marcar una gran diferencia. Como beneficio adicional, la ducha fría es benéfica para tu corazón.

A continuación presento algunos de mis ejercicios favoritos para una piscina.

Ejercicio para artritis: caminar en agua

Caminar dentro del agua es un ejercicio muy importante. Es mejor si el agua te llega a la altura del pecho, pero también servirá si sólo llega a la altura de tu cadera. Dobla las piernas hacia delante y hacia atrás, o levántalas a los lados mientras caminas en el agua.

Ejercicio para artritis: doblar brazos y piernas en agua

Ponte de pie en una piscina lo bastante profunda como para que el agua te llegue a los hombros y descansa los brazos sobre la superficie del agua. Doblando los brazos a la altura del codo, lleva las manos a los hombros y luego estira de nuevo los brazos mientras los abres por completo. Repite estos movimientos durante algún tiempo. Ahora recárgate contra la pared de la piscina y continúa haciendo los movimientos de los brazos mientras doblas y estiras una pierna a la vez.

Ejercicio para artritis: escalar la pared de la piscina

Ponte de frente a la pared de la piscina y, si es posible, sostente de una barra en la pared. Escala la pared con los pies, aunque sea sólo un poco. Ahora alterna el movimiento doblando y estirando las rodillas, una a la vez. Descubrirás que esto estira tu espalda, el tendón de Aquiles y toda la parte posterior de las piernas. Puedes alternar el estiramiento de una pierna y luego la otra.

Ejercicio para artritis: movimientos oscilatorios de las piernas en agua

Lanza una patada con una pierna de lado a lado, moviéndola frente a la pierna sobre la que estás apoyado. Después cambia de pierna. Puedes apoyarte en la pared de la piscina, pero quizá descubras que no tienes que hacerlo.

Ejercicio para artritis: movimiento pasivo del brazo en agua

Ponte de pie en agua lo bastante profunda como para que alcance las axilas. Descansa un brazo en el agua. Toma la muñeca de dicho brazo con la mano contraria y mueve pasivamente de un lado a otro el brazo que descansa en el agua. Esto proporciona un gran alivio al brazo en reposo. Al mismo tiempo, intenta patear con una de tus piernas de un lado al otro.

Mi punto de vista acerca de
la medicación para la artritis

Si piensas que los medicamentos para la artritis pueden resolver tus problemas, no estoy de acuerdo. De hecho, no considero que esto sea una opción.

Cada año muere más gente a causa de los medicamentos para suprimir los síntomas de la artritis que por todas las drogas ilegales juntas. En algunos casos tomar medicamentos para sobrellevar un dolor agudo tiene sentido. Por ejemplo, si vas a morir pronto y deseas liberarte del dolor, tiene sentido tomar analgésicos. Pero si tu trastorno es crónico y consumes medicamentos, necesitarás aumentar de manera continua la dosis para obtener los mismos resultados, y esto resulta demasiado dañino.

No esperes una panacea. Si algo suena demasiado bueno para ser verdad, por lo general es así.

Los medicamentos pueden hacerte sentir mejor hoy, pero hay que pensar en el mañana: la enfermedad persiste y el cuerpo se ha deteriorado a causa de los medicamentos. Lee las letras más pequeñas impresas en los envases y entérate de los efectos secundarios de los que piensas tomar; no se trata de efectos menores. Por si fuera poco, cuando el medicamento logra que no sientas dolor estás más propenso a moverte de tal manera que podrías lesionar las articulaciones. En lugar de esto, aleja el dolor con ejercicio, disminuye la rigidez mediante el movimiento y mejora tu estado en términos reales. Deja que el dolor te guíe; tómate el tiempo necesario para que tus emociones salgan a flote, y luego pasen. Dedícate a la contemplación, la meditación, habla con amigos, llénate de pensamientos positivos y trabaja con tu cuerpo.

CONCIENCIA DIARIA DEL MOVIMIENTO

Cuando usamos nuestro cuerpo de manera irregular es de esperar que, con el tiempo, éste se deteriore. Algunas veces tenemos la ilusión de que cuanto más le exijamos a nuestros cuerpos, más saludables estarán. La artritis nos enseña que éste no es el caso. Una gran proporción de la población sufre de artritis, pero este problema podía haberse evitado. Muchas personas que sufren este mal pueden superarlo. No me atrevería a decir que todos pueden superar por completo el daño infligido a las articulaciones, pero aun las muy dañadas pueden usarse de manera más correcta, con mayor movilidad y menos dolor.

Moverse a pesar de la rigidez puede dar lugar a la artritis. Presta atención a lo que causa rigidez. Cuando estamos sentados demasiado tiempo o repetimos los mismos movimientos una y otra vez, o usamos constantemente muy pocos músculos, podemos dañar las articulaciones. Cuando golpeamos las articulaciones al caminar o correr sobre superficies muy duras o imponerles la carga de un cuerpo con sobrepeso, podemos lesionarlas. Pero debemos poner atención a otros factores que también promueven la rigidez: tensiones cotidianas, enfermedades o depresión, una dieta no balanceada que provoca indigestión, intranquilidad o fatiga; todo esto puede producir rigidez, lo cual implica limitación del movimiento de las articulaciones. Recordemos que tenemos que usar más nuestros músculos y moverlos con menos tensión.

El papel del estrés

El estrés es un factor importante para la aparición de la artritis reumatoide. Tal vez estés familiarizado con el funcionamiento del sistema nervioso autónomo o con el mecanismo de lucha o huida, pero démosle otro vistazo con objeto de establecer su relación con la artritis reumatoide.

Es fácil comprender la importancia del sistema nervioso autónomo, o automático, en la antigüedad. Imagina a uno de tus ancestros, digamos a una mujer, que de súbito enfrentaba a un depredador hambriento hace muchos miles de años. ¿Qué le sucedería a su cuerpo en ese momento de terror? Sus pupilas se dilatarían para dejar pasar más luz y poder apreciar mejor el entorno, a costa de cierto grado de distorsión de la visión. Su corazón latiría con rapidez y fuerza para bombear sangre a los músculos de las piernas y los brazos.

Muy poca sangre llegaría a sus órganos internos o a la piel. Sus glándulas suprarrenales segregarían norepinefrina, también llamada adrenalina. Su cuerpo tendería a vaciar la vejiga para facilitar la huida o la lucha. Suponiendo que lograra vencer a la fiera peleando o huyera corriendo, nadando o subiendo a un árbol (dijimos que era uno de tus ancestras, ¿no es así?), tendría entonces la oportunidad de relajarse y liberarse por completo de su estrés. Su ritmo cardíaco y respiración volverían a la normalidad y estaría en condiciones de retomar la digestión, las funciones renales, la visión y la función del sistema inmunológico.

Ahora bien, todo esto es muy conveniente para situaciones selváticas, pero por lo general nuestra vida cotidiana es muy distinta. Si bien el sistema nervioso autónomo servía muy bien para proteger de los peligros a nuestros ancestros, también nos permitía alcanzar un verdadero descanso de la lucha por la supervivencia. Aunque la mayoría de nosotros no tiene que vérselas con leones salvajes, podríamos enfrentar otras tensiones que el cuerpo interpreta como peligros inmediatos. Problemas financieros, de salud o legales, asuntos personales no resueltos o terribles noticias nacionales pueden desencadenar en tu cuerpo el mismo tipo de respuesta que habría producido la presencia de una bestia salvaje. Pero, a diferencia de tu agilísima tataratatarabuela, que tuvo la oportunidad de resolver su problema tanto mental como físicamente, cuando tú tienes que vivir con una situación no resuelta y tu mente no puede alejarse del problema, tu cuerpo no puede librarse del estrés. Aun si resuelves tu problema, tu cuerpo podría no estar en condiciones de aliviar la tensión causada por dicha situación. Resolver con la mente un problema mental nunca es suficiente. También debe solucionarse en el nivel físico, o continuaremos cargando la tensión en los tejidos. Cuando el sistema nervioso autónomo está en alerta constante de manera innecesaria, no trabaja como es debido, ni tampoco el sistema hormonal. Esto constituye una condición perfecta para que se instaure una enfermedad crónica, en específico la artritis reumatoide, en la que el sistema inmunológico ataca el cartílago de las articulaciones como si se tratara de objetos extraños al organismo.

Por ende, es muy importante liberarse del estrés interno del cuerpo. Por una parte, puedes recurrir a la meditación, puedes disciplinarte para tener pensamientos agradables, para perdonar aunque resulte difícil y encontrar formas de sentirte mejor en situaciones de tristeza, pérdida y otras preocupaciones. Algunas veces puedes hacerlo al comprender que el problema específico, las situaciones difíciles, no constituyen la totalidad de tu vida ni de tu ser: tu ser interior es mucho más grande que cualquier cosa que pudiera sucederte. Pero, por otra parte, no podemos descuidar la tarea de reducir o eliminar el estrés causado a nuestro cuerpo. A continuación presento algunos ejercicios que te ayudarán a conseguir justo este objetivo.

Ejercicio para artritis: la locomotora

Este ejercicio trabaja con los músculos esfinterianos que controlan la emisión de orina y heces fecales. No lo practiques si tienes una hernia. Antes de empezarlo, sugiero que vayas al baño.

Recuéstate boca arriba con las rodillas dobladas. Si te es posible, lleva las rodillas hacia el pecho para relajar un poco las piernas. Ahora coloca los pies sobre el suelo y exhala. Quédate sin aire y alterna varias veces movimientos entre mantener el abdomen hacia adentro e impulsarlo hacia afuera, con la espalda quieta. Ahora inhala, guarda el aire en el abdomen y muévelo hacia arriba y hacia abajo varias veces. Exhala, quédate sin aire y mueve el abdomen de nuevo hacia arriba y hacia abajo varias veces. Relájate y respira lento y profundo. Para relajarte, inhala y exhala a través de las fosas nasales muy lentamente tres o cuatro veces.

Ahora vamos a hacer el "sonido de la locomotora": inhala por la nariz, cierra los ojos y aprieta los músculos alrededor de los ojos tanto como puedas; presiona los dedos pulgares contra los otros cuatro dedos y apriétalos lo más que puedas; aprieta los labios y las mandíbulas y exhala violentamente

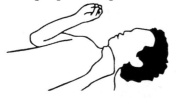

por la boca emitiendo el sonido "¡Ch! ¡Ch!" Inhala de nuevo y repite el proceso. Esta vez, después del tercer "¡Ch!" no inhales; aprieta los músculos que controlan la vejiga como si contuvieras el deseo de orinar y permanece así mientras cuentas hasta quince. Vuelve a inhalar y repite el proceso, esta vez haciendo presión en los músculos de la vejiga como si intentaras orinar. Inhala por la nariz. Las mujeres pueden repetir el proceso mientras contraen los músculos vaginales y luego empujar los mismos, como en trabajo de parto. Inhala nuevamente, exhala, ahora no inhales y repite el proceso mientras aprietas el ano. Inhala una vez más por la nariz y repite en tanto realizas el movimiento contrario: empuja como si fueras a defecar.

Si tus rodillas no están artríticas, continúa este ejercicio de pie. (Si lo están, sólo imagina que lo practicas.) Inclínate hacia delante, y repite la serie de ejercicios que acabamos de describir mientras estás inclinado; inhala y exhala por la nariz; ahora no inhales e infla las mejillas, descansa, vuélvelas a inflar y descansa. Continúa haciéndolo varias veces. Prueba si puedes inclinarte más que antes.

La idea subyacente a este ejercicio consiste en que, en tanto no nos liberamos del estrés en la vida cotidiana, cuando imitamos la respuesta física del cuerpo ante él le damos la oportunidad de liberarse realmente de la tensión. Cuando el cuerpo la suelta, se relaja en verdad y le brinda al sistema inmunológico la oportunidad de funcionar.

Para relajar aún más tu cuerpo podrías repetir el ejercicio llamado "Expansión con la respiración", páginas 160 y 161, en el que llevas el aire de cada respiración a cada una de tus articulaciones.

Como puedes observar, si sufres de artritis es posible aumentar tu movilidad. Ello implica amor, cuidado, disciplina y paciencia. Pero vale la pena.

11

ESCLEROSIS MÚLTIPLE

La esclerosis múltiple es una enfermedad autoinmune: el sistema inmunológico ataca y daña la capa de mielina, el tejido graso que aísla los nervios del sistema nervioso central. A medida que la capa de mielina se deteriora, se vuelve más lenta la transmisión de mensajes a través de los nervios largos y provoca que los impulsos nerviosos sean débiles e ineficientes. Esta enfermedad se considera incurable, aunque en algunos casos ciertos medicamentos pueden retrasar el deterioro o detenerlo en gran medida. Basado en el resultado de nuestra terapia, sé que es posible que las personas que sufren de esclerosis múltiple puedan alcanzar un nivel de remisión tan importante que podrían considerarse curadas.

Estoy convencido de que el uso insuficiente del propio cuerpo puede dañar cualquier sistema vulnerable en determinada persona: las articulaciones, el corazón, y así sucesivamente. Si una persona que tiene un sistema nervioso central vulnerable utiliza de manera inadecuada su cuerpo es susceptible de presentar un brote de esclerosis múltiple. Aunque el sistema nervioso central es imprescindible para controlar el movimiento, y la mielina es muy importante para el movimiento fino, el cuerpo representa el entorno del sistema nervioso. Por ende, el cuerpo da forma al sistema nervioso y afecta sus funciones y su salud. Una paciente típica de esclerosis múltiple tiene una postura inadecuada y una columna vertebral rígida. Se mueve como si el centro de su cuerpo estuviera en el cuello, lo cual genera una gran tensión en esa área. Su espalda está tan tensa que las vísceras se comprimen junto con los músculos de la espalda. Todo su cuerpo está tan rígido que hasta su forma de caminar se ve afectada. Una tensión tan exagerada de los músculos y los órganos internos produce una disfunción neurológica. En mi opinión, el movimiento incorrecto constante puede dañar la capa de mielina y la desaparición de fragmentos de ésta es sólo uno de los peores síntomas del funcionamiento incorrecto del cuerpo.

Con frecuencia los brotes de esclerosis múltiple son el resultado de un trauma o algún otro factor estresante. Muchas veces estos ataques dejan de presentarse y algunos o la mayoría de los síntomas disminuyen notoriamente. En el caso de la esclerosis múltiple progresiva, los brotes que producen discapacidad no se alternan con periodos de remisión sustancial.

ILANA: SUPERACIÓN DE LA RIGIDEZ

Ilana vino a verme a la Sociedad Vegetariana cuando estaba en las etapas incipientes de la esclerosis múltiple. Se tambaleaba al caminar, cojeaba un poco y su cadera parecía desequilibrada. Sentía adormecidas varias partes del cuerpo y algunas veces perdía el control de la vejiga. Ilana, que era maestra en una escuela pública, tenía miedo de perder su trabajo a causa de su enfermedad.

Comencé a trabajar con su mano y su brazo derechos, que estaban parcialmente paralizados. Los músculos que aún podía usar estaban muy adoloridos como consecuencia del esfuerzo excesivo. Le enseñé algunos ejercicios sencillos para el brazo y trabajé con ella para mejorar su respiración. Ilana se mostraba escéptica en cuanto a la posibilidad de que algún tratamiento pudiera ayudarla, pero mientras se vestía después del primero, descubrió que podía abotonarse la blusa sin problemas, algo que no había podido hacer durante meses. Su brazo se sentía más ligero y experimentaba más sensaciones en él. Ya que tenía algunas dudas, le sugerí que acudiera sólo a tres sesiones más para ver si le servían.

Aceptó con un:

—¿Qué puedo perder?

Le mostré a Ilana algunos ejercicios para la parte baja de la espalda, que estaba extremadamente débil y tensa. Le pedí que se recostara boca arriba con las rodillas dobladas, las manos sobre el pecho y la cabeza sobre una almohada firme para que pudiera relajar el cuello. Al principio le resultaba difícil mantener las rodillas en esta posición más de unos segundos, pero después de tres semanas podía hacerlo durante quince minutos. Le pedía que respirara profundo y contara cuánto duraba cada inhalación y exhalación para ayudarla a concentrarse en su respiración y mantener su mente concentrada en algo que no fueran sus rodillas. También le pedía que enviara pensamientos de relajación y expansión a la parte baja de su espalda, imaginando que se hacía cada vez más ancha y más larga. Su cadera estaba tensa y sus tobillos rígidos, así que le pedí que se reclinara en una bañera llena de agua fría y doblara y estirara las rodillas de manera alternada, para después girar un pie y luego el otro. El propósito de este segundo ejercicio era fortalecer sus tobillos para incrementar su estabilidad y fortalecer la conexión entre su cerebro y sus pies y pantorrillas. También practicamos muchos ejercicios de visualización para ayudarla a sentir cómo usaba su cuerpo; cómo movía los brazos y las piernas como si fueran demasiado pesados, por ejemplo, y cómo todo su cuerpo se contraía para llevar a cabo un pequeño movimiento. Yo quería reprogramar su sistema nervioso para que permitiera que cada músculo realizara su propio trabajo.

Ilana estaba asombrada ante la cantidad de cambios que ocurrieron durante estas primeras cuatro sesiones. Su pelvis se aflojó. Aunque seguía resultándole difícil caminar, era capaz de levantar las piernas con facilidad para ponerse los zapatos. Después de nuestra tercera sesión fue a nadar, y apenas podía creer que le hubiera dado dos vueltas a la piscina; pocas semanas atrás apenas podía nadar unos metros. Sorprendida por los cambios que experimentaba en tan poco tiempo, Ilana consultó a su médico, quien le confirmó la mejoría y la alentó a continuar con lo que hacía.

Después de seis semanas, Ilana podía recostarse boca arriba con las rodillas dobladas durante media hora. En una ocasión incluso se quedó dormida en esa posición. Las dificultades que tenía antes se debían a que tensaba las rodillas y los tobillos. Además, los músculos de la espalda pudieron volver a sostenerse de manera adecuada en cuanto se relajó la tensión a la que estaban sometidos. Sus piernas ya no tenían que intervenir para sostener la espalda, ni se restringía su movimiento debido a la rigidez de la parte baja de la espalda.

Si bien los músculos que actualmente usaba Ilana habían estado débiles a causa del poco uso, se fortalecieron en cuanto empezó a utilizarlos de manera correcta y saludable. Lo más importante es que estaba cambiando viejos patrones neurológicos muy arraigados, así como la creencia inconsciente de que su espalda era débil y sus piernas, inmóviles. Su médico continuó confirmando que su rodilla estaba fortaleciéndose y que su forma de caminar y sus reflejos mejoraban. Ilana también hizo pequeños descubrimientos por su cuenta; por ejemplo, podía coser por primera vez en años. Todas estas mejorías la convencieron de que podría volver a trabajar al llegar el otoño.

La debilidad de la vejiga es muy común en los pacientes con esclerosis múltiple; la necesidad de orinar se vuelve una urgencia imperiosa y difícil de controlar. Los ejercicios de visualización y de control de esfínteres resultaron invaluables para tratar este problema. Le pedí a Ilana que contrajera tanto como le fuera posible los músculos que controlan la vejiga, al tiempo que imaginaba que estaba forzando la retención de orina. Luego le pedí que apretara lo más que pudiera los músculos de la parte superior de su cuerpo, incluyendo los ojos y la boca, y que exhalara ejerciendo presión al expulsar el aire con fuerza a través de los dientes. Luego, de manera alternada, le pedí que repitiera el ejercicio, pero esta vez ejerciendo presión sobre los músculos de la vejiga como si intentara orinar pero no pudiera. (Este ejercicio se describe en detalle en "La locomotora" en el capítulo 10, páginas 173-174.) El ejercicio le ayudó a tener control sobre su vejiga y desde entonces lo ha recomendado a todos los pacientes que se quejan de incontinencia urinaria.

Vered, que posee el don de observar el carácter y la naturaleza humanos, se dio cuenta de la rigidez mental de Ilana. Aunque era una mujer inteligente y preparada con diversos intereses, tenía bloqueos mentales inexplicables. Por ejemplo, era maestra y, sin embargo, nunca había aprendido bien el idioma hebreo; empleaba aún patrones de lenguaje que sonaban raro en hebreo. Era como si algunas partes de su mente no estuvieran en comunicación con las demás. Hablaba de manera dogmática y daba la impresión de inflexibilidad en cuestiones tanto referentes a la mente como al cuerpo.

Entonces, como por arte de magia, conforme el cuerpo de Ilana aprendió a relajarse y confiar, su mente hizo lo mismo. Se abrió a más posibilidades, incluso la posibilidad de una cura para su enfermedad. Su nueva actitud pareció surgir de forma natural de sus nuevas experiencias con su cuerpo.

Trabajé con Ilana hasta que salí de Israel y en todo ese tiempo no experimentó más problemas degenerativos. La cojera nunca desapareció por completo, pero se redujo y su equilibrio se incrementó de manera dramática. Recuperó la coordinación de sus manos y su estado mental siguió mejorando a medida que recobraba la seguridad en sí misma. Fue

Ilana quien me dio la confianza de que la esclerosis múltiple, aunque representa un reto extraordinario, era algo que podíamos aliviar.

Sofía: una cura sin precedentes

Sofía Gefen llegó con nosotros por recomendación de Hannah, otra de nuestras pacientes. Era esposa de un rabino ortodoxo y trabajaba como maestra de las mujeres de la sinagoga. Su esposo, un hombre amable y sencillo, había hecho todo lo que estaba a su alcance para hacerle la vida más fácil desde que se le presentara la esclerosis múltiple y se sentía muy apesadumbrado por su enfermedad. La llevaba en su automóvil a ver diferentes médicos y la ayudaba con las compras y las tareas domésticas. Era evidente que Sofía contaba con el profundo amor y el respeto de todos los que la conocían.

El primer síntoma de Sofía fue la falta de sensación en las manos y los pies. Cuando lavaba los platos, con frecuencia se le resbalaban sin que lo sintiera. Sus manos carecían tanto de sensaciones que ni siquiera experimentaba su adormecimiento. Sentía que las tenía inmóviles y apretadas aun cuando las tuviera abiertas. Un día, al volver de las compras, se dio cuenta de que tenía el mismo problema en los pies; mientras caminaba por la calle había perdido los zapatos sin darse cuenta. Durante las pruebas a las que fue sometida en la clínica neurológica de su hospital, le picaron las manos y los pies con objetos puntiagudos al grado de hacerla sangrar, y no sintió dolor. Los médicos confirmaron uno de los peores miedos de Sofía cuando le dijeron que tenía esclerosis múltiple.

Sofía fue hospitalizada y se le administraron medicamentos, pero su estado no mejoró y fue dada de alta. Ella y su esposo le preguntaron a su neurólogo:

—¿Hay algo en el mundo que podamos hacer?

Él les respondió con amabilidad:

—No sé de nada en el ámbito de la medicina que pueda ayudar. Tal vez Sofía regrese cada seis meses con un nuevo brote y su estado siga deteriorándose. Pero no se den por vencidos —agregó con preocupación—. Oren. Siempre hay esperanza.

De ahí en adelante, Sofía era hospitalizada cada dos o tres meses. Aunque los ataques fueron disminuyendo poco a poco en cuanto a su frecuencia, su gravedad aumentó y no se veían probabilidades de remisión o de mejoría. Sufría de una forma crónica y progresiva de esclerosis múltiple.

Su equilibrio y coordinación casi desaparecieron por completo, y estaba a un paso de la parálisis. Ya no podía realizar tareas que requirieran la coordinación de las manos. Cuando lograba caminar sus pasos eran lentos y pesados. Lo máximo que podía recorrer era la distancia de su habitación. Sus médicos le dijeron a su esposo que no viviría más de dieciocho meses.

Un pronóstico desalentador emitido por un médico de confianza puede acelerar la muerte del paciente. Nos hemos vuelto por completo dependientes de los médicos para obtener información acerca de nuestros cuerpos, enfermedades y esperanzas de recuperación. Los médicos deberían usar este tremendo poder con cuidado para ayudar a alentar a sus pacientes, en lugar de exacerbar sus temores. Los pacientes deberían aprender a no considerar que el pronóstico médico es la última palabra.

El esposo de Sofía y sus hijos la acompañaron a su primera cita conmigo y estuvieron presentes en esa sesión. Sofía caminaba como si sus pies fueran sumamente pesados. Apenas podía mantenerse de pie y casi no podía arrastrarse por la habitación. Su expresión mostraba miedo y me parecía que éste era en gran medida el responsable de su dificultad para caminar. Aparentemente le daba miedo emprender cada paso que daba. Apenas levantaba un pie del suelo, tensando todo el cuerpo y el rostro, y luego dejaba caer todo su peso en ese pie y arrastraba el otro para alcanzarlo. Después de algunos pasos sentía la necesidad de dejarse caer o asirse de algo para sostenerse. Lo que más temía era perder el equilibrio. Sin darse cuenta de ello, apenas respiraba, y las pocas respiraciones que hacía eran por la boca. Parecía carecer totalmente de energía.

Ayudé a Sofía a llegar a la mesa de exploración y le pedí que se recostara boca arriba. Luego, con las rodillas dobladas y los pies sobre la mesa, empecé a enseñarle ejercicios de respiración. Como sucede con frecuencia en pacientes seriamente lesionados o con discapacidad, primero necesitaba aprender a respirar. Le pedí que inhalara profunda y lentamente, que luego exhalara por completo y esperara lo más posible (veinte segundos) antes de inhalar de nuevo, y repitiera todo el proceso. Hizo esto unas cien veces.

Pronto Sofía empezó a sentir su cuerpo; se había desconectado de él por completo. La primera sensación que experimentó fue una pesadez exagerada. Estaba convencida de que la sesión la había ayudado, pero su esposo y sus hijos se mostraban escépticos, así que decidió no continuar con el tratamiento. Al enterarse Hannah de esto empezó a visitar con frecuencia a Sofía y por fin la convenció de que continuara su tratamiento conmigo y se comprometiera en serio. Después de dos meses Sofía volvió a mi consultorio. Recordó los ejercicios que le había enseñado y tras un par de semanas de pequeñas mejorías me comunicó:

—Meir, este tratamiento es un gran aliciente.

—Espero que sus efectos no sean sólo psicológicos —le dije.

—No, me siento mucho mejor —contestó—, tanto en lo psicológico como en lo físico, y esto me llena de esperanza.

Después de un mes de trabajar conmigo resultaba evidente para todos que el estado mental y físico de Sofía había mejorado. Antes de esto, no quería hacer nada. Ahora deseaba participar en tantas actividades como le era posible. Le interesaba más su estado de salud y estaba dispuesta a dedicarse de lleno a su recuperación. Aun su familia empezó a creer que era posible alcanzarla.

Como consecuencia de la enfermedad de Sofía, su esposo estaba sometido a una tremenda tensión nerviosa. Algunas veces cuando la traía a mi consultorio le daba masaje en los hombros y el cuello. En una ocasión coloqué mi espalda contra la suya, le pedí que nos tomáramos los brazos y me incliné hasta que lo levanté del suelo cargándolo sobre mi espalda. A Sofía le impresionó ver esto dado que él era mucho más alto y pesado que yo. Mientras lo sostenía de esta manera, estiré sus brazos, hombros, cuello y espalda tirando con suavidad de sus brazos. Esto liberó gran parte de la tensión y pudo sentarse y relajarse mientras observaba la sesión.

En dos meses el equilibrio de Sofía acusaba una notoria mejoría. Aunque no era permanente ni de confiar, Sofía se caía menos que antes. Su fatiga constante también empezó a ceder, y podía disfrutar algunas horas al día sin cansancio. Un día me informó:

—Siento que algo maravilloso está a punto de sucederme.

Presentía un gran cambio. En ocasiones cuando los pacientes manifiestan sus expectativas de mejorar, lo que hacen es hablar de deseos irrealizables. Pero de vez en cuando algún paciente se refiere por anticipado a una mejoría con tal convicción que sólo puede estar basada en una sabiduría muy profunda. Cuando Sofía dijo que iba a presentarse en su vida un gran cambio benéfico, sentí que tenía razón.

De ahí en adelante su terapia fue totalmente diferente. El trabajo que hacíamos Danny, Vered y yo ya no consistía en devolverle su salud; sólo la ayudábamos a hacerlo. Los cuatro trabajábamos juntos.

En un mes Sofía empezó a llegar sola a nuestras sesiones. Podía subir y bajar del autobús y caminar de la parada del mismo a nuestro consultorio. Aunque aún cojeaba, su manera de andar era mucho más ligera. Caminar ya no la cansaba tanto. Se había renovado su entusiasmo y empezó a hacer caminatas diarias. Esas mejorías reafirmaron su esperanza de poder curarse.

La coordinación de Sofía aún era un gran problema. Algunas tareas sencillas le parecían muy difíciles y sus movimientos eran torpes e ineficientes. Danny y Vered trabajaban con ella hasta que sus músculos se relajaban, y yo me concentraba en ponerle ejercicios. Como resultado, su respiración se volvió más profunda y más regular, y el aumento de su circulación sanguínea le permitía realizar movimientos que de otra manera le habrían resultado muy difíciles o incluso dañinos.

Después de un tiempo Sofía llegó a comprender cómo tensaba el cuerpo. Al poder sentir su cuerpo relajado en algunas ocasiones, se hizo consciente de la diferencia. Ahora trabajaría para moverse con un mínimo de tensión. Cuando le dábamos masaje en los pies, le tomaba media hora poder girar un tobillo sin tensionar las piernas, la espalda, el pecho y el estómago. En poco tiempo algunos de los músculos que forman las pantorrillas, tan duros que parecían de acero a causa de la tensión por el trabajo excesivo al que los sometía, empezaron a relajarse. Otros músculos de las pantorrillas, deteriorados por falta de uso, empezaron a desarrollarse con lentitud. Esto le permitió estar de pie de manera más firme, pero no resolvió por completo su problema de falta de equilibrio. En determinado momento le pedí que se parara sobre un solo pie. Empezó a caerse, pero la sostuve. Durante una temporada pasamos horas haciendo esto antes de que pudiera pararse en un pie unos cuantos segundos. Una vez que lo logró, le resultó un poco más fácil pararse sobre ambos pies.

Danny, Vered y yo también trabajábamos en otras áreas del cuerpo de Sofía. Las articulaciones de su cadera estaban muy tensas y esto restringía en gran medida su posibilidad de caminar, así que le pedía que se parara sobre los dos pies y girara la pelvis. Si bien éste es un movimiento sencillo para la mayoría de las personas, para Sofía era algo casi imposible.

Columpiaba la cadera con movimientos irregulares y angulares, en lugar de moverla trazando círculos. Vered, que tenía mucha experiencia con este ejercicio, le mostró cómo empezar, trazando pequeños círculos y ampliando poco a poco el rango de los movimientos. Vered hacía que Sofía inclinara la pelvis hacia delante, hacia atrás, a la derecha y a la izquierda. Con el tiempo Sofía aprendió a sentir cuánto podía inclinarla sin caerse. Su equilibrio empezó a mejorar y cedió la rigidez de las articulaciones de su cadera. Comenzó a sentirse más segura al caminar.

Tal como lo hicimos Danny, Vered y yo, Sofía empezó a trabajar consigo misma con un celo casi frenético. Hacía ejercicio durante horas todos los días y venía a vernos tres veces por semana. Mientras estaba recostada en la camilla, uno de nosotros tomaba uno de sus brazos o una pierna y la estiraba con suavidad, al tiempo que le pedíamos que imaginara que ese miembro se estiraba tanto que llegaba a abarcar la longitud de la habitación, la longitud de la calle y así hasta el infinito. Hacíamos esto mismo con cada miembro; ella sentía que su cuerpo se expandía más cada vez. Mientras estirábamos sus extremidades alargábamos sus músculos, lo cual les permitía relajarse. Los músculos tensos son más cortos y limitan la circulación al constreñir los vasos sanguíneos. Esta sensación de expansión era muy relajante para Sofía y la hacía sentirse más ligera y más abierta. Como ella misma nos dijo, su cuerpo parecía perder sus límites. En apariencia las restricciones que la tensión le había impuesto desaparecían.

El cambio en el concepto de Sofía de su propio cuerpo y sus capacidades generó un cambio en el concepto que tenía de sí misma. Así como se expandía su cuerpo y se volvía capaz de más y más logros, su autoconcepto empezó a expandirse. En menos de medio año Sofía se volvió una persona del todo diferente. Quería aprender cosas nuevas, ampliar sus estrechos horizontes y cambiar. Se mostraba ansiosa en especial por aprender cualquier cosa que pudiéramos enseñarle. Era un placer trabajar con ella. Cuando le enseñábamos algún ejercicio que al principio le resultaba difícil, lo practicaba en su casa y, dos días después, nos mostraba que lo dominaba. Nuestras sesiones eran un intercambio de beneficios recíprocos.

Si bien Sofía no manifestaba síntomas de daño en el nervio óptico, pensé que podía ser vulnerable a problemas oculares, dado que son muy comunes entre la familia de enfermedades a la que pertenece la esclerosis múltiple. Una persona puede tender a presentar determinado problema sin mostrar síntomas así que, antes que esperar a que dicho síntoma se manifestara, decidí darle terapia preventiva y le mostré la aplicación de las palmas de las manos, el baño de sol y otros ejercicios oculares. Después de practicarlos padecía dolores de cabeza, pero le expliqué que esto era normal para quien empezaba a practicarlos; la relajación muscular nos hace más conscientes de la tensión previamente inadvertida alrededor de los ojos. Esta tensión, junto con el aumento de la estimulación del nervio óptico, era en parte responsable de sus dolores de cabeza. Por ende, las cefaleas representaban una señal de que los nervios debían ser estimulados y relajados, y de que fue buena idea pedirle que practicara los ejercicios oculares.

Le mostré cómo darse masaje en la cabeza y el rostro para aliviar la cefalea, pero había mucho trabajo por hacer para despertar y sanar la degeneración de su nervio óptico. Pasaron dieciocho meses antes de que Sofía pudiera practicar a diario sus ejercicios oculares sin molestias.

Después de sólo seis meses la mayoría de los síntomas de Sofía habían desaparecido. Todas las tardes ella y su esposo hacían largas caminatas juntos y al cabo de un kilómetro y medio él estaba más cansado que ella. Sólo persistía uno de los síntomas más severos: Sofía seguía sin experimentar sensaciones en las manos y los pies. Consulté con el doctor Arkin, socio del neurólogo de Sofía, quien me comunicó que nada podía hacerse para restablecer las sensaciones. Estudió su caso y llegó a la conclusión de que estaba dañado el sistema nervioso central.

—Hasta donde yo sé —me dijo—, no se han registrado casos de esclerosis múltiple en los que se haya restablecido la sensación, así que siéntete agradecido por el excelente trabajo que has hecho.

Pero yo no estaba convencido de que el médico tuviera razón. Pensaba que si alguna persona merecía estar sana, ésta era Sofía. Había trabajado mucho y hacía todo lo posible para estar bien.

Empecé a frotar los dedos de Sofía cada vez que llegaba al consultorio, poniendo todo mi amor y mi fe en el masaje que le daba. Empleaba crema para manos para calentar su piel y reducir la fricción del masaje. En cada ocasión le preguntaba:

—¿Puedes sentir algo?

Y ella me respondía:

—No.

Por último, sintiéndome desesperado, una noche llamé a Miriam. Le describí el estado de Sofía, y después de hacerme algunas preguntas, mi amiga comprendió el panorama general.

—Sabes qué hacer en un caso como éste, ¿no? —preguntó.

—¿Acaso te preguntaría si supiera qué hacer? —le respondí con impaciencia.

Ignorándome, Miriam continuó:

—Es muy sencillo. Todo lo que tienes que hacer es pedirle que tamborilee con suavidad los dedos sobre una mesa.

Me quedé sorprendido. En realidad era algo muy simple, ¿por qué no se me había ocurrido? Estaba seguro de que Sofía podría volver a tener sensaciones en las manos. No entendía el efecto de dicho ejercicio, pero me resultaba claro que estimular las terminaciones nerviosas de esta forma influiría en su sistema nervioso central.

Sofía llegó a su siguiente sesión un viernes por la mañana, dispuesta a enfrentar un turbulento día de preparativos antes del descanso del Shabbat. Se sorprendió cuando le pedí que se sentara frente a mi escritorio en lugar de llevarla a la habitación de tratamientos. Luego me senté a su lado. En ese momento mi empatía con Sofía era tan grande que experimenté una unión mental con ella.

Como me había sugerido Miriam, le pedí que tamborileara los dedos sobre el escritorio. Respondió sin dudarlo, golpeando con los dedos de manera rápida y rítmica. Al principio esto le provocó cierto dolor, pero éste disminuyó después de hacer el mismo movimiento unas cincuenta veces, para después desaparecer. Tras tamborilear cien veces, empezó a sentir presión en las puntas de los dedos. Continuó el tamborileo y la presión también comenzó a desaparecer en forma gradual. Después de haberlo hecho unas trescientas veces sólo sentía adormecimiento. Yo estaba haciendo el ejercicio junto con ella y, para mi sorpresa, tenía la impresión de experimentar sus sensaciones en mi propio cuerpo. Para cuando llegamos a los setecientos golpecitos, no había dolor ni sensación de presión, sólo una sensación constante de estimulación. Le pedí que respirara profundo y relajara los hombros para que pudiera continuar haciendo el mismo ejercicio el mayor tiempo posible. Después de tamborilear mil veces, sus manos parecieron recobrar la capacidad de tener sensaciones completas, normales.

Después empezamos a golpear sobre el escritorio los nudillos más cercanos a la punta de los dedos, y experimentamos lo mismo, pero en la mitad del tiempo en que logramos resultados con las puntas. Tamborileábamos muy suavemente al principio y después incrementábamos poco a poco la intensidad. Cuando se presentó el dolor, fue una sensación fuerte, no adormecida ni distante. Luego repetimos el ejercicio con los nudillos centrales con resultados similares, pero con un nivel aún más intenso de sensación, presión y dolor. Una vez que el proceso de despertar se había iniciado, lo demás sucedía de manera casi instantánea.

Por último, trabajamos en los nudillos más grandes, donde los dedos se unen al resto de la mano, y el proceso fue el mismo. Primero sentía adormecimiento, luego dolor, después presión sin dolor y, por último, cosquilleo. Continuamos tamborileando sobre la mesa con los huesos de la muñeca adyacentes al dedo meñique. Para entonces Sofía podía sentir todo lo que tocaba, y ya no sentía las manos agarrotadas y trabadas, como sucediera durante meses: de hecho, las sentía relajadas.

Dejé que se recostara en la camilla y le di masaje durante un rato. Luego empecé a hacerle pruebas. Le pedí que cerrara los ojos y puse un bolígrafo en su mano; logró identificarlo al tacto. Le di un lápiz y también lo identificó porque podía sentir que estaba hecho de madera. Llamé a Danny y a Vered para que compartieran nuestro triunfo. Yo estaba tan feliz que mis ojos se llenaron de lágrimas. La de Sofía representaba la mejoría más grande que jamás había visto. Para ambos éste fue el día más feliz de nuestras vidas.

Durante las siguientes semanas realizamos el mismo ejercicio para ayudar a restablecer las sensaciones en sus pies. Nos llevó más tiempo lograrlo que en el caso de las manos. Sofía no podía levantar las piernas con facilidad, así que la ayudábamos a tamborilear con los pies. Pero después de tres semanas empezó a sentir algo en los talones. Con mucho ejercicio y masaje, recuperó parte de su capacidad de sensación.

Llamé a Miriam para contarle del éxito de Sofía. Tomó la noticia con calma; los resultados eran tal como los esperaba. Entonces, con mucha emoción me comuniqué con el doctor Arkin. No lo creía e incluso al principio se mostró a la defensiva, pero pronto se convenció de que le decía la verdad. Cuando vio a Sofía unas semanas después, estaba muy sorprendido. Como resultado, empezó a enviarnos a otros pacientes con padecimientos neurológicos.

Los médicos del hospital de Sofía tuvieron una reacción muy distinta. Al ver su enorme mejoría, llegaron a la conclusión de que, después de todo, sí se había presentado una remisión de la enfermedad e hicieron un nuevo diagnóstico señalando que se trataba de un tipo de esclerosis múltiple de recaída-remisión. Pasaron por alto el hecho de que hasta el momento no se sabía de ningún paciente con esclerosis múltiple que hubiera recuperado las sensaciones después de un periodo prolongado de pérdida total de las mismas. No hablábamos de adormecimiento, que es en sí mismo una sensación, sino de ausencia total de sensaciones.

No puedo asegurar que sé cómo curar la esclerosis múltiple, pero sí ofrezco la posibilidad de recuperar la salud a cualquier persona dispuesta a invertir el tiempo y el esfuerzo necesarios. Sofía fue una de esas personas. Estaba decidida a curarse y lo logró. Se ganó a pulso la curación. Ella no tenía preconceptos o prejuicios; no enfocó el problema de manera intelectual. Sólo actuó con seguridad y confió en que algo sucedería. Con una actitud de esta naturaleza, puede superarse cualquier enfermedad.

MENACHEM: DEJAR ATRÁS LA DESESPERANZA

Poco tiempo después, el doctor Arkin nos envió a Menachem. Menachem, quien era propietario de un restaurante, había sido hospitalizado con frecuencia debido a ataques de esclerosis múltiple y se sentía desesperado. Pasó dos semanas en el hospital, incapacitado para acostarse, sentarse o ponerse de pie sin sentirse mareado. Cuando fue dado de alta, aún sufriendo mareos, acudió al departamento de neurología del hospital, donde los cinco médicos especialistas se encontraban en una reunión médica. Los interrumpió para contarles su historia y les preguntó:

—¿Hay algo que puedan hacer por mí?

Todos negaron con la cabeza. Menachem salió de la habitación, pero permaneció afuera. A medida que salían los neurólogos, le preguntó a cada uno por separado:

—¿Puede usted ayudarme?

—No, lo siento mucho —le respondió cada uno.

Pero el doctor Arkin añadió:

—No conozco cura alguna para la esclerosis múltiple, pero puedo recomendarle de manera extraoficial a algunas personas que han tenido éxito con su tratamiento. No las recomiendo en mi calidad de médico; esto es estrictamente confidencial.

La actitud del doctor Arkin fue muy cautelosa y dejó en claro que no le prometía nada.

Así que Menachem vino a buscarnos como último recurso. Comprendí el pesimismo del doctor Arkin en cuanto comencé a evaluarlo; sus piernas eran tan débiles que apenas podía permanecer de pie. Una prueba muscular mostró que los músculos de sus piernas eran casi totalmente disfuncionales. Sus miembros parecían muy pesados, tanto para él como para nosotros.

—Cuanto más llena de vida está una persona, más ligeros se sienten sus miembros y esta sensación de pesadez es una especie de muerte —comentó Danny.

—Esta sensación de pesadez no tiene nada que ver con el peso corporal real —añadió Vered.

Si Menachem tan sólo volteaba la cabeza hacia un lado, perdía el equilibrio y se caía. Caminaba como si estuviera ebrio, balanceando todo el cuerpo de un lado a otro. A menudo estaba fatigado y sencillamente parecía cansado de vivir. No le encontraba sentido a nada; cada momento se acompañaba de fuertes mareos y, con frecuencia, de náusea.

Al principio no teníamos idea de qué hacer. No se había encontrado solución en el terreno de la medicina. Los médicos le administraron cortisona y, algunas veces, vitamina B_{12}, pero esto no ayudó a aliviar ninguno de sus síntomas. Aun durante sus periodos de remisión, los mareos de Menachem se agravaban día a día.

La esposa de Menachem lo abandonó debido a su enfermedad y sus hijos lo visitaban de manera ocasional. Se vio forzado a arrendar su restaurante porque no podía administrarlo. Estaba a punto de vender su casa para ir a vivir con sus padres, pero posponía el proyecto porque no tenía la fuerza física ni emocional para realizar los trámites.

Durante nuestra primera sesión le dije que esperábamos que practicara una serie de ejercicios. Pude sentir su renuencia a hacer cualquier cosa, no era sólo que cualquier movimiento requiriera para él un gran esfuerzo y le produjera incomodidad, sino que, además, su cuerpo necesitaba mucho descanso. Decidimos verlo tres veces por semana.

Lo primero que hice con Menachem fue mover cada una de sus extremidades con lentitud y suavidad para promover la circulación. También empezamos a trabajar con sus problemas oculares; su nervio óptico se había degenerado y su visión era borrosa. El ejercicio de las palmas de las manos lo ayudó mucho; no sólo le dio cierto descanso a los ojos, sino que mediante el mismo logró relajar todo el cuerpo. Se hizo consciente de la sensación de que algo lo ahogaba constantemente desde adentro, en los aspectos emocional y físico, y esta sensación desaparecía con el ejercicio ocular de las palmas.

Después de apenas dos semanas, la forma de caminar de Menachem empezó a mostrar señales de mejoría. Le pedimos que girara los pies varios cientos de veces al día y, como resultado, sus pantorrillas eran más fuertes. El hecho de sentirse más relajado aumentó su confianza en sí mismo y disminuyó su constante temor a caer. Pero seguía cojeando y le resultaba difícil levantar las piernas.

Durante nuestra séptima sesión Menachem dijo:

—Estoy empezando a mejorar. Todavía me siento mareado y cojeo, pero me siento mejor por dentro. Tengo ganas de hacer las cosas.

Me contó que el día anterior había ido a su restaurante y le pidió a las personas a quienes se lo rentó que lo dejaran trabajar en algo. Se había sentido un poco mareado, pero trabajó durante dos horas.

—Estoy cansado de estar en cama —me confesó.

Esta mejoría me conmovió profundamente. Sentí el cambio de su estado mental y creí que lograría mejorar, tal como se lo propuso.

Menachem continuó con altas y bajas. En una sesión le dijo a Vered que no sabía cómo podría seguir viviendo con el mareo permanente. Pero la esperanza que ahora tenía lograba compensar su desconsuelo. Fue durante esa sesión con Vered, mientras ella le daba masaje a la parte posterior de su cabeza, cuando experimentó su primer alivio temporal del mareo. Aunque éste sólo duró unas cuantas horas, era signo de que podía liberarse de este trastorno.

Alguna vez Miriam me comentó que durante muchos años padeció graves dolores de cabeza. Una de esas cefaleas fue tan severa que no había podido hacer nada. En medio del dolor se recostó en el suelo y empezó a mover lentamente la cabeza de un lado a otro. Al principio el dolor aumentó y creyó que todo su cuerpo iba a explotar, pero continuó girando la cabeza mientras le daba masaje a su cuero cabelludo. En 30 minutos el dolor de cabeza desapareció y nunca más tuvo otro. Esto es como apilar cobijas sobre un paciente que tiene fiebre alta para ayudarle a "sudarla"; se fomenta que el síntoma llegue a un punto culminante para que pase con más rapidez. Esto concuerda con el espíritu del principio fundamental de la homeopatía: lo similar cura lo similar. Se me ocurrió que el problema de Menachem podría tratarse de manera parecida.

Un día, después de dos meses y medio de trabajar con Menachem, llegó a nuestro consultorio con el mareo de siempre. Le pedí que se parara frente a la ventana y girara la cabeza de lado a lado.

—No hay modo de que haga eso —protestó—. Ya estoy suficientemente mareado en este momento.

Pero insistí y, por alguna razón, confió en mí y lo intentó. Volteó la cabeza de la izquierda a la derecha y de regreso, y sintió náuseas. Lo hizo de nuevo y se sintió peor, con una sensación de sofoco en el plexo solar. Al tercer intento, creyó que iba a vomitar; la cuarta vez lo hizo. Luego su rostro tomó un color amarillo-verdoso y dijo:

—Voy a desmayarme.

Su cuerpo estaba frío y húmedo, así que lo ayudé a llegar a la camilla y lo froté con aceite para calentarlo. Le di masaje hasta que lo sentí tibio otra vez, pasaron las náuseas y su piel adquirió un tono rosado.

Salió al pórtico y volvió a intentar el ejercicio. Se sentía débil y mareado, pero esta vez pudo voltear la cabeza siete veces antes de ponerse pálido y helado. Después volvió a vomitar. Lo devolví a la camilla para darle otro masaje.

Lo intentamos una tercera vez con los mismos resultados. Apenas podía creer que uno de los dos estuviera dispuesto a continuar, pero de alguna manera ambos sentíamos que hacíamos lo correcto. Después del cuarto intento, Menachem empezó a tener menos problemas con el ejercicio. Su circulación mejoró y permitió una distribución más uniforme de sangre entre su cabeza y su cuerpo.

¡Repetimos el ejercicio diez veces! Cada vez parecía afectarlo un poco menos. La décima vez lo llevé al pórtico y fue capaz de girar la cabeza treinta veces en cada dirección. Después de eso, me dijo:

—No estoy mareado ni tengo náuseas, pero me siento muy débil y cansado.

Coincidimos en que era suficiente para un día. Le di masaje de nuevo, le pedí que no comiera nada durante el resto del día y llamé a un taxi para que lo llevara a su casa.

Menachem empezó a practicar este ejercicio a diario. Al día siguiente podía girar la cabeza doscientas veces sin sentirse mareado. A partir de entonces mejoró dramáticamente. Podía caminar por la calle y voltear la cabeza de un lado al otro para mirar los aparadores de las tiendas. Podía andar en bicicleta durante media hora e incluso trotar un poco.

Después de haber sido aliviado de su peor problema, Menachem empezó a entrar en contacto con otros aspectos de su enfermedad. Ahora podía sentir la debilidad y rigidez de sus movimientos y el desequilibrio de su forma de pararse y caminar.

Esta nueva conciencia adquirida cambió su manera de ver la vida. Ya no se sentía una víctima sin esperanza de una enfermedad misteriosa; ahora podía mirar la causa de sus problemas y hacer esfuerzos para cambiar.

Al trabajar con Menachem aprendí mucho acerca de la importancia de restablecer el centro del movimiento al tratar la esclerosis múltiple. Después de haberlo ayudado a superar el mareo y recuperar el equilibrio, teníamos que ayudarlo a reestructurar su patrón habitual de movimiento, en especial para caminar, así como a reconstruir los músculos de sus piernas y pies.

El centro de movimiento de Menachem se encontraba en la parte posterior de su cabeza, donde se articula el cuello, lo cual le impedía respirar profundamente. Esto último se derivaba de la tensión que existía en esa área y del hecho de que al caminar dejaba caer todo el peso de su cuerpo sobre los dedos de los pies. Le pedí que se pusiera de pie con la espalda recta y mantuviera los pies paralelos mientras estuviera parado o caminando; luego le pedí que se concentrara en el verdadero centro de su cuerpo: un punto ligeramente por debajo del ombligo. Le dije que respirara hondo y llevara el aire a su abdomen; de esta manera incrementaría su nivel de atención en esa área y podría empezar a reenfocar el centro de todos sus movimientos en la zona en la que en realidad se ubicaba. Este ejercicio de "centrar" ayuda a las personas a hacerse conscientes del lugar de donde proviene el ímpetu que hay detrás de cada movimiento. No se trata de un conocimiento esotérico; cualquiera que ponga atención a su cuerpo puede aprender a centrarlo.

Cuando Menachem dirigió el aire de su inhalación hacia su abdomen, lo invadió una sensación de ligereza. Coloqué mis manos sobre su abdomen y le pedí que visualizara que su espalda se relajaba y hacía más ancha y larga. Con esto Menachem experimentó un gran alivio de la tensión en su cuello y pudo moverlo de lado a lado sin restricciones, mucho más de lo que podía hacerlo antes. Mientras continuaba moviendo la cabeza de lado a lado, visualizando su espalda cada vez más ancha y fuerte, su cuello cada vez más largo, la parte superior de su cabeza cada vez más cerca del cielo y su energía fluyendo desde el verdadero centro de su cuerpo, sus vértebras torácicas empezaron a sonar como si tronaran, aunque yo ni siquiera las estaba tocando. Esto era señal de que su columna se estaba estirando y relajando.

Luego buscamos incorporar esta nueva percepción al caminar de Menachem. Tendía a volver a su manera desequilibrada y restringida. Lo dirigí recordándole que se concentrara en su centro y sintiera que su espalda se expandía, sus hombros se extendían y su cuello se alargaba. Después le pedí que se sentara y se levantara sin ayudarse con los brazos. Esto resultaba difícil para alguien cuyos músculos de las piernas estaban tan tensos que casi se habían paralizado. Incluso ya no se sentaba: simplemente se dejaba caer en una silla y luego usaba los brazos para levantarse.

Menachem logró sentarse y levantarse en forma coordinada y relajada al estirar y fortalecer los músculos de los muslos y mantenerse consciente de que el punto focal desde donde se irradiaba cada movimiento estaba en el abdomen.

Mi conferencia en la Sociedad de Esclerosis Múltiple

Muchos años después fui invitado a impartir una conferencia en la Sociedad de Esclerosis Múltiple en la Columbia Británica, en Canadá. Mi intención era ofrecerles una nueva perspectiva sobre su trastorno y proponerles algunos ejercicios que pudieran ayudarlos. Asistieron a la conferencia casi trescientas personas con esclerosis múltiple. Era para mí un reto abordar temas de interés para todos los participantes, ya que las personas con esclerosis múltiple tienden a sufrir muy diferentes síntomas con distintas manifestaciones. Sin embargo, a pesar de la diversidad de sus síntomas y sus diversas formas de vida, había algunas cosas que todos tenían en común.

Mi consejo fue muy distinto de lo que estaban habituados a escuchar. A las personas con esclerosis múltiple por lo general se les aconseja usar bastón si no caminan con seguridad, luego emplear muletas o una andadera y, por último, recurrir a una silla de ruedas cuando se pierden la fuerza y el equilibrio. Yo manifesté que mis instrucciones son todo lo contrario.

—Si no caminan bien —les dije— no usen bastón, a menos que se caigan frecuentemente y corran el riesgo de fracturarse un hueso. Si usan bastón, muletas o andadera, busquen todas las oportunidades posibles para caminar sin ellos. Si han estado en una silla de ruedas durante un lapso breve, hagan todo lo que puedan para dejarla a la mayor brevedad. Esos aparatos son adictivos; una vez que se acostumbren a ellos, su autoestima se construirá a su alrededor y tarde o temprano no podrán prescindir de ellos. A medida que se acostumbran a usarlos, inconscientemente sienten que no tienen opción. Pero el problema no termina ahí. Estar sentado en una silla de ruedas disminuye la circulación y debilita los músculos. Si empiezan a usar una silla de ruedas por conveniencia cuando aún tienen la opción de no hacerlo, llegará el momento en que se habrán debilitado tanto que ya no podrán dejarla.

Me pareció que los presentes estaban de acuerdo conmigo y que la mayoría sentía que había empezado a usar su bastón demasiado pronto.

Con frecuencia quienes sufren de esclerosis múltiple se sienten más fatigados que el resto de la gente. Mientras que otras personas pueden descansar cuando están cansadas y superar con rapidez su cansancio, la gente con esclerosis múltiple siente que su cansancio no desaparece a lo largo de días o semanas. Descubrí que éste era otro de los elementos que tenía en común todo el grupo. Si tienes esclerosis múltiple debes reaccionar de inmediato a la sensación de fatiga.

—No importa lo que necesiten hacer en la vida —les comuniqué—, en el momento en que se sientan fatigados deben descansar; esto implica reconocer que tienen una incapacidad específica.

Hice hincapié en el hecho de que es diferente reconocer una incapacidad y sucumbir ante ella. Para ser más específico, hay una gran diferencia entre, por un lado, trabajar constantemente en tu propia movilidad y descansar cuando lo requieres y, por otro, dejar que te venza la incapacidad. Luego compartí con el público mi ejercicio favorito de relajación, el cual presento a continuación.

Ejercicio para esclerosis múltiple: relajación con la respiración

Recuéstate boca arriba. Dobla las rodillas si es que puedes hacerlo con facilidad, con los pies sobre el suelo o una colchoneta. Si esto no es posible, descansa las piernas sobre dos o tres cojines. Ahora respira profundo, pero sin forzarte, a través de las fosas nasales y visualiza que tu cuerpo se expande al inhalar y se encoge al exhalar. Respira profundo otra vez y visualiza cómo aumenta el espacio entre tus vértebras. Relájate, respira hondo e imagina que los hombros se alejan uno del otro y tu cuello se alarga. Continúa con este ejercicio por un lapso de tres a cinco minutos.

El siguiente es otro de mis ejercicios favoritos de relajación con la respiración: recostado boca arriba, inhala, exhala, quédate sin aire mientras cuentas hasta treinta, luego inhala lento y hondo. Repítelo tres veces.

Indicadores para hacer los ejercicios

Le comenté al grupo que podría darse el caso de que, a pesar de trabajar con el cuerpo, alguien no superara todos sus síntomas.

—Aun haciendo su mejor esfuerzo —agregué—, algunas personas sienten que su cuerpo no mejora y que, incluso, empeora. Pero, de acuerdo con mi experiencia, en la mayoría de los casos puede prevenirse el deterioro si conocemos los pormenores de nuestro cuerpo. He descubierto que trabajar para incrementar la movilidad y superar otros síntomas es mejor que cualquier aseveración positiva; es la acción física real la que puede ayudarnos a evitar los peligros de la depresión, a mantenernos optimistas, positivos y con un enfoque saludable. Si puedes mejorar aunque sea sólo un poco, vale la pena el esfuerzo. Si puedes reducir el ritmo del deterioro, trabajas en pro de una buena causa.

Luego dirigí al grupo para que realizara el ejercicio para los músculos constrictores que controlan los procesos de eliminación (ver el capítulo 10, "Ejercicio de la locomotora", páginas 173-174). Es un ejercicio muy importante para quienes han perdido el control de la vejiga, del todo o en parte. Dado que influye en el sistema nervioso autónomo, aun las personas que no tienen problemas urinarios pero están sometidas a estrés pueden beneficiarse con este ejercicio. La mayoría de los participantes experimentó una sensación de profunda relajación después de practicarlo.

Les expliqué el principio de desarrollar fortaleza desde las bases: si los dedos de los pies son débiles, los músculos de los tobillos tienen que tensarse para estabilizar los pies. Como resultado, las rodillas se tensan para ajustarse a la rigidez de los tobillos. Las articulaciones de la cadera hacen lo mismo para adaptarse a la rigidez de las rodillas. En consecuencia, la espalda y el cuello también se tensan. Por ende, fortalecer los dedos de los pies puede ayudar a relajar los tobillos y aliviar la rigidez de todo el cuerpo.

Luego los invité a practicar un par de ejercicios para los dedos de los pies y los tobillos, descritos a continuación.

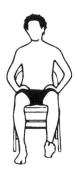

Ejercicio para esclerosis múltiple: fortalecimiento de los dedos de los pies y relajación de los tobillos

Siéntate en una silla con los pies apoyados en el suelo y utiliza los dedos de los pies para mover éstos hacia delante, centímetro por centímetro.

Mientras sigues sentado en la silla, mantén el talón abajo y levanta la parte frontal de los pies, alternando cada uno.

Desarrollo de pies y pantorrillas fuertes

Compartí después con el grupo que trabajar con los dedos de los pies y con los pies produce otro importante beneficio: el desarrollo de pies y pantorrillas fuertes mejora la estabilidad, lo cual ayuda a mantener el equilibrio.

Si no puedes caminar y tienes que usar una silla de ruedas, trabajar con la parte inferior del cuerpo puede ayudar en cierta medida a estabilizar la parte superior.

Le pedí a aquellas personas del grupo que pudieran caminar que se pusieran de pie y le dieran masaje a un pie haciendo girar una pelota de tenis colocada debajo de la planta. (Quienes no podían ponerse de pie hicieron el mismo ejercicio sentados o imaginaron que lo hacían si les resultaba físicamente imposible.)

El siguiente es el ejercicio que practicamos.

Ejercicio para esclerosis múltiple: masaje del pie con una pelota de tenis

Coloca en el suelo, debajo de un pie, una pelota de tenis. Ejerce presión sobre ella y mueve tu pie de un lado a otro, permitiendo que la pelota te dé masaje debajo de los dedos de los pies, el arco y luego el talón. Ahora imagina que dos líneas verticales dividen tu pie en tres porciones, haz girar la pelota de tenis desde el dedo gordo hasta el talón y regresa; ahora muévela de los dedos centrales al talón de ida y vuelta, y del dedo más pequeño al talón y de regreso.

Cuando terminamos este proceso, aquellos que participaron descubrieron que podían estar de pie con mucha más confianza y menos temor a caerse.

Control fino del movimiento

El control fino del movimiento era lo que más le interesaba al grupo. Señalé que cuando nacemos no tenemos el control fino del movimiento que adquirimos después. Nuestros nervios y nuestra capa de mielina se desarrollan a medida que desarrollamos la capacidad para refinar nuestros movimientos. Luego, en los casos de esclerosis múltiple, las personas pierden la capacidad del movimiento fino y, al mismo tiempo, la capa de mielina se deteriora. En apariencia todos los participantes podían dar cuenta de ese hecho, ya sea que estuvieran confinados a una silla de ruedas o presentaran síntomas mínimos de la enfermedad. Continué con esa línea de pensamiento y sugerí que, de acuerdo con mi experiencia, trabajar para lograr movimientos finos parece influir de manera positiva en el sistema nervioso; tal vez reconstruye la capa de mielina.

Le expresé al grupo mi opinión, basada en mi extenso trabajo con pacientes con esclerosis múltiple: todos pueden mejorar, siempre y cuando estén atentos y muy conscientes de sus restricciones. Si la restricción de alguien en particular es la fatiga, esa persona debe estar consciente de ella, darse cuenta del momento en el que surge y descansar. Si la restricción consiste en falta del deseo de moverse, como resultado de la depresión, es necesario practicar de inmediato ejercicios de movimientos suaves y sutiles para reducir la sensación de desesperanza. El movimiento que conduce a un cambio de patrones (el que se sale de lo que a cada quien le resulta habitual) es del tipo que ayudará a fortalecer el sistema nervioso central.

Es posible mejorar el nivel de control fino del movimiento, pero los primeros beneficios se desprenden del hecho de conocer el nivel de control del que disponemos, y que bien podría ser algo de lo que no nos hemos percatado. Dirigí al grupo para que realizara los siguientes ejercicios que los ayudaran a evaluar su nivel de control fino.

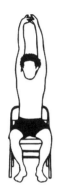

Ejercicio para esclerosis múltiple: abrir y cerrar la mano

Abre y cierra las manos con extrema lentitud, sintiendo cada fase del movimiento. Detente y visualiza el movimiento, luego hazlo de nuevo. Es probable que sientas que es más uniforme la segunda vez, aun si experimentas cierto temblor.

Ahora entrelaza los dedos de ambas manos, levanta los brazos y estíralos, dirigiendo las palmas hacia el techo.

Repite el ejercicio de abrir y cerrar lentamente las manos.

Con este ejercicio puedes poner atención al control de las manos y detectar el punto donde se pierde. Aun si el movimiento que haces te parece bueno y normal, descubrirás que en ciertos momentos se vuelve disparejo o rígido, mientras que en otros es más uniforme. Con suficientes repeticiones, visualizaciones y una atención cuidadosa puedes mejorar tu habilidad para abrir y cerrar las manos de manera uniforme.

Ejercicio para esclerosis múltiple: girar la cabeza

La mayoría de las personas tiende a tensar el cuello cuando mueve los pies, y viceversa. El objetivo de este ejercicio consiste en aislar los pies del cuello para aumentar el nivel de control y mejorar la coordinación.

Mueve la cabeza de lado a lado. Si es posible, gira los pies en la dirección opuesta. Si no puedes mover los pies imagina que están girando en dirección contraria al movimiento de tu cabeza. Este ejercicio es un reto para casi todas las personas que conozco, bien sea que tengan o no limitaciones de movimiento.

Más allá de los medicamentos

Por último, abordé el asunto de los medicamentos. Muchas personas con esclerosis múltiple los toman y con el paso de los años muchas otras recurrirán a nuevos medicamentos a medida que éstos se creen.

—Yo pienso —les dije— que practicar ejercicios de movimiento, como los que les mostré, siempre será una herramienta mucho mejor para mejorar su salud.

Les narré la historia de algunos de mis numerosos pacientes con esclerosis múltiple que tuvieron gran éxito con su tratamiento. Mientras les describía el caso de cada uno, con sus dificultades y sus logros, me di cuenta de que todos los que me escuchaban sintieron de súbito, al menos por un momento, que contaban con una energía que podían regalarse a sí mismos. Al finalizar la conferencia y los ejercicios podía sentir el optimismo que imperaba en el grupo.

A continuación aparecen dos más de las historias que les narré sobre pacientes cuyas vidas mejoraron gracias al movimiento para la sanación personal.

RUTH: AUMENTO DE LA MOVILIDAD Y LA ESTABILIDAD

Ruth asistía a sesiones conmigo cada vea que yo viajaba a Londres. Debido a su esclerosis múltiple, cojeaba al caminar y su equilibrio era deficiente. Recurrimos al siguiente ejercicio ocular para ayudarla a reducir su inestabilidad.

Ejercicio para esclerosis múltiple: equilibrar los ojos

Fija con cinta adhesiva un pedazo de papel (de unos cinco centímetros de largo por cuatro de ancho) al puente de la nariz; colócalo a lo largo. Ahora, mirando hacia el frente, mueve las manos a los lados de la cabeza de manera que cada ojo vea una de ellas.

El propósito de este ejercicio es inducir al cerebro a equilibrar el uso de los ojos. Es importante en especial si tu visión se ha deteriorado como resultado de la esclerosis múltiple. Recomiendo que se practique durante siete minutos diarios.

También le pedía a Ruth que caminara hacia atrás. (Ver la página 138, "Caminar de lado o hacia atrás.") Este ejercicio mejoró su equilibrio en forma temporal.

La movilidad de Ruth permaneció estable durante varios años hasta un invierno en el que, debido al clima y a otros factores estresantes, no pudo caminar gran cosa. Cuando empezó a hacerlo de nuevo estaba mucho más débil.

La esclerosis múltiple en clima frío y clima cálido

Los músculos debilitados por la esclerosis múltiple no pueden darse el lujo de permanecer inmóviles durante periodos prolongados. El costo de esta pérdida de tiempo puede ser la pérdida de la movilidad. Para una persona que camina de manera deficiente, puede resultar difícil o imposible salir a la intemperie durante un invierno lluvioso o nevado; en estos casos es muy importante encontrar la forma de ejercitarse dentro de la casa.

Los veranos muy calurosos no son mejores. Casi todos los pacientes con esclerosis múltiple tienen una movilidad mucho más deficiente durante los veranos calurosos. Sugiero que en días muy calurosos la gente se dé cinco duchas o baños fríos al día. Si tienes esclerosis múltiple, asegúrate de que cada dos horas estés debajo de una ducha de agua fría (de tres a cuatro minutos) o en una tina de agua fría (de cuatro a cinco minutos). Si no te es posible, al menos aplícate en el cuello compresas heladas de siete a diez minutos cada dos horas. Si dejas que aumente la temperatura de tu cuerpo podrías ser vulnerable a brotes de esclerosis múltiple y esto podría disminuir tu movilidad. La mayoría de las personas aumenta su capacidad de moverse cuando se refresca; es la frecuencia de ese proceso de enfriamiento lo que representa la diferencia. No puedo dejar de insistir en que no debes ignorar tu enfermedad. Trátala, al mismo tiempo que trabajas para llevar una vida normal. Dale a tu cuerpo lo que necesita para mantenerse y tu vida será cada vez más normal.

Dejar la silla de ruedas

A lo largo de varios años seguí teniendo sesiones con Ruth cada vez que me encontraba en Londres. Sin embargo, no la vi durante el invierno que la condujo al deterioro. Años más tarde, fue a consultarme a San Francisco.

Estaba en silla de ruedas y no podía doblar las rodillas. Yo sabía que esta incapacidad no era resultado de un daño neurológico producido por la esclerosis múltiple; tenía que ver con que había estado confinada a una silla de ruedas. Es cierto que fue en primer término la esclerosis múltiple el factor que la obligó a recurrir a la silla, pero algunos de los músculos que habían funcionado bien antes de usarla ahora estaban rígidos y paralizados. Mi experiencia me ha hecho ver que más de la mitad de los problemas relacionados con la esclerosis múltiple son efectos secundarios de la enfermedad y pueden superarse.

Practiqué un masaje profundo en las piernas de Ruth, al grado de dejarle moretones en ellas. Bromeamos acerca de la distancia a la que se encontraba la estación de policía más cercana. Después del masaje podía doblarlas. Luego le pedí que se metiera en una tina de agua fría durante 15 minutos, lo que no disfrutó en absoluto. Al principio se sentó protestando y gritando, pero beber té caliente mientras estaba en la tina la hizo sentir un poco mejor.

Después la llevé a la playa en su silla de ruedas y ahí pudo caminar varios metros y luego gatear en la arena. Sonreía y sus ojos brillaban llenos de alegría por poder moverse otra vez.

Ruth volvió a Inglaterra con renovado entusiasmo. Podía permanecer fuera de su silla de ruedas la mayor parte del día. También gateaba durante 40 minutos diarios y caminaba al menos 10 minutos al día. Aunque pasaba muchas horas sentada, era capaz de cambiar de postura ella sola y a lo largo del día podía elegir distintas posturas para sentarse. Cada paso hacia delante puede levantar el ánimo.

SHANNON: RECUPERACIÓN DE LA VISIÓN DAÑADA POR ESCLEROSIS MÚLTIPLE

Shannon era una hermosa joven que sufrió un ataque muy severo y paralizante de esclerosis múltiple después de una cirugía. No es raro que estos brotes sean desencadenados por un *shock* o una situación traumática; sin lugar a dudas una cirugía puede considerarse un trauma físico para el cuerpo. Cuando se le diagnosticó esclerosis múltiple progresiva, uno de los médicos le dijo a los padres de Shannon que era muy probable que muriera pronto o que en poco tiempo tuviera que ser internada en una institución. Sus padres le dieron masaje, la sacaron de la cama y trabajaron con ella con base en movimiento y masajes hasta que pudo caminar. Al fin pudo viajar sola de Pennsylvania a San Francisco para tomar sesiones intensivas conmigo durante dos semanas.

Uno de los ojos de Shannon había quedado casi totalmente ciego a raíz del brote de esclerosis múltiple. Su otro ojo siempre había sido "perezoso" y su cerebro no se conectaba en forma adecuada con él. En consecuencia, no podía leer o conducir un auto y se sentía visualmente desorientada. Le enseñé el ejercicio de aplicación de las palmas de las manos para relajar los ojos, pero detestaba hacerlo; no podía sentirse lo bastante relajada para practicarlo.

Shannon trabajaba como terapeuta masajista. En una ocasión, cuando necesité un masaje después de una extenuante sesión con mi odontólogo, ella me dio un masaje. Aproveché la oportunidad y le pedí que colocara las palmas de sus manos sobre mis ojos. Estoy acostumbrado a practicar el ejercicio con mis propias manos, pero cuando alguien coloca sus palmas sobre mis ojos la relajación es aún mayor.

Shannon no tenía nada en contra de mis ojos, sólo contra los suyos. Cuando puso sus manos sobre mis ojos sintió cómo se relajaban y se dio cuenta de que el ejercicio podría serle útil. Seguía disgustándole hacerlo, así que en cuanto volvió a su casa le pidió a sus padres que la ayudaran para que ella no tuviera que cubrirse los ojos con sus propias manos. El resultado fue una mejoría.

Puesto que el ojo derecho de Shannon, antes el fuerte, había quedado casi ciego a causa de la esclerosis múltiple, dejó de usarlo. Si desde mucho tiempo atrás su cerebro no se conectaba adecuadamente con el ojo izquierdo, ahora la relación con el derecho era incluso peor. Por ende, tuve que enseñarle a romper con el viejo patrón e impulsarla a que aprendiera a usar los dos ojos juntos. Le pedí que adhiriera un pequeño trozo de papel (de unos cuatro centímetros de largo por dos y medio de ancho) al puente de su nariz, para separar los campos visuales de ambos ojos. Luego le dije que mirara al frente con el ojo lesionado por la esclerosis, mientras movía una mano frente al ojo izquierdo. El propósito de este ejercicio era estimular a su ojo derecho para que viera, mientras llegaba a su cerebro el mensaje de que el ojo izquierdo necesitaba ser incorporado simultáneamente al proceso de la visión. De alguna manera, cuando utilizaba ambos ojos al mismo tiempo de esta forma era capaz de leer con el ojo izquierdo, el que había sido el deficiente toda su vida. Con frecuencia tanto optometristas como oftalmólogos creen que un ojo que funciona con deficiencia no puede recuperarse después de la edad de ocho o nueve años. Hasta entonces, recomiendan ejercicios para el ojo perezoso y cubren el otro con un parche; pero después de esa edad abandonan el programa de fortalecimiento. Shannon logró recuperar el uso de su ojo perezoso a la edad de veintidós años. Su visión mejoró a un nivel de 20/50 en el ojo izquierdo (20/20 con graduación) y desarrolló la capacidad necesaria para leer y conducir dependiendo de ese ojo. La movilidad de Shannon mejoró, se elevó su confianza en sí misma y su nivel de fatiga disminuyó. Pudo asistir a uno de mis cursos intensivos de entrenamiento, que le brindó beneficios tanto para sí misma como para muchas otras personas.

Existen diversos ejercicios para la esclerosis múltiple, pero el factor más importante consiste en mantener la confianza en que es posible mejorar. Escucharás muchas opiniones que lo niegan, pero, independientemente de los enfoques pesimistas, si tienes esclerosis múltiple, procura ir hacia delante, reconstruye tu capa de mielina y recobra la funcionalidad. Espero que descubras la energía que tú mismo te regalarás, ya que es precisamente en el momento en que agotamos nuestra propia fuente de energía cuando dejamos de buscar respuestas.

12

LA RESPIRACIÓN, LA VISUALIZACIÓN Y LA CONCIENCIA DEL CUERPO

La visualización es una herramienta muy poderosa para mejorar el funcionamiento del cuerpo. puede ayudar a incrementar la circulación, mejorar el movimiento, reducir y eliminar la inflamación, disminuir el dolor y ampliar el alcance de los sentidos de la visión, el oído y el tacto. la visualización revela nuestros pensamientos subconscientes respecto del funcionamiento de nuestro cuerpo y lo corrige de manera consciente. en un proceso circular de mejoría, la visualización aumenta nuestra conciencia del propio cuerpo y, cuando la mejora, las visualizaciones se vuelven más efectivas.

EL SEÑOR SOLANO: LA RESPIRACIÓN COMO MEDIO PARA DESPRENDERSE DE DOLORES MENORES DE CABEZA Y DE ESPALDA

El señor Solano escuchó mi conferencia en la Sociedad Vegetariana. No padecía enfermedades graves, pero deseaba servirse de sus problemas comunes y corrientes como medio para conocerse a sí mismo. El señor Solano, un hombre atractivo de cerca de cincuenta años, me dijo que tenía problemas menores de espalda y con frecuencia se sentía cansado. También sufría de dolores de cabeza ocasionales. Era un hombre de amplio criterio y muy inquisitivo.

El señor Solano presentaba cierta rigidez en la parte baja de la espalda, como resultado de una mala postura y malos hábitos para caminar. En lugar de distribuir equitativamente su peso en cada uno de sus pies y en cada área de éstos, tendía a dejar caer su peso sobre el talón derecho, lo que generaba presión en la parte baja de su espalda.

No estaba específicamente preocupado en que el problema de su columna se agravara, pero creía que si podía aprender a relajar más su espalda, podría relajar mejor todo el cuerpo y, en consecuencia, eliminar sus dolores de cabeza.

No es de sorprender que el tratamiento más efectivo para el señor Solano haya sido aprender a regular y profundizar su respiración. La respiración superficial produce constricción en todo el cuerpo. Con menos oxígeno disponible se vuelve más difícil el funcionamiento de cualquier órgano; el nivel de energía se reduce y aparece la fatiga. El corazón se ve afectado en particular dado que su funcionamiento y el de los pulmones están relacionados de cerca.

Si el cuerpo cuenta con más oxígeno como resultado de una respiración más profunda, el corazón no tiene que esforzarse para bombear sangre al resto del cuerpo. Todas las células del cuerpo requieren oxígeno fresco como combustible y éste le llega a cada una mediante el flujo sanguíneo. Las venas llevan sangre desoxigenada al corazón y el corazón la bombea a los pulmones, donde se enriquece con oxígeno. Luego la sangre oxigenada regresa al corazón, que la bombea por las arterias hacia todas las células del cuerpo. Si tu respiración no es lo bastante profunda y, por tanto, no absorbes suficiente oxígeno, la sangre que sale de los pulmones no llevará el oxígeno necesario para nutrir las células. Éstas, a su vez, tendrán que devolver con mayor rapidez la sangre en busca de oxígeno, lo cual obliga al corazón a trabajar más de lo que sería necesario si, desde un principio, una respiración adecuada hubiera proporcionado suficiente oxígeno a los pulmones. Con una respiración superficial crónica las células no se nutren en forma adecuada y la persona empieza a sentirse fatigada. Después de un tiempo las células se acostumbran a esto y dejan de demandar más oxígeno. La fatiga, un nivel muy bajo de energía, la depresión y muchos problemas comunes se convierten en parte de la vida diaria. Ya no los reconocemos como problemas, pero nos vuelven más vulnerables a las enfermedades.

La forma como respiramos ejerce un efecto en nuestra vida emocional. El temor, la ira y otras emociones negativas pierden parte de su impacto cuando respiramos en forma profunda, lenta y regular. La respiración honda conlleva una sensación de paz y armonía. La respiración es vida, y cuanto más lento y profundo respires más vitalidad tendrás.

Le pedí al señor Solano que inhalara y contuviera la respiración hasta contar sesenta, luego exhalara y contara hasta sesenta antes de inhalar nuevamente. Le dije que repitiera este ejercicio diez veces, relajándose como si practicara meditación. Le llevó varias semanas poder contar hasta sesenta. Para lograrlo recurrimos a masajes y a ejercicios con el diafragma, el pecho y los músculos abdominales, los cuales se involucran en el proceso de la respiración. Este ejercicio alienta al paciente a disfrutar tanto como sea posible los beneficios del oxígeno. Crea una sensación corporal muy distinta de la que genera una respiración rápida y superficial.

Le pedí al señor Solano que visualizara su respiración como una brisa que bajaba hacia su abdomen y subía por la columna vertebral hasta la parte posterior de su cuello. También le pedí que describiera el sonido que emitía su respiración, para alentarlo a escucharlo en realidad y experimentar una relajación profunda. Mientras el señor Solano estaba recostado escuchando su respiración, de súbito sintió mucho frío. Era una tarde calurosa de verano con una temperatura ambiente de treinta y dos grados Celsius y, sin embargo, él temblaba. Ambos estábamos sorprendidos y el señor Solano me preguntó por qué tenía tanto frío. Después de pensarlo un rato, llegó la respuesta:

—Debe de ser porque está profundamente relajado.

Aún temblando, respondió:

—Sí, de hecho, me siento más relajado y cómodo que nunca.

Desde entonces he observado que esto suele ocurrir cuando hay una relajación muy completa.

De ahí en adelante el señor Solano se sintió cada vez más relajado y con una sensación de expansión que venía de su interior. De hecho se relajó tanto que me dio un nuevo parámetro para evaluar la relajación. Se puso de pie con el peso perfectamente equilibrado en ambos pies. La tensión que había controlado su mente y cuerpo durante treinta años, que le había acarreado dolores de cabeza, dolores de espalda y un estado permanente de impaciencia y frustración, se disolvió por completo. Practicar sencillos ejercicios de respiración durante menos de un mes lo curó de todos estos problemas y la actitud general acerca de sí mismo mejoró en grado sumo.

VIVA: ALIVIO DE LA ANEMIA AL MEJORAR LA CIRCULACIÓN

Por esa misma época, empecé a trabajar con una mujer llamada Viva que sufría de un tipo de anemia en la que se agota la provisión de glóbulos rojos en la sangre. (Éste es sólo uno de los muchos tipos de anemia, pero es uno de los más comunes.) Los glóbulos rojos se producen en la médula de ciertos huesos, como el esternón, las vértebras y otros. Mediante el movimiento, la respiración y el trabajo corporal podemos mejorar la circulación y posiblemente la producción de glóbulos rojos en la médula ósea.

Viva era una mujer menuda y delgada de rostro pálido debido a la falta de circulación. La piel de las palmas de sus manos y plantas de los pies era áspera y rígida y sufría de eczema. Constantemente se sentía fatigada y cuando llegó a mi consultorio en la Sociedad Vegetariana se veía exhausta.

Viva se encontraba a la mitad de la década de los treinta; era esposa de un conductor de camiones y madre de dos pequeños hijos. Sus padres estaban tan involucrados en la vida de su hija que Viva no sabía cómo librarse de su influencia. Se sentía muy oprimida por sus circunstancias. Percibía que no ejercía control alguno sobre su vida o sus decisiones.

Los médicos tienden a ver la anemia sólo en términos de química sanguínea y a tratarla en consecuencia, pero a mí me parece que debe abordarse en relación con la circulación. Creo que una circulación seriamente inadecuada produce deficiencia de hierro. Yo sabía que al estimular la circulación de Viva se estimularían los órganos responsables de la producción de glóbulos rojos.

Eran dos los objetivos en mi tratamiento de Viva. Primero, quería generar una buena circulación en todo su organismo. En segundo lugar, fortalecer y relajar su cuerpo exhausto. Le dije que se diera duchas alternando agua caliente y fría. El agua caliente lleva la circulación a la superficie, relajando los músculos, y el agua fría envía la sangre a tejidos corporales más profundos, estimula los órganos internos y provoca que la sangre circule con mayor rapidez para mantener la temperatura cálida del cuerpo. Al relajar las articulaciones de su cadera y sus hombros con base en ejercicios suaves y dando masaje a sus manos y pies hacíamos llegar más sangre a sus extremidades, lo cual mejoró su circulación y fortaleció el flujo sanguíneo en todo el cuerpo. Además, esto último, junto con la aplicación de una crema humectante, la ayudó a aliviar el problema del eczema.

También le enseñé a Viva a respirar de manera profunda, lo cual es sumamente importante para la circulación ya que enriquece a la sangre con más oxígeno. Al principio, los movimientos que le pedía que hiciera eran mínimos. Era más conveniente que sólo se recostara y respirara. Tuve mucho cuidado de que no se cansara al hacerlo, ya que incluso la respiración implicaba un esfuerzo para ella; necesitaba aprender a respirar sin esforzarse.

Luego empezamos a trabajar con pequeños movimientos para reducir la rigidez de sus músculos y articulaciones, elemento que con frecuencia acompaña a la anemia. Le enseñé a frotarse las manos y luego los pies, uno contra otro, sosteniéndose de las pantorrillas. Esto le resultaba particularmente difícil y se cansó casi de inmediato. En el proceso de frotar un pie contra el otro involucraba la espalda, los hombros y el abdomen, lo que significaba un gran esfuerzo. Cuando aprendió a relajar los músculos que no eran necesarios para realizar el movimiento, este ejercicio se volvió muy útil para ella y lo hacía con constancia hasta que sus pies se calentaban.

También le di masaje a todo el cuerpo de Viva, sobre todo a sus manos y a sus pies que siempre estaban fríos y pálidos. Sus manos tenían un tinte verdoso y sus pies eran casi anaranjados, pero después del masaje ambos adquirían un tono rosado normal. Trabajé mucho con su pecho. Las emociones negativas con frecuencia se almacenan en esos músculos.

Le mostré a Viva varias formas de dar masaje a sus manos. Primero, tenía que frotárselas unas cien veces. Luego frotaba sólo las yemas de los dedos, unas contra otras y sólo las palmas con movimientos circulares. La variante más efectiva resultó la de "lavarse las manos", que consistía en frotar las manos y los dedos como si se estuviera enjabonando. Este movimiento permite que todas las áreas reciban el masaje y, por ende, la estimulación.

Al principio estos ejercicios sencillos eran difíciles para Viva, no sólo debido a su debilidad física, sino porque liberaban muchas emociones. Después de cada una de nuestras primeras sesiones se iba exhausta. Le costaba darse cuenta de cuánto podía hacer físicamente, así como percatarse de sus propios límites y saber en qué momento necesitaba descansar.

En consecuencia, el siguiente paso consistió en enseñarle ejercicios de relajación. Le pedí que imaginara que su cuerpo era muy pesado y luego, muy ligero. Le dirigí una visualización en la que veía al torrente sanguíneo correr por sus venas, fluir de la cabeza y pasar por el cuello. Al llegar a su pecho podía sentir cómo se disolvía lentamente la tensión emocional.

Visualizó su torrente sanguíneo al fluir a través de los músculos de su espalda, su plexo solar, los músculos y órganos de su cavidad abdominal, hacia su pelvis y a lo largo de las piernas hasta llegar a los pies. Dedicaba por lo menos unos cinco minutos a imaginar cómo circulaba la sangre por sus pies y cómo se calentaba cada uno de los dedos, antes de visualizar el flujo sanguíneo subir de regreso por sus piernas y el resto del cuerpo hasta llegar de nuevo a las manos.

Le pedí a Viva que sintiera la conexión entre los dedos de su pie izquierdo y los de su mano izquierda. Al hacerlo, fortalecía la comunicación neurológica entre estas dos áreas. Esta sensación de interconexión aumenta la propia capacidad para influir en el funcionamiento del cuerpo, lo que a su vez genera una mejor circulación y mayor vitalidad.

Viva superó su fatiga de manera gradual. Después de dos meses de tratamiento, tanto nuestras sesiones como sus ejercicios en casa comenzaron a resultarle un poco más fáciles. Sin embargo, seguía quejándose de que con frecuencia se sentía exhausta. Entonces le hice la siguiente pregunta:

—¿Por qué no haces tus ejercicios de relajación cuando te sientes muy cansada?

—No se me había ocurrido —contestó—. Pensé que tenía que hacerlos cuando practicara ejercicio.

—¿Por qué no escuchas lo que te dice el cuerpo sin limitarte a hacer lo que se supone que tienes que hacer? —le pregunté.

Viva guardó silencio.

Después de esto, cada vez que se sentía fatigada practicaba sus ejercicios de relajación, aunque fuera por lapsos breves, y luego volvía a lo que estaba haciendo, sintiéndose ya más descansada. Después de unos meses su fatiga desapareció y sus manos y pies se mantenían calientes todo el tiempo. Entonces supe que se había curado de la anemia, lo cual fue confirmado por sus exámenes de sangre. Se sentía y actuaba como si hubiera vuelto a la vida. Todo el proceso requirió cinco meses.

En última instancia, casi todos los problemas físicos se relacionan de alguna manera con una mala circulación. Nosotros trabajamos para fortalecer la circulación de cada paciente que llega a vernos. Si bien por sí misma una buena circulación quizá no produzca la curación, no es posible ninguna cura sin ella.

DVORA: RESTABLECIMIENTO DE LA FUERZA INTERNA

Dvora, judía ortodoxa de poco más de cuarenta años, había sido sometida a once operaciones debido a un grave problema de hernia; la extrema debilidad de sus músculos abdominales era hereditaria. Tanto su familia como su comunidad demandaban mucho de ella y a duras penas cumplía con todas sus obligaciones. Tener que observar los numerosos preceptos religiosos era una carga para ella y su paso lento, así como su postura encorvada, lo reflejaban. Su esposo era un hombre demandante y ego-céntrico que le pedía más de lo que estaba dispuesto a corresponderle. La trataba más como a una sirvienta que como a su compañera en la vida.

Los hombros de Dvora estaban rígidos y tensos, tensión que se propa-gaba a todos los músculos de su cuerpo. Si bien era devotamente religiosa, vivir con tantas restricciones había dejado huellas de ira y resentimiento tanto en su cuerpo como en su personalidad. Era una mujer compasiva y generosa y se mostraba receptiva a nuevas ideas y abierta a otras personas. Atendía a su familia, incluyendo a su hermano que padecía inestabilidad mental, y se encargaba de toda la gente y los asuntos a su alrededor. Tam-bién cuidaba de sí misma, razón por la cual llegó a nosotros, a pesar del desdén de su esposo.

Cuando conocí a Dvora, era obvio que necesitaba hacer cambios drás-ticos en su vida. Había perdido su fuente interna de fortaleza en una vida dedicada a cuidar de las necesidades de los demás. Necesitaba recobrar esa fuerza y construir su vida alrededor de este recurso. La expresión de su rostro al entrar a mi consultorio me causó una poderosa impresión: sus ojos oscuros eran cálidos y vitales, y lo que vi fue un alma compasiva y tierna escondida detrás de una imagen ruda y agresiva que, con el trans-curso de años de conflictos, se había vuelto habitual en ella.

Empecé por enseñarle cómo respirar correctamente. Este primer ejercicio era muy importante; la falta de oxígeno era una de las razones por las cuales siempre se sentía abrumada. Su respiración era superficial y rápida. Le enseñé a concentrarse en ella: primero contar la duración de cada inhalación y exhalación e intentar hacerlas más prolongadas y profundas, y luego expandir de manera consciente su abdomen mientras respiraba. Esto la ayudó a relajarse y sentirse más ligera; asimismo, forta-leció sus músculos abdominales. Después de cien respiraciones lentas y profundas, se sentía relajada y segura de que mejoraría, tanto en lo físico como en lo mental.

Le expliqué a Dvora que fortaleceríamos todos los músculos de su abdomen para que los situados alrededor de su intestino no volvieran a desgarrarse. Sus músculos estaban débiles y desgastados, pero yo tenía la certeza de que ella haría cualquier esfuerzo para mejorar. La expresión de su rostro se había suavizado; ahora reflejaba un alma amorosa. Me recordaba a mi abuela, quien para mí era la personificación del amor incondicional, y a Miriam, a quien le debía la visión.

Después del ejercicio de respiración, le di masaje en el abdomen y sus músculos respondieron de inmediato. Los más tensos se aflojaron y los más débiles, que daban la impresión de estar muertos, se hicieron más firmes. A continuación coloqué una de mis manos sobre su abdomen y la otra en la parte baja de su espalda. Le pedí que imaginara que mis dos manos se juntaban dentro de su abdomen y espalda, que visualizara que abrían, calentaban y aflojaban los músculos de su abdomen y espalda, relajando toda su cavidad abdominal. Luego le enseñé a darse masaje en el abdomen; aunque carecía de sensibilidad, pudo relajar un poco los músculos. Respiraba más profundo y se sentía muy aliviada cuando se fue.

Durante nuestra siguiente sesión, mientras recibía su masaje y se relajaba, le mostré a Dvora un tercer ejercicio. Solía caminar arrastrando sus pesadas piernas mientras los músculos de su abdomen y de la parte baja de su espalda se contraían y realizaban todo el trabajo. De hecho, tendía a utilizar todo el cuerpo para moverse, realizando un esfuerzo mucho mayor del que se requería. Esto mantenía su cuerpo tenso y débil. Le pedí que dirigiera conscientemente las piernas para que trabajaran por su cuenta. Por supuesto, mostraba gran resistencia a cambiar sus hábitos. Mediante una respiración profunda y recordándose constantemente que para caminar sólo debía usar las piernas (o cualquier músculo específico necesario para determinado movimiento), lo logró algunas veces durante nuestras sesiones y en sus periodos de ejercicio. Mi objetivo era que se volviera automático para ella el movimiento realizado en forma correcta y sin esfuerzo.

El esposo de Dvora se opuso a su tratamiento conmigo y se rehusó a pagarlo, de manera que ella tomó un trabajo de medio tiempo para cubrir los gastos. Decía que le daba gracias a Dios por la posibilidad de verme mientras su esposo estaba trabajando, pues así evitaba las discusiones sobre el tema. Mientras tanto, los signos de su recuperación eran muy significativos. En ocasiones se presentaba de nuevo el dolor causado por la hernia, pero el ejercicio de visualización en el que veía mis manos juntarse dentro de su abdomen siempre la aliviaba. En tres meses su cuerpo se hizo más fuerte, sobre todo sus músculos abdominales. Pero en el aspecto emocional seguía sintiéndose abrumada. Su hija de nueve años, que seguía mojando la cama, estaba muy afectada por el estado de salud de su madre y los problemas entre sus padres.

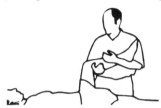

Un día Dvora llegó sonriente y animada a nuestro centro, dispuesta a empezar a trabajar. Había hecho su tarea y resultaba claro para ambos que había mejorado mucho. Le pedí que respirara hondo y, después de algunos ejercicios de calentamiento y del masaje, levanté una de sus piernas de la camilla y le pedí que sintiera su pesadez mientras yo la sostenía.

Luego la coloqué de nuevo en la camilla y le pedí que imaginara que se la levantaba otra vez. El solo hecho de imaginarlo la hizo consciente de lo difícil que era relajarse y permitir que alguien alzara su pierna. Su cara se congestionó y sintió náuseas, como si estuviera haciendo el esfuerzo de levantar ella misma la pierna.

Luego le pedí que levantara la pierna; esto le resultó más fácil que la visualización, ya que podía utilizar sus músculos abdominales para ayudarse a moverla. Al hacer el movimiento físicamente volvió a sus viejos hábitos, al permitir que otros músculos trabajaran en lugar de las piernas, cosa que no pudo hacer durante la visualización. Dependía tanto de su abdomen, su espalda y su pelvis para lograr mover la pierna, que la imagen de alzarla sin ayuda la venció. Le pedí que intentara una vez más la visualización de su pierna elevándose, y de nuevo se congestionó y sintió náuseas.

Cuando le pedí que imaginara que levantaba ambas piernas a la vez se desmayó unos instantes.

Esta experiencia fue avasalladora para Dvora. Por primera vez se percató cabalmente de los efectos de la tensión y vio con claridad que la suya era resultado de la forma como empleaba su cuerpo. Se hizo consciente de lo que tenía que hacer y tomó la decisión de hacerlo. Ese día salió de mi consultorio sintiéndose pesada y un poco mareada, pero con la sensación de estar frente a un reto y con confianza en sí misma.

Después de aquel día Dvora no volvió a ser la misma. De ahí en adelante era capaz de enfrentar todos sus problemas físicos; descubrió que el trabajo con la imaginación era su herramienta más poderosa. Mejoró la forma en que hacía los ejercicios y llegó al punto de poder levantar y bajar ambas piernas, juntas o por separado, con muy poco o incluso ningún esfuerzo.

Una visualización en particular le producía una profunda sensación de alivio: se visualizaba recostada boca arriba con los pies levantados hasta llegar a donde se apoyaba su cabeza, luego rodando hacia el frente hasta que sus manos tocaban los dedos de sus pies. No podía realizar estos movimientos físicamente, pero imaginar que lo hacía la ayudó muho.

Dvora empezó a trabajar consigo misma con la misma devoción que demostraba hacia su familia y su fe. Se fortaleció, se sentía ligera tanto de cuerpo como en espíritu y su vida cambió por completo. La relación con su esposo empezó a mejorar (al menos desde su punto de vista) en cuanto aprendió a defenderse. Los problemas de su hija y su hermano se volvieron una prioridad para ella, dado que ahora era capaz de manejarlos sin dañarse a sí misma.

Fue maravilloso ver cómo Dvora florecía a la mitad de su vida. Su progreso resultó rápido en cuanto se dio cuenta de qué es lo que había hecho mal. Al liberarse del poder destructivo de sus tensiones y aprender a relajarse, recuperó la energía necesaria para reconstruirse; sus músculos siguieron fortaleciéndose hasta que quedó curada del todo.

Hasta entonces Dvora sólo había recibido tratamientos para los síntomas de un problema profundamente arraigado. Sus médicos se ocuparon sólo de sus músculos desgarrados, pero no tomaron en consideración las presiones emocionales y fisiológicas que producían las lesiones.

Habían podido suturar quirúrgicamente los músculos desgarrados, pero no podían prevenir las rupturas recurrentes. Tratar sólo los efectos en lugar de las causas es, en el mejor de los casos, una medida insatisfactoria que, de hecho, puede ser peligrosa. Cuando Dvora aprendió a sanar su cuerpo desde el nivel más profundo, desde su base misma, no sólo aprendió a tratar su problema de hernia, sino que desarrolló la capacidad de prevenir recurrencias en el futuro.

NAOMI: EL PODER DE LA VISUALIZACIÓN

Después de tres meses de trabajar con Naomi, cuya historia narré en el capítulo 9 ("Problemas de espalda"), consideré que era tiempo de que empezáramos a fortalecer sus piernas, su abdomen y la parte baja de su espalda. El primer ejercicio que le puse fue el de levantar ambas piernas juntas mientras estaba recostada boca arriba. Haciendo grandes esfuerzos, apenas podía levantar una sola pierna. Le pedí que imaginara que su pierna era muy corta y pesada (corta porque los músculos se acortan cuando se contraen). Mientras realizaba este ejercicio de visualización e intentaba levantar una pierna, su espalda baja se tensaba y sentía que apenas podía respirar. Luego le pedí que imaginara que la pierna era normal en cuanto a tamaño y peso. Al hacerlo se relajó su espalda y su respiración volvió a la normalidad. Después le dije que imaginara que su pierna se hacía más larga y era tan ligera como una nube. Cuando lo hizo, los músculos de su espalda se relajaron por completo y su espalda quedó casi pegada a la camilla. ·

Este ejercicio de visualización ayudó a Naomi a sentir la conexión entre las piernas y la espalda; después de practicarlo pudo levantar la pierna sin incluir el trabajo de los músculos de su espalda. Esto le produjo gran alivio. Después de realizar el mismo ejercicio con la otra pierna, le pedí a Naomi que se visualizara levantando y bajando ambas piernas veinte veces. Esto le provocó un fuerte dolor en la frente, así que le di masaje para aliviarlo. De manera gradual no sólo pudo visualizar el movimiento ascendente de sus piernas, sino que logró levantarlas realmente.

La visualización se ha vuelto un elemento esencial en nuestro enfoque terapéutico. He descubierto que resulta benéfica para todo el cuerpo. Para determinadas personas ha sido la clave de la solución de sus problemas físicos. El trabajo con la imaginación es de suma importancia porque nos ayuda a reconocer nuestras sensaciones y conceptos inconscientes acerca de la manera como funciona nuestro cuerpo. Algunas veces la sola toma de conciencia produce cambios, pero por lo general éstos requieren tiempo y trabajo. Hasta ese momento Naomi no se había percatado de que, de modo subconsciente, creía que era difícil levantar su pierna y, debido a esta creencia, hacía enormes esfuerzos para realizar un movimiento sencillo. Cuando se hizo consciente de lo difícil que era imaginar siquiera que levantaba una pierna, se modificó toda su actitud. De inmediato se dio cuenta de cuánto influía su mente en el movimiento de su cuerpo. Una vez que una persona reconoce sus problemas y detecta sus causas, es más fácil encontrarles solución. El trabajo principal del terapeuta es ayudar al paciente a incrementar su nivel de conciencia. La visualización es una herramienta muy efectiva para lograrlo. He descubierto que su eficiencia aumenta cuando se emplea junto con masaje y ejercicios de movimiento. Si un paciente tiene tensos los músculos de las piernas, el terapeuta puede tomar una de ellas y estirarla con suavidad mientras le pide al paciente que imagine que los músculos se hacen más largos, ligeros y holgados, o que la respiración fluye por los músculos tensos, corre a lo largo de la pierna y sale por los pies. En casi todos los casos, los músculos en realidad se alargan y relajan.

Por supuesto, el terapeuta debe ser creativo. No todos los ejercicios de visualización resultan adecuados para todos los pacientes y depende del terapeuta la elección de la visualización que ayudará al paciente. Una vez que reconoció los beneficios de la visualización, Naomi continuó utilizándola con mucho éxito junto con sus ejercicios, hasta que poco a poco su espalda se volvió fuerte y saludable.

Aumentar la conciencia de tu propio cuerpo

Antes de trasladarme a Estados Unidos, pensaba que sólo podía capacitar a la gente de manera individual, ya que en mis sesiones siempre creaba los ejercicios de movimiento adecuados para las necesidades individuales de mis pacientes. Pero tanto mis pacientes como mis alumnos estadounidenses me pidieron que impartiera clases. Al principio yo estaba renuente, hasta que me di cuenta de que aun personas con distintas necesidades y problemas tienen mucho en común. Uno de los factores importantes que casi todos comparten es la falta de familiaridad con su cuerpo. Era necesario desarrollar la conciencia del cuerpo: establecer la conexión entre mente y cuerpo. También era posible hacerlo frente a un grupo tanto como en sesiones individuales.

Antes de que puedas visualizar la mejoría de tus movimientos, necesitas aprender, en primer lugar, cómo se comporta tu cuerpo. Cuando comprendes mejor cómo organiza tu cuerpo su funcionamiento, puedes tomar conciencia de lo que resulta dañino para él, lo que haces de manera útil y dónde puedes usar la imaginación para cambiar el patrón. Considero que la falta de este tipo de conciencia es la causa de muchas de las enfermedades de la actualidad, desde problemas de espalda hasta lesiones en la columna; de presión visual a pérdida de la visión; de una mala circulación a enfermedades cardíacas; de rigidez corporal a artritis.

En una de mis clases, una mujer que sufría de parálisis en las piernas se quejó de que ésta afectaba también sus brazos. Durante la clase descubrimos que era la rigidez de su espalda la que provocaba la limitación del movimiento en sus brazos. Cuando incrementó la movilidad de su espalda, sus brazos volvieron a moverse en forma normal. En cierta forma, esto es lo que nos sucede a todos. Sólo usamos ciertas partes de nuestro cuerpo, lo cual implica para ellas un tremendo esfuerzo, por lo que debemos aprender a mover las partes que tendemos a descuidar.

Reaprender a caminar

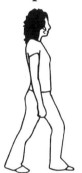

Uno de mis ejercicios favoritos para los talleres que imparto es el de reaprender a caminar. Es importante aprender cómo caminar mejor, ya que hacerlo de manera tirante puede lesionar los pies, las rodillas, las articulaciones de la cadera y la espalda. El pie tiene que estar totalmente móvil, dado que al caminar el peso del cuerpo se transfiere del talón a los dedos de los pies. La rodilla debe doblarse cuando se encuentra frente a ti, y estirarse cuando está detrás de ti. Si observas cómo camina la gente puedes deducir de su postura muchos factores acerca de su autoestima, su nivel social o afiliación, sus preocupaciones cotidianas y la conciencia que tiene de sí misma. Intenta corregir tu modo tirante de caminar y encontrarás todos estos elementos como obstáculos en el camino. Puedes pasar el día completo haciéndolo sin obtener muchos resultados.

Por otra parte, ninguno de nosotros se ve limitado por dichos preceptos de esa índole cuando camina hacia atrás. Así que cuando llevo a un grupo a un parque o a la playa, caminamos o corremos hacia atrás. Esto nos brinda la oportunidad de explorar grupos musculares: la parte posterior de las piernas, los glúteos, la espalda, y estos músculos captan la atención del cerebro. Caminamos hacia atrás, nos detenemos, sentimos la espalda, buscamos una postura erguida, caminamos de nuevo hacia atrás, ponemos atención al hecho de que la pierna que apoyamos en el suelo esté doblada y luego caminamos hacia el frente. En este momento caminar hacia el frente es algo muy distinto; al cerebro le resulta más sencillo usar a su máxima capacidad las articulaciones de las piernas. Bajo estas circunstancias estamos más capacitados para dar pasos al frente con una rodilla doblada, en lugar de mantenerla tirante.

Otra de las razones por las cuales este ejercicio resulta muy útil para muchas personas es que cuando caminamos hacia el frente ponemos atención a lo que vemos frente a nosotros. Nuestro cuerpo puede tener el hábito de contraerse como parte de la manera como usamos los ojos. Al caminar hacia atrás echamos un vistazo de vez en cuando, pero la mayor parte del tiempo nuestros ojos están relajados, acompañándonos en el paseo como simples pasajeros; nos liberamos de la tensión asociada con el uso de los ojos.

Trabajo con músculos poco utilizados

Rodar de un lado al otro es un ejercicio importante más que incluyo en mis clases; ayuda a que los participantes se familiaricen con grupos de músculos a los que habitualmente no ponen atención. El siguiente ejercicio es una variante del ejercicio llamado "Rodar de un lado a otro" que describí en el capítulo 9 ("Problemas de espalda").

Ejercicio de toma de conciencia del cuerpo: rodar de un lado a otro

Busca un lugar apacible, recuéstate boca arriba sobre una colchoneta o una alfombra y dale masaje a tu abdomen. Ahora rueda de un lado al otro: hacia la derecha hasta que tu mano izquierda toque el suelo frente a tu pecho, luego impúlsate para empezar a rodar hacia la izquierda. Ahora impúlsate con tu mano derecha para empezar el giro hacia la derecha. También deja que tu cadera y tus piernas te impulsen suavemente de lado a lado. Presta atención a los costados de tu cuerpo mientras ruedas. Ya que gran parte de nuestro movimiento normal es hacia el frente, rodar de lado a lado puede hacerte sentir extraño.

Recuéstate sobre un costado, estira las manos por encima de tu cabeza, entrelaza los dedos y rueda un momento, sólo un poco, de atrás para adelante, sobre las costillas de ese lado. Voltéate hacia el lado contrario, estira de nuevo los brazos por encima de la cabeza con los dedos entrelazados y vuelve a rodar de lado a lado. Te resultará más fácil hacerlo.

Tendemos a limitar las vías neurales que usamos en nuestros movimientos. Cuando realizamos un ejercicio como el de rodar de lado a lado, activamos músculos que hemos descuidado y creamos nuevas vías neurales para ellos. Cuando, además, dejamos de contraer de manera innecesaria los músculos del cuerpo, integramos los músculos recientemente activados a nuestro movimiento cotidiano.

En gran medida, la función determina la estructura. La mayoría de la gente que ves está encorvada. Esas personas no nacieron así. Muchos sufren de dolor de espalda. Esto no se debe a que nacieron para desarrollar dolor de espalda; es resultado de un uso deficiente del cuerpo. Tendemos a usar de manera excesiva algunos músculos y a usar otros demasiado poco. Algunos de nuestros músculos están exageradamente contraídos, mientras que otros se han debilitado. Los patrones de movimiento que conducen a este desequilibrio se arraigan con el tiempo y refuerzan los problemas que surgen en el cuerpo. Pero estos patrones pueden modificarse mediante un funcionamiento distinto. Esta nueva forma de funcionar implica romper los patrones existentes y dedicar mucho trabajo mental y mucho cuidado a crear nuevas formas de coordinar nuestros movimientos. Es un hecho que cuando funcionamos de modo distinto, todo el dolor de espalda y la tensión que hemos cargado durante años puede desaparecer del cuerpo.

No puedes mover tu cuerpo mecánicamente sin tener conciencia de él, y esperar que esta manera de moverte no te produzca algún daño. Por otra parte, la combinación de la atención vigilante y el trabajo de imaginación te ayudará a mantener e incrementar la salud de tu cuerpo. No está bien contraer demasiado los músculos, pero tampoco relajarlos demasiado. Si contraes los músculos en exceso, podrías perder la capacidad de estirarlos. Si los estiras demasiado podrías perder la capacidad de contraerlos. También es incorrecto mover el cuerpo de manera limitada y repetir todo el tiempo este patrón de movimiento. Por ejemplo, la mayoría de nosotros flexiona demasiado el cuerpo hacia delante. Escribimos, conducimos un automóvil, caminamos, lavamos los platos y nos sentamos inclinándonos hacia delante, aunque sea sólo ligeramente. Para compensar esto, requerimos estirarnos hacia atrás y hacia los lados; necesitamos descubrir cuáles músculos estamos descuidando y usarlos.

Aquí tenemos otros ejercicios de toma de conciencia del cuerpo que he empleado en muchas de mis clases.

Ejercicio de toma de conciencia del cuerpo: centrar y expandir

Éste es un ejercicio muy importante. Siéntate en una silla cómoda e imagina que tu cabeza llega al cielo. Imagina que uno de tus hombros se estira hasta llegar al extremo de la habitación, mientras que el otro alcanza el extremo opuesto. Visualiza que tu espalda se estira y los espacios intervertebrales aumentan. Respira profunda y lentamente por las fosas nasales. Inhala lento y exhala aún más lento.

Al mismo tiempo, imagina que hay una conexión directa entre el centro de tu cuerpo (la zona del ombligo) y el centro de la Tierra. Si puedes imaginar tal conexión pero no la sientes en realidad, se trata de un buen comienzo, pero no propiciará un gran cambio en tu cuerpo. Sólo cuando tus articulaciones están sueltas es posible experimentar dicha sensación: sientes que tu cuello se expande; tus vértebras se separan unas de otras; tus hombros se alejan uno del otro; hay más espacio en tu pelvis; tus piernas, muslos y pies se alargan, y todo tu cuerpo es más ancho y más largo. Esta sensación de expansión es lo que nos conduce al proceso de centrarnos. De igual manera, es imposible mantener la sensación de expansión sin sentirte centrado. Por ende, tenemos que trabajar en estos dos elementos al mismo tiempo: la expansión y el proceso de centrarnos. El intento de volverte centrado y expansivo puede ayudarte a sentir qué tensiones se interponen en tu camino y cuáles son los movimientos que debes hacer.

Así pues, siéntate e imagina que tu cabeza se eleva, un hombro se extiende en una dirección y el otro en la dirección opuesta, y que hay mucho espacio entre cada una de tus vértebras.

Mantén presente ese pensamiento todo el tiempo. Cuando caminas, imagina que tu cabeza se eleva al cielo, un hombro se extiende hacia un lado del universo y el otro rumbo al otro lado del mismo. Con certeza nos enfrentamos con un problema técnico, ya que la gravedad nos empuja hacia abajo mientras que el cielo no nos jala hacia arriba para equilibrar esa fuerza. Muchos tipos de trabajo corporal procuran brindarnos ese equilibrio al utilizar el mismo pensamiento: estírate con la ayuda de tu imaginación. Esto nos ayuda a contrarrestar no sólo la gravedad, sino también otras fuerzas que tiran de nosotros hacia abajo y nos hacen sentirnos pequeños, encorvados y restringidos: las preocupaciones de la vida. Si recuerdas expandirte hasta el cielo y hacia ambos lados del universo aunque sea unas veces al día, crearás más separación entre tus vértebras, tu cerebro permitirá que tus movimientos sean más ligeros y fluyan mejor y sentirás una gran diferencia en cuanto a tu capacidad para funcionar bien.

Ejercicio de toma de conciencia del cuerpo: separación de las funciones de piernas y espalda

Siéntate en una silla, date golpecitos en el abdomen y, al mismo tiempo, golpea con suavidad el suelo con los pies durante un minuto. Esto enfocará tu atención en el centro de tu cuerpo y tus pies. Ahora levanta ambas

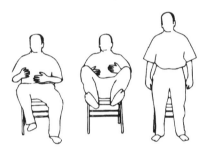

piernas al mismo tiempo, ponte de pie de golpe y coloca ambos pies en el suelo al mismo tiempo. Notarás que el acto de ponerte de pie no involucró esfuerzo alguno de tu espalda, como habría sido el caso si te hubieras puesto de pie de otro modo. Puesto que tu atención estaba dirigida a tus pies, separaste el funcionamiento de tus piernas del de tu espalda, y no utilizaste innecesariamente músculos de esta última que no se requerían para el proceso de ponerte de pie. Camina alrededor de la habitación, poniendo atención al hecho de que primero colocas el talón en el suelo y después transfieres tu peso hacia los dedos de los pies. Experimenta la sensación de ligereza y comodidad al caminar.

Aquí tenemos otro modo de crear una separación entre el funcionamiento de las piernas y el de la espalda: ponte de pie y golpea con suavidad tus pies contra el suelo. Luego, cuando camines, imagina que tus pies elevan tus piernas. Por ejemplo, cuando corro en las playas arenosas de San Francisco, imagino que la arena es como un trampolín de lona, y hago rebotar las piernas después de cada paso que doy. Por supuesto, los pies en realidad no elevan las piernas. Pero cuando imaginas que eso es lo que sucede, dejas de tensar muchos de los músculos que has estado contrayendo en la espalda y el abdomen al caminar. De esta forma permites que los músculos de los tobillos, las rodillas y las articulaciones de la cadera trabajen de manera independiente en el área que abarca desde la espalda: la parte baja, la zona media y la parte alta, hasta la parte superior del cuello.

¡Esto le proporciona un gran alivio a la espalda!

Ejercicio de toma de conciencia del cuerpo: movimientos giratorios de antebrazos

Recuéstate boca arriba con una almohada pequeña bajo la cabeza. Descansa los codos a los costados, sobre una colchoneta o una alfombra. Al iniciar el ejercicio coloca ambas manos en tu diafragma. Empieza a girar los antebrazos describiendo círculos amplios, con los codos aún apoyados en el suelo. Gira los brazos unas veinticinco veces en cada dirección.

Ahora agrega otro movimiento al giro: gira la cabeza de un lado al otro. Intenta relajarla y no tensar el cuello. No presiones la cabeza con fuerza contra la almohada, ni tuerzas el cuello con violencia. Esta vez, mientras giras los antebrazos, imagina que las puntas de tus dedos alzan los brazos y no que el movimiento proviene de los músculos de los brazos y los hombros.

Con este ejercicio damos un paso más con la imaginación y la combinamos con el movimiento. Podría servirte el imaginarte como una marioneta, con las yemas de los dedos levantadas mediante cuerdas. Aunque el movimiento sigue siendo el mismo, el hecho de soltar los músculos de los hombros y los brazos (aun si esto sólo sucede en tu mente) representará una gran diferencia en el proceso de reclutamiento muscular. Los hombros se liberarán de mucha tensión.

Detén el movimiento por unos instantes; sólo imagina que tus antebrazos lo continúan, que tu cabeza gira fácilmente de lado a lado y que el movimiento es fácil y uniforme. Ahora sigue girando en realidad los antebrazos; quizá descubras que sientes éstos más ligeros y tu cuello más suelto mientras mueves la cabeza de lado a lado.

La última fase de este ejercicio añade otro elemento. Mientras mueves la cabeza y los antebrazos de la manera antes descrita, concéntrate en tu espalda. Imagina que tu espalda se estira, se alarga y ensancha.

En tanto que para algunos resulta fácil visualizar el movimiento, para otros es prácticamente imposible. Si no puedes visualizar un movimiento que quisieras hacer, vocaliza lo que intentas imaginar. Pronuncia en voz alta: "Estoy girando los antebrazos" y descubrirás que cuando realices de nuevo dicho movimiento te resultará más fácil. Esta técnica le ha funcionado a miles de personas que han asistido a mis clases, así como muchos años atrás le sirvió al señor Shadmi.

Ejercicio de toma de conciencia del cuerpo: movimientos giratorios de las piernas

Recuéstate boca abajo y concéntrate en tus piernas, desde las articulaciones de la cadera hasta las rodillas, y de ahí a los pies. Ahora dobla una rodilla y gira la pantorrilla en ambas direcciones, haciendo que el pie describa un amplio círculo en el aire. Imagina que es el pie el que guía el movimiento; respira profundo y lento. Ahora detente y descansa la pierna, ya sea dejándola doblada o bajando el pie a la colchoneta. Imagina que una vez más estás girando la pantorrilla, en ambas direcciones.

Descansa de la visualización y presta atención a tu pierna. ¿La sientes más larga? Cuando estamos de pie o caminamos nuestras piernas están con frecuencia tan estiradas, en lo que se refiere a la extensión de la rodilla, que es maravillosa la sensación que experimentamos al permitirles librarse del esfuerzo y la rigidez.

Ahora imagina que, como antes, estás girando la pantorrilla en ambas direcciones. Detén la visualización y gira en realidad el pie a la altura del tobillo, en ambas direcciones. Imagina que tu pie guía el movimiento y que no tienes que usar los músculos de la pantorrilla y de los músculos tibiales (a lo largo de la espinilla) para realizar el movimiento.

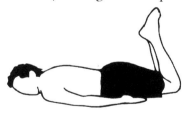

Ahora gira la pantorrilla a la altura de la rodilla; es probable que sientas la pierna más larga que antes. Gírala de seis a ocho veces en cada dirección e imagina que tu pie guía el movimiento. Baja la pierna hasta colocarla de nuevo sobre el suelo o la colchoneta y observa si la sientes más larga que la pierna que no has estado ejercitando.

Repite todo el ejercicio con la otra pierna. Cuando termines, dobla ambas rodillas y gira ambas pantorrillas al mismo tiempo en ambas direcciones; imagina que tus pies guían el movimiento. Ahora baja las piernas y observa si las sientes más largas y estiradas.

Tendemos a no estar conscientes de la gran movilidad de la que nuestro cuerpo es capaz.

Los dos siguientes ejercicios lo demuestran.

Ejercicio de toma de conciencia del cuerpo: estirarse hacia atrás

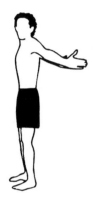

Ponte de pie y abre los brazos a todo lo ancho, con las palmas de las manos viendo hacia delante. Con los brazos a la altura de los hombros intenta llevarlos hacia atrás. ¿Cuán lejos llegan? ¿Has alcanzado tu límite? Ahora voltea la cabeza hacia uno de los brazos extendidos e imagina que se mueve hacia atrás un poco más. ¿Puedes estirarlo en verdad ese poco más? Vuelve la cabeza hacia el lado contrario y mira tu otro brazo. ¿Puedes imaginarlo moviéndose un poco más atrás? Procura moverlo más lejos. Regresa al primer brazo que miraste e intenta hacer lo mismo. Después de varios intentos descubrirás que tus brazos están mucho más atrás del lugar que originalmente habías definido como tu límite. Ahora deja que tus brazos se relajen.

Ejercicio de toma de conciencia del cuerpo: movimientos amplios de las piernas

Párate sobre el pie derecho y haz movimientos amplios con la pierna izquierda de izquierda a derecha y de derecha a izquierda, unas treinta veces. Cuando muevas la pierna a la derecha, colúmpiala frente a tu cuerpo. Tendrás que doblar ligeramente la rodilla para hacerlo. Al mover tu pierna en dirección opuesta a tu cuerpo, utilizas los músculos abductores. Si tu pierna se columpia frente a ti, empleas los aductores. Esto ayuda tanto a aflojar la articulación de la cadera como a fortalecer esos músculos laterales de la pierna, que son tan importantes para estabilizarla.

Columpia la pierna hacia delante y hacia atrás unas 30 veces. Esto crea movimientos de flexión y extensión en la articulación de la cadera, lo cual permite que experimentes una sensación de movimiento total en la articulación de tu cadera.

De vez en cuando, mientras realizas estos movimientos con una pierna, golpea con suavidad el suelo con el otro pie varias veces. Esto te ayudará a visualizar que el pie es el que guía el movimiento.

Repite todo el proceso, parado sobre el pie izquierdo y columpiando tu pierna derecha.

A continuación camina y presta atención a los músculos que empleas para ello. Te resultará mucho más fácil ahora levantar el pie, ya que le has recordado al cerebro que también debe incluir los músculos abductores y aductores en la tarea. También has permitido al cerebro soltar los músculos de la espalda que pueda haber involucrado innecesariamente en el proceso de caminar.

Cuando usamos los músculos pertenecientes a las piernas lo más que podemos, es menos probable que involucremos músculos de la espalda para apoyar el movimiento de las piernas. A medida que separamos y aislamos grupos musculares, controlamos mejor los músculos que usamos y dejamos de recurrir a otros que en realidad no requerimos para un movimiento en particular.

Visualizar dicho aislamiento es una herramienta muy importante para hacer más uniforme y suave el movimiento, ayuda a experimentar una sensación de alargamiento y alivia la contracción exagerada de la espalda. Este aislamiento evita que las articulaciones se pongan rígidas y apretadas y, por tanto, es un factor importante en la prevención de artritis y problemas de la columna. Además, el aislamiento activa con mayor eficiencia el sistema nervioso, ya que permite más variaciones en el movimiento.

Para la gente que tiene un sistema nervioso vulnerable, esto puede significar la diferencia entre conservar la salud o desarrollar desórdenes neurológicos como la esclerosis múltiple. Si ya padeces artritis, problemas de espalda o problemas neurológicos, el aislamiento de tus músculos puede ser muy útil en tu proceso de recuperación.

Ejercicio de toma de conciencia del cuerpo: aislar diversas áreas de la espalda

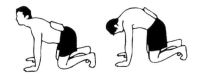 Este ejercicio te ayudará a aislar y mover por separado distintas áreas de tu espalda. Apóyate sobre manos y rodillas y mueve la parte baja de la espalda hacia arriba y hacia abajo. Podría resultarte difícil separar mentalmente la parte baja del resto de la espalda. En ese caso coloca un libro grande o una bolsa larga y angosta de arena sobre la parte baja de tu espalda; ahora mueve ésta hacia arriba y hacia abajo, ayudándote con el peso que estás cargando a sentir dónde se localiza.

Realiza el mismo ejercicio con la zona media de la espalda y luego con la superior, es decir, el área que se encuentra entre los hombros.

LIBERACIÓN DE EMOCIONES ALMACENADAS

Es impresionante cuánto influyen las emociones en el hecho de que no movamos muchas partes de nuestro cuerpo. Durante un taller que impartí en Fresno, California, en 1982, mostré un ejercicio para movilizar el pecho: de pie frente a una pared, colocamos las palmas de las manos contra ella y empezamos a mover el pecho hacia delante y hacia atrás. El pecho es una zona donde tendemos a almacenar fuertes emociones. Tocamos con los dedos pulgares el pecho y la parte media de la espalda para tener una sensación táctil del movimiento del pecho que practicábamos. Luego golpeamos suavemente nuestros muslos o la pared con las yemas de los dedos, para tomar conciencia de la sensación en ellas; después comenzamos a girar los brazos; trazamos círculos amplios e imaginamos que las yemas de nuestros dedos guiaban el movimiento. Tras aflojar los hombros de esta manera, retomamos el movimiento del pecho hacia atrás y hacia delante.

Una de las participantes (una mujer muy dulce) se echó a llorar en ese momento. Sin embargo, eso no nos dio indicios de lo que sucedería después, cuando pasamos a un ejercicio que aislaba los dedos de los pies. Estábamos moviéndolos, uno a la vez, sosteniendo cuatro dedos y girando sólo uno. Ejercimos presión sobre cada dedo en distintas direcciones, intentando moverlo hacia arriba, hacia abajo y hacia cada lado.

Al ponernos de pie, la misma mujer que había llorado se puso pálida y se desmayó sobre el sofá. En su delirio gritaba: "¡Apaguen el fuego!" Parecía no estar consciente de su entorno, sólo de su realidad interna. Varias personas le dijeron que no había fuego, pero al parecer no las escuchaba. Le pedí a uno de los participantes que me trajera rápido una jarra de agua. Cuando volvió con ella, le vaciamos la jarra en los dedos de los pies. Pareció sentirse aliviada y con lentitud volvió en sí.

Más tranquila, se sorprendió al ver que todos los demás la rodeaban y miraban. No tenía idea de lo que había pasado. Cuando le contamos, nos dijo:

—No puedo creerlo. Hace un año mi casa se incendió; me quemé los dedos de los pies y fue algo muy doloroso. Aparentemente era fuerte y me hice cargo de todo, aunque parece ser que guardé este miedo increíble de quemarme los pies.

Los dedos de sus pies habían mejorado mucho, pero no estaban del todo recuperados en la época del taller. Sin embargo, el temor no desapareció con tanta facilidad como las quemaduras. El ejercicio que le dio alivio al pecho permitió que salieran a la superficie las emociones atrapadas en los dedos de sus pies.

Es probable que las emociones muy poderosas que experimentaste en el pasado hayan conformado tu postura desde entonces. Tu miedo, tu aflicción, tu enojo o tu dolor se atrincheraron en tus músculos, produciendo su contracción. Pueden haber provocado estrechamiento del pecho, encorvamiento de los hombros o rigidez del abdomen, las nalgas, los muslos, la mandíbula, el cuello, la cara, la frente o el cuero cabelludo. Pueden haber dado lugar a una inquietud constante, a la manía de garabatear, engarruñar los dedos de los pies, gesticular con cada parpadeo. Estas adaptaciones posturales y movimientos automáticos, de los cuales podrías no estar consciente, pueden ser parte de ti durante años, a pesar de que los eventos que los provocaron ya no tengan importancia en tu vida.

Eventos cotidianos comunes y corrientes pueden desencadenar emociones de gran magnitud. En ciertos casos estas emociones quizá no se relacionen con tu situación actual y, sin embargo, las has cargado durante años dentro de los músculos. ¿Alguna vez te han sorprendido tus reacciones de ira, miedo o tristeza desproporcionadas al problema particular que enfrentas? El movimiento que libera la tensión de los músculos puede destapar viejas emociones que han quedado bloqueadas ahí, dando lugar a que esos sentimientos suban a la superficie. Con más movimiento éstos pueden evaporarse, simplemente desaparecer. Quizá no se trate de un proceso por el que es fácil pasar, pero es un proceso muy importante.

Cuando trabajas para incrementar el movimiento de tu cuerpo, es probable que el trabajo resulte muy efectivo para liberar tus emociones. Por esta razón sugiero que en épocas de cambios emocionales hables con un guía espiritual, un psicoterapeuta o un buen amigo y lleves un diario para registrar tus cambios emocionales y tu nivel de conciencia.

EL PAPEL DE LA IMAGINACIÓN

Como maestro, he incorporado a la mayoría de mis ejercicios el trabajo con la imaginación. Con casi todos los ejercicios que realizas puedes imaginar que haces cosas diferentes de aquellas a las que estás acostumbrado. En general, podrías imaginar que en el movimiento que estás haciendo no participa ninguno de los músculos centrales, largos y habitualmente utilizados. La imagen de la marioneta que presenté antes puede usarse para muchas otras formas de movimiento.

Ejercicio de toma de conciencia del cuerpo: prácticas sencillas de visualización

Por ejemplo, recuéstate boca arriba con las rodillas dobladas, y mueve las piernas juntas de lado a lado, acercando las rodillas al suelo en cada uno de los lados. ¿Te parece difícil? No tiene por qué serlo. Ahora imagina que tus rodillas guían el movimiento, tus piernas se elevan por sí mismas y los músculos de tu abdomen no son necesarios en absoluto para realizar el movimiento.

Para facilitarlo aún más, facilita la visualización. Golpea con suavidad las rodillas, una contra otra, varias veces, para tener clara la sensación de tus rodillas y, por ende, establecer una mejor conexión entre éstas y tu mente. Ahora mueve de nuevo las rodillas de lado a lado mientras tu abdomen descansa.

Te recomiendo que crees nuevos ejercicios, así como el trabajo de imaginación que los acompaña. Algo importante por recordar cuando hagas esto es: no intentes hacer lo que no puedes lograr. No visualices algo que está

fuera de tu alcance. Da el paso siguiente. Si buscas visualizar lo que no está
a tu alcance tu subconsciente rechazará de inmediato tu visualización consciente. Si visualizas una ligera mejoría no provocarás el rechazo subconsciente,
tu visualización resultará efectiva y verás la mejoría. Si intentas lograr todo
al instante, lo que haces es poner en riesgo el proceso; si das un paso a la
vez, podrás confiar en que el proceso funcionará.

No sólo la función precede a la estructura, sino que el pensamiento
conduce a nuevas maneras de funcionar. Dentro del cerebro, por cada dos
neuronas que reciben información de nuestros sentidos, hay cinco neuronas motoras que envían mensajes a los músculos para que se contraigan y
doscientas mil interneuronas. Las interneuronas reciben información de las
neuronas sensoriales y se comunican entre sí para crear una orden que se
envía a las neuronas motoras. En su mayoría nuestros movimientos no son
automáticos; son resultado de pensar y sentir, así como de patrones que
hemos desarrollado y aprendido.

Nuestros pensamientos y nuestra imaginación pueden modificar las
órdenes de movimiento que nuestro cerebro envía a nuestro cuerpo. He
visto otros métodos de trabajo corporal y terapia de movimiento que se
concentran en la desarticulación de patrones de movimiento, pero algunos
de ellos no proponen sugerencias para sustituirlos por patrones saludables y
efectivos.

Debemos desarrollar patrones que nos permitan más movilidad, más
flexibilidad y un nivel más elevado de conciencia.

El trabajo con la imaginación puede ser eficiente, no sólo para mejorar el movimiento, sino también la visión, la respiración y la circulación.
Tenemos que recordar que, así como podemos visualizarnos moviéndonos
y sintiéndonos mejor, necesitamos renunciar a nuestras viejas imágenes y
expectativas de movimiento limitado, dolor y deterioro. Estas imágenes
pueden sernos impuestas por los pensamientos de otras personas, sobre
todo a medida que avanza nuestra edad. Tales imágenes negativas con frecuencia obstaculizan nuestro camino y tenemos que familiarizarnos con
ellas para saber cómo abandonarlas.

En suma, podemos emplear la visualización de un movimiento específico que queramos realizar para ayudarnos a hacerlo con más facilidad
o suavidad. También podemos visualizar un movimiento antes de llevarlo
a cabo, para sentir con anticipación dónde podríamos tensarnos o dónde

carece de gracia nuestro movimiento; entonces podemos realizarlo en realidad con mayor fluidez.

De igual manera la visualización puede emplearse mientras nos movemos, para hacer el movimiento más sencillo, ligero y eficiente. La habilidad para visualizar puede adquirirse. A algunas personas les resulta más fácil que a otras, pero toda la gente que he conocido ha podido mejorar esa habilidad.

13

DISTROFIA MUSCULAR

B ajo los auspicios de la Sociedad Vegetariana se organizaron muchas conferencias sobre salud y medicina, impartidas por conocidos médicos y profesionales de la salud. Fue en una de estas conferencias donde Danny, Vered y yo conocimos al doctor Arkin, el neurólogo que también practicaba acupuntura.

Si bien la mejoría de Vered era notable, aún cojeaba mucho. Ella y yo le contamos al doctor Arkin lo que hasta el momento habíamos logrado en su caso y le preguntamos si podía hacer algo por su pierna. Se mostró interesado y nos invitó a los tres a reunirnos informalmente con él en su casa.

El doctor Arkin me examinó nos ojos y le causó gran impacto ver que mis cristalinos estaban fragmentados.

—Con esos cristalinos deberías estar ciego por completo —me dijo.

Después de examinar a Vered, nos informó que la acupuntura no podría aumentar su movilidad y que nuestra terapia era quizás el mejor método del mundo para ella.

Sin embargo, el médico se interesó en particular en Danny. Durante su peregrinaje de clínica en clínica en busca de una cura, nuestro amigo había llegado a la del doctor Arkin. Como consecuencia, el profesional tenía acceso a su historia clínica. Estaba impresionado por el desarrollo muscular de sus brazos y muslos. De inmediato observó que, para sustituir sus músculos deteriorados, Danny había desarrollado músculos que se encuentran muy poco desarrollados en la mayoría de la gente. Más que cualquier otra cosa, la inusitada mejoría lograda por Danny convenció al doctor Arkin del valor de nuestro trabajo.

LA NATURALEZA DE LA DISTROFIA MUSCULAR

A Danny se le había diagnosticado distrofia muscular de Duchenne. La distrofia muscular es un conjunto de enfermedades genéticas con un

factor en común: estos pacientes tienen músculos frágiles, que fácilmente
se lesionan con las actividades de la vida cotidiana. La enfermedad de
Duchenne, al igual que muchos de los otros tipos de distrofia muscular,
consiste en la carencia de una película que por lo regular está adherida a
la resistente capa externa que protege los músculos. En las personas que
no sufren de distrofia muscular, esta película, formada por una cadena de
proteínas, penetra la suave membrana externa de las fibras musculares,
se sujeta en la estructura interna de las células y adhiere al músculo la
resistente capa que lo protege. En cada uno de los diversos tipos de distrofia muscular falta alguno de los enlaces proteicos de la cadena; pero el
resultado es prácticamente el mismo. En algunos casos existe la cadena de
proteínas, pero ésta es deficiente; esto implica una enorme diferencia en
el curso de la enfermedad.

La mencionada capa protectora es una cuestión de vida o muerte para
la fibra muscular, ya que en el proceso de fortalecimiento de los músculos,
éstos se deforman (cambian de forma) y desarrollan fuerza, con frecuencia
contra resistencias tremendas. En una persona sana los músculos crecen y
se fortalecen cuando son sometidos a esfuerzos constantes; pero para un
paciente con distrofia muscular cualquier movimiento, excepto los muy
sutiles, resulta destructivo.

La gravedad del trastorno y la expectativa de vida difieren en gran
medida entre los diversos tipos de distrofia muscular. Algunos bebés mueren de este padecimiento estando aún en el útero o nunca llegan a salir
del hospital donde nacen. Cuanto más tarde aparecen los síntomas en el
transcurso de la vida de una persona, más prometedor es el pronóstico de
la enfermedad. Algunos de estos males, como la distrofia muscular fascioescápulohumeral, producen manifestaciones muy diversas; el progenitor
puede haber perdido sólo la capacidad para silbar, mientras que el hijo
tiene grandes problemas para comer, caminar, alcanzar objetos en repisas o
levantar objetos.

La distrofia muscular de Duchenne es la enfermedad neuromuscular
más común en la infancia. Provocada por un defecto en el cromosoma X,
es transmitida por la madre y se manifiesta como enfermedad en el hijo va-
rón. Alrededor de la tercera parte de los niños con esta enfermedad padece
retraso mental y muchos de ellos tienen problemas cardíacos. De manera
invariable, cerca de los tres años de edad aparecen síntomas como torpeza

en el movimiento y caídas frecuentes; si la enfermedad no se ha manifestado con anterioridad en la familia, estos síntomas señalan el momento en el que se detecta que existe un problema. Por lo general a la edad de diez o doce años el niño anda en silla de ruedas y muere entre los veinte y veinticinco años. Casi siempre la causa de la muerte es un problema cardíaco o una neumonía; si los músculos requeridos para la respiración no son lo bastante fuertes como para expectorar debidamente, los gérmenes patógenos de la garganta pueden emigrar a los pulmones. El resultado es fatal cuando son microbios resistentes a los antibióticos.

A pesar de que la investigación en el campo de la medicina ha realizado brillantes descubrimientos, aún no existe una cura para ningún tipo de distrofia muscular. Los médicos se ven forzados a decirle a los padres de pequeños que tienen la enfermedad de Duchenne, así como formas similares de distrofia muscular, que no hay esperanza, que lo que les espera es el deterioro progresivo y, al final, la muerte.

EL SEÑOR KOMINSKI: RESTABLECER EL FUNCIONAMIENTO

El doctor Arkin nos mandó a un paciente que sufría un tipo poco frecuente de distrofia muscular. El señor Kominski tenía cincuenta años cuando fue a vernos. El proceso de deterioro se inició cuando tenía veinte y avanzó lentamente en los siguientes treinta años. Hasta el año anterior parecía una persona casi normal, pero a partir de entonces su estado había empeorado en forma dramática. El señor Kominski era propietario de un huerto de cítricos y empezó a tener dificultades para recolectar la fruta ya que apenas podía levantar los brazos. Consultó a varios médicos e incluso a sanadores espirituales, pero sin resultados.

Sometí al señor Kominski a varias pruebas y me di cuenta de que sus músculos pectorales estaban muy contraídos y se habían atrofiado casi por completo. Su garganta estaba tan tensa que apenas podía hablar. También los músculos de sus brazos estaban tensos y rígidos, por lo que casi no podía levantar los brazos. Los pocos músculos de las piernas que aún podía utilizar estaban en extremo tensos, incluso cuando descansaban, lo cual indicaba que trabajaban muy por encima de su capacidad.

Le dije al señor Kominski que tenía que dejar de sobrepasar sus propios límites cuando sus músculos se encontraban en ese estado de extrema fatiga. Nuestra primera sugerencia fue que abandonara de inmediato ciertas actividades, en particular la ardua labor de cuidar su huerto y sus campos. Era necesario que se hiciera consciente de su debilidad y empezara a trabajar para fortalecerse.

Después me dediqué a darle masaje en los músculos, lo que le produjo un gran alivio; pero no fue sino hasta después de varias sesiones cuando empezaron a verse resultados del tratamiento. Poco a poco empezó a ser más funcional y a tener más energía. Con el tiempo llegamos a apreciarnos mucho.

Siguiendo nuestra sugerencia, el señor Kominski consultó al doctor Frumer sobre una dieta natural. Inició un régimen de alimentos simples, no procesados, lo cual ayudó a su desgastado organismo, al facilitarle la digestión y disminuir el nivel de material tóxico que el cuerpo tenía que eliminar. El problema principal del señor Kominski era que no tenía idea de lo que era y lo que no era benéfico para su cuerpo.

Después de sólo tres semanas, el señor Kominski había mejorado de manera significativa; le resultaba mucho más fácil usar los brazos, caminar y, en general, llevar a cabo sus actividades. Decidió entonces ver a su neuróloga, la doctora Kotter, para mostrarle cuánto había mejorado. Como jefa de neurología del hospital donde trabajaba, ésta tenía a su cargo a trece neurólogos. Convocó a una reunión para mostrarles, a los profesionales y a un grupo de estudiantes de medicina, la mejoría en los músculos del señor Kominski. Su caso parecía confirmar lo que ella misma pensaba: que lo que más necesita un paciente con distrofia muscular es el tipo adecuado de terapia de movimiento.

La doctora Kotter solicitó vernos. Esto me puso nervioso, ya que apenas tenía veinte años y carecía por completo de un entrenamiento convencional. Hablé con el doctor Arkin, quien me aseguró que la doctora era una persona de amplio criterio, y me insistió en que debía reunirme con ella.

La entrevista fue cordial. En primer lugar le mostramos la historia clínica de Danny. Estaba tan impresionada ante su progreso, que llegó a dudar del hecho de que hubiera tenido alguna vez distrofia muscular. Tomando en consideración que era la jefa de neurología de un hospital importante, fue un verdadero halago lo que nos dijo:

—De una cosa estoy segura: ustedes tres son personas auténticas. Hay muchas cosas que no saben y los corregiré cada vez que digan algo que no tenga sentido para mí como profesional de la medicina. Pero me gusta lo que hacen y voy a enviarles pacientes para ver qué resultados obtienen.

LILI: DE UNA PARÁLISIS CASI
SEGURA A LA EXPERIENCIA DE CAMINAR

Semanas después, la doctora Kotter nos envió a Lili. Le dijo al padre de la paciente que la medicina no podía ofrecerle nada a su hija, quien sufría de distrofia muscular.

—Por lo que se refiere a nutrición, puede darle de comer lo que quiera, aunque tampoco creo que eso la ayude. Pero conozco a tres personas jóvenes que podrían ayudarla. Si acude a ellos, por favor manténgame al tanto de los resultados.

Lili tenía cinco años. Desarrolló los primeros síntomas de distrofia muscular a los dieciocho meses y a estas alturas ya había desmentido los pronósticos de su primer médico. Aunque apenas podía gatear, sus padres nunca la habían puesto en una silla de ruedas, pues sospechaban que esto podría causarle un trauma psicológico. Esto me pareció un acierto, pues estar sentada en una silla de ruedas la habría despojado de la escasa oportunidad de moverse que tenía.

Lili era delgada y muy débil, y su cuerpo estaba deformado. Sus manos le colgaban a los lados y no podía llevarlas al frente. Apenas cubiertos por la piel, sobresalían del cuerpo sus omóplatos y clavículas. La parte baja de la espalda se curvaba hacia atrás, mientras que la parte superior se inclinaba hacia delante. Su cuello era tan débil que la cabeza se reclinaba sobre el pecho. Gateaba con movimientos vacilantes e ineficientes hacia un lado, en lugar de avanzar hacia el frente como cualquier niña normal. Su respiración era casi imperceptible.

La primera vez que le hicimos pruebas a Lili, observamos que le resultaba difícil levantar los brazos. Era incapaz de moverlos si se oponía la más mínima resistencia. Tampoco podía levantar las piernas, y cuando le pedimos que se recostara boca abajo y doblara una rodilla, sólo pudo levantar el pie unos cuantos centímetros. Cualquier movimiento normal era casi imposible para ella. Carecía de fuerza en el cuerpo.

Decidimos emplear masajes y movimientos pasivos, es decir, aquellos que, en lugar de depender directamente del paciente, son realizados por el terapeuta, quien toma alguna parte del cuerpo del paciente y la mueve con cuidado. Este procedimiento es distinto de la terapia física, en la que por lo general se alienta al paciente a que trabaje con vigor un músculo débil. Intentamos mover los débiles músculos de Lili de la manera más fácil posible y después la enseñamos a continuar sola.

Le mostramos a su madre la forma como debía girar el pie de Lili, luego la pierna, la rodilla, el codo y el brazo, y después cada uno de los dedos de sus pies y manos, mientras la niña estaba recostada boca arriba moviendo la cabeza de lado a lado. Después de dos sesiones, la madre de Lili nos llamó para decirnos que su hija recordaba todos los ejercicios y que incluso le había corregido algunos errores mientras la ayudaba a hacerlos.

Lili, extraordinariamente vivaracha y perceptiva, después de un par de sesiones empezó a mostrarse muy entusiasmada con su tratamiento y sus ejercicios. Me parece que presentía un gran cambio y su intuición ayudó a ponerle fin a su proceso de deterioro.

Después de tres sesiones dejó de avanzar el proceso de pérdida de funciones. Ayudada por su madre, hacía cuatro horas de ejercicio al día. Al finalizar nuestra quinta sesión podía recostarse boca arriba y levantar una pierna hasta formar un ángulo recto con el cuerpo; asimismo, era capaz de levantar los brazos extendidos por encima de su cabeza. También los músculos de su cuello empezaron a adquirir fuerza y movilidad, aunque su cabeza seguía colgando hacia el frente. Después de siete sesiones podía gatear sobre las manos y las rodillas como cualquier niño normal.

Pocas semanas después de nuestra primera sesión, Lili dio sus primeros pasos en los últimos tres años. La inclinación hacia atrás de su postura era tan pronunciada que le resultaba difícil estar de pie. Así que un día le sostuve la espalda, colocando una mano en su espalda y la otra en su abdomen, ¡y dio unos cuantos pasos!

Menos de una semana después, con un poco de apoyo Lili era capaz de bajar la escalera y caminar hasta el automóvil de su madre. Éste ha sido el progreso más rápido y extraordinario que he visto en un paciente con distrofia muscular. La alegría que experimenté al ver a esta pequeña sobre sus dos pies fue tan profunda que nunca he olvidado aquel momento. Lili fue uno de los casos más sorprendentes que hemos tenido. En sólo 21 días se llevó a cabo la transformación que la condujo de una parálisis casi segura a la experiencia de caminar.

Huelga decir que nuestro trabajo con Lili nos ganó el respeto de la doctora Kotter, quien siguió enviándonos pacientes. Era un placer trabajar en armonía con la comunidad médica establecida. Queríamos llegar a todas las personas que fuera posible y el apoyo de los médicos resultó muy útil.

Nuestro enfoque de la distrofia muscular

El programa de sanación personal para la distrofia muscular combina masaje, respiración, ejercicios de movimiento y cambios en el estilo de vida.

Es muy importante evaluar con cuidado los músculos de un paciente con distrofia muscular, con el propósito de averiguar cuáles están sanos, aunque tensos, y cuáles son distróficos o están dañados. Los músculos que han sido lesionados por la enfermedad podrían estar atrofiados (delgados y desgastados) o ser pseudohipertróficos, lo que significa que han aumentado su volumen pero son débiles. Los músculos pseudohipertróficos pueden parecer fuertes y bien formados, como músculos desarrollados, pero, de hecho, son débiles porque gran parte del tejido muscular ha sido reemplazado por grasa y tejido conectivo. Me preocupan más los músculos pseudohipertróficos que los atrofiados, porque en esos casos las fibras musculares que todavía son funcionales tienen que cargar con el peso del tejido conectivo y la capa de grasa que las rodea.

Al tener que compensar la disfuncionalidad de los músculos devastados por la enfermedad, los músculos más fuertes de un paciente con distrofia muscular también sufren en cierta medida, o pueden volverse vulnerables al siguiente brote de la enfermedad. Con objeto de mejorar la circulación tanto de los músculos fuertes como de los distróficos adyacentes, iniciamos un tratamiento basado en masaje, movimiento pasivo y estiramientos, para aliviar la tensión y la rigidez muscular.

El masaje de sanación personal para músculos distróficos siempre es muy suave. Utilizamos diversas técnicas que ayudan a los músculos a aumentar su volumen a medida que va mejorando su tonicidad. Se requiere mucho trabajo con masaje para apoyar a pacientes con distrofia muscular, así que siempre procuro involucrar a su familia y amigos, invitándolos a que participen en las sesiones conmigo y continúen el trabajo en casa.

La sensibilidad con la que hace contacto el terapeuta masajista tiene una importancia crucial. Algunos músculos requieren un contacto en extremo suave y otros, una presión más firme. El masaje puede relajar un músculo distrófico y también fortalecerlo; pero un toque rudo sin delicadeza puede dañarlo. De hecho, aun el más ligero toque a un músculo que no está listo para el contacto puede dañarlo.

Cuando el paciente es suficientemente fuerte incluyo en la sesión ejercicios de movimiento pasivo. El paciente debe soltar por completo alguna de sus extremidades y actuar como una especie de muñeco de trapo, mientras su pie o un brazo, por ejemplo, describen movimientos circulares con ayuda del terapeuta. Para muchas personas, el hecho de relajar totalmente un miembro y confiar su movimiento a alguien más constituye un reto enorme. Cuando los pacientes se relajan de verdad, descubren que el movimiento pasivo acostumbra de nuevo al músculo a moverse, sin necesidad de someterlo a esfuerzos para vencer la gravedad o cualquier otra resistencia y, por tanto, sin fatigarlos. Los estiramientos son parte de esta fase de la terapia; aumentan la flexibilidad y el rango de movimiento de las articulaciones.

Por lo general el movimiento activo se inicia con ejercicios en el agua, en piscinas de agua caliente o en la tina de baño. Seleccionamos ejercicios que le resulten fáciles al paciente y empezamos con pocas repeticiones; con el tiempo, a medida que se incrementa la resistencia de los músculos, aumentamos el número de repeticiones hasta hacer cientos. Los ejercicios en el agua son muy relajantes y rejuvenecedores.

Las personas con distrofia muscular deben evitar las labores manuales pesadas y cualquier actividad que implique usar de manera exagerada un músculo, someterlo a esfuerzos repetitivos o mantenerlo inmóvil. Sobre todo, nunca deben sobrepasar el punto en el que empiezan a sentirse fatigadas. Los ejercicios para pacientes con distrofia muscular deben ser personalizados para evitar las lesiones; por esta razón no se incluyen aquí.

ROSIE: ADIÓS AL BASTÓN Y VOLVER A BAILAR

Rosie nunca fue una buena deportista en la escuela. De hecho, la gente siempre le decía que era lenta y perezosa para moverse. Al acercarse a los veinte años se le diagnosticó distrofia fascioescápulohumeral. Cuando conocí a Rosie tenía treinta y tres años. Caminaba con mucha dificultad, apoyándose en dos bastones. Se caía a menudo. Era maestra de escuela y solía pedir a sus alumnos que escribieran ensayos sobre "el bastón veloz" o "mi maestra tiene piernas bamboleantes".

Rosie me conoció en un taller que impartí en Londres; luego viajó a Tel Aviv para participar en un entrenamiento de nivel avanzado. Más adelante fue varias veces a San Francisco para asistir a sesiones conmigo, y con regularidad trabajaba en Londres con alumnos míos que habían terminado su entrenamiento.

Después de conocerme, Rosie inició un programa diario de ejercicios de movimiento, en especial en una piscina de agua tibia, donde poco a poco aumentó el número de repeticiones de suaves movimientos circulares. Dedicaba dos horas al día a los ejercicios en la piscina; con el tiempo esta actividad se volvió una parte muy importante de su vida social y los miembros del club de natación al que pertenecía recolectaron fondos para uno de sus viajes a San Francisco.

Consideré que era importante viajar a Inglaterra para acompañar a Rosie el día que cumplía 40 años. ¡En esa fiesta pudo demostrarle a todos sus amigos que era capaz de bailar! A lo largo de los últimos 10 años había logrado mejorar en forma dramática su manera de caminar. En ese punto su estado se estancó y su paso se deterioró un poco. Rosie se dio a la tarea de dar a conocer el método de sanación personal. Hablaba con la gente acerca de éste, se convirtió en sujeto de investigaciones y puso su casa de Londres a disposición de grupos que practicaban la sanación personal.

BEATRIZ: UNA SORPRESA PARA LOS ESPECIALISTAS

En 1988 recibí una invitación para pasar una semana trabajando con pacientes con distrofia muscular en Brasil. Una de las participantes era Beatriz Nascimento, brillante profesora adjunta de terapia ocupacional. Al igual que Rosie, sufría de distrofia fascioescápulohumeral. Mientras estuve en Brasil, tuve algunas sesiones con Beatriz. Su enfermedad la tenía muy preocupada porque su madre, que sufría el mismo padecimiento, estaba a punto de depender de una silla de ruedas. La distrofia fascioescápulohumeral por lo general aparece con señales de deterioro de los músculos faciales y la parte superior de brazos y espalda. Como Rosie, el volumen muscular de las piernas de Beatriz también estaba disminuyendo.

Beatriz había perdido varias funciones y cada vez sus movimientos eran más limitados. Solía bailar samba, pero ya no podía hacerlo. También militaba en grupos políticos, pero ahora ya ni siquiera podía levantar el brazo. Le resultaba difícil masticar, así que hasta el placer de comer había desaparecido de su vida. Había bajado más de diez kilos porque los músculos requeridos para la masticación no funcionaban a causa de su debilidad.

Después de mis primeras sesiones en Sao Paulo, Beatriz seguía triste, aunque ahora tenía esperanza; sus piernas empezaron a mejorar con gran rapidez. Decidió venir a San Francisco para asistir a más sesiones de terapia conmigo y participar en un curso de entrenamiento. En pocos meses superó los obstáculos burocráticos y llegó a San Francisco, auspiciada por la Universidad Federal de Sao Carlos, para realizar una investigación sobre mi trabajo.

Durante sus sesiones descubrí que el movimiento pasivo era muy efectivo para Beatriz. Trabajé con sus débiles músculos deltoides y la hice levantar el brazo derecho mientras estaba recostada boca arriba, movimiento que le resultaba mucho más difícil cuando estaba de pie. Relajaba sus músculos tibiales agitándolos. También necesitaba mucho trabajo de masaje en el rostro. No sólo tenía dificultades para comer sino que, además, se quejaba de que no podía sonreír; las comisuras de la boca no se elevaban debido a la debilidad de sus mejillas.

Durante seis meses Beatriz dedicó dos horas y media todos los días a su trabajo corporal. Al final de este periodo podía levantar los brazos casi normalmente, comer todo lo que quería, bailar y sonreír mucho. Se convirtió en maestra del método de sanación personal y en la actualidad dirige un entrenamiento en el mismo para estudiantes de terapia ocupacional y física de la Universidad de Sao Carlos. Además, es la cofundadora de una clínica independiente para distrofia muscular ubicada en la misma universidad.

Trece años después de que Beatriz empezara a trabajar con este método, los médicos especialistas que la trataron en Brasil en 1989 estaban sorprendidos por los resultados que logró. Había recuperado casi todas las funciones que perdiera para aquella época y su mejoría no sólo persistía después de trece años, sino que seguía avanzando con lentitud. Sin terapia, se esperaba que se hubiera deteriorado a un ritmo de cuatro por ciento al año.

14

ENVEJECER CON GUSTO

Hace muchos años, mi amigo Arnon me dijo:

—Ya no puedo correr como lo hacía cuando tenía dieciocho años. Mi cuerpo está envejeciendo.

Arnon tenía veinticuatro.

¿En realidad estaba envejeciendo? Quizás era menos ágil que cuando tenía dieciocho y es probable que las actividades físicas lo hubieran lesionado en ese lapso. Pero la causa principal de que hubiera dejado de correr tan bien como lo hacía a los dieciocho era su expectativa de irse deteriorando con el tiempo.

Este capítulo es para aquellos de ustedes que deseen prepararse para envejecer con gusto, así como para quienes estén apoyando a un familiar o a un amigo de edad avanzada en su proceso de envejecimiento.

Es cierto que nuestro cuerpo cambia con el tiempo. En nuestros últimos años no respondemos a retos fisiológicos con el vigor que nos caracterizaba en la juventud. Nuestros genes dictaminan que hemos de envejecer y, al final, morir. Pero la mayoría de la gente muere demasiado joven. En cualquier época de la vida en la que te encuentres, puedes trabajar para mejorar tu calidad de vida y aumentar tus posibilidades de vivir más. Tal vez tu potencial para mejorar tenga limitaciones o se encuentre por encima de tus expectativas; de cualquier manera, nunca es demasiado tarde, ni demasiado pronto, para empezar.

A los veinte o los treinta es bastante común pensar que no pasa nada si uno consume comida chatarra, fuma y no hace ejercicio; uno se siente muy bien a pesar de todo esto y realiza sus actividades sin dificultad. Tal vez, en efecto, no haya pasado nada; pero podría ser que, independientemente de que uno crea estar bien, haya empezado a desarrollar aterosclerosis o alguna otra enfermedad crónica. En cualquier caso, no es posible salir ileso toda la vida. Cuando se llega a los cuarenta o los cincuenta, uno se da cuenta de que el cuerpo ya no es tan indulgente.

Superar hábitos destructivos

Con demasiada frecuencia escucho a personas que dicen que saben que se están haciendo daño con este o aquel mal hábito, pero que simplemente no pueden, en verdad no pueden, dejarlo. Por otra parte, me encuentro con personas que a veces, de un día para otro, asustadas por su primer accidente vascular cerebral o su primer infarto, dejaron de fumar, ingerir bebidas alcohólicas o comer alimentos nocivos para su salud. Por fortuna, también encuentro gente que decide cambiar su estilo de vida sin la amenaza de síntomas aterradores.

Mi trabajo se enfoca sobre todo en el campo del movimiento y el ejercicio, pero tengo que abordar temas como el tabaco y la dieta. No hay una persona que no sea capaz de abandonar un mal hábito, aun si tiene una larga lista de pretextos. Es nuestra voluntad, profundamente arraigada en la mente, y quizás incluso en el alma, la que hace posible la modificación de nuestra vida. Aun si has tomado café durante los últimos 50 u 80 años, hoy puede ser el día en que dejes de hacerlo. Aun si has fumado desde la pubertad o te has pasado la vida comiendo alimentos fritos, hoy puede ser el día del cambio. Tal vez la pases un poco mal al dar un paso de esta índole, pero es mucho lo que conseguirás a cambio. Cuando menos, si tus deficientes hábitos alimenticios te provocan molestias como fatiga, indigestión o exceso de peso, una dieta más apropiada te dará una sensación de bienestar que te facilitará seguir un programa de ejercicio. Además, tu autoestima se elevará por el hecho de haber demostrado control sobre ti mismo, y te sentirás más capaz de realizar las actividades que te has propuesto e ir en pos de tus metas en la vida.

Si tienes hábitos inadecuados o destructivos que quisieras modificar, no intentes cambiarlos todos al mismo tiempo. Decide cuál será tu siguiente paso y dalo hoy. Bastará con un objetivo a la vez. Hay una gran diferencia entre disfrutar una rebanada de pastel de cumpleaños de vez en cuando y andar tras tu dosis diaria de azúcar o de chocolate. Y es difícil consumir con moderación algo a lo que has sido adicto. Mi recomendación es que te mantengas alejado unos meses o incluso un par de años de aquello que te resulta difícil evitar, antes de permitírtelo ocasionalmente.

¿Cómo puedes saber si algo que consumes es dañino para tu salud? Edúcate a ti mismo. Pero, más que eso, pregúntate si lo que consumes te provoca fatiga, irritabilidad, agruras o insomnio. Nuestro cuerpo es distinto del de los demás, y cada uno de nosotros tiene diferentes necesidades alimenticias. No es mi propósito dar aquí sugerencias específicas; sin embargo, quisiera mencionar algunas cosas que, en mi opinión, deberían encabezar la lista de productos que debemos evitar: frituras, azúcar y sal en exceso, así como cualquier sustancia adictiva, como alcohol, café o chocolate.

La transición es difícil, pero vale la pena.

MOVILIDAD

Otros factores acompañan el proceso de envejecer en forma satisfactoria. Me gustaría empezar con uno de mis temas favoritos: la movilidad. Muchas de las personas que conozco no prestan atención a la creciente rigidez de su cuerpo. Aunque fumar y tomar café pueden provocar rigidez, y los hábitos sedentarios pueden producir artritis, el elemento más importante es la propia actitud. Con frecuencia aun la gente joven acepta la rigidez como un hecho normal de la vida. Si no prestas atención a la rigidez gradual de tu cuerpo, desarrollarás artritis. Da lo mismo si te has percatado de ello pero cuentas con una serie de excusas para justificar por qué no haces nada al respecto: contraerás artritis. En mi opinión, la rigidez corporal determinará aún más que lo que comas cómo será tu proceso de envejecimiento.

Si presuponemos que quieres tener una larga vida y sentirte tan joven como sea posible, es necesario que te hagas responsable del camino que eliges; y es muy conveniente empezar temprano. Llevar bien la vejez requiere más que buenos genes y suerte; la investigación ha demostrado que el apoyo social, la esperanza y poco estrés son elementos importantes para envejecer de manera apropiada.

¿Qué tiene que ver lo anterior con la rigidez? Todo. Cuanta más movilidad se tiene, más posibilidades habrá de salir y socializar. Cuanta más movilidad haya, mejor será la circulación, incluyendo, por supuesto, la salud del sistema cardiovascular y la circulación que irriga el cerebro. Cuantas más actividades físicas puedas hacer, más posibilidades tendrás de reducir el estrés, y puedo asegurarte que los factores estresantes serán numerosos.

En mi trabajo he conocido a seres humanos que son modelos del envejecimiento satisfactorio. Conozco a personas de más de ochenta años que viajan para conocer el mundo, que aprenden un idioma o una nueva profesión y exploran nuevos métodos para moverse o ver mejor. Le dan a su cerebro la oportunidad de desarrollarse y de mantener tanto la capacidad de estar alerta como la memoria, así como se brindan a sí mismas metas por perseguir. Pueden fortalecerse y volverse más flexibles. Si estás leyendo esto y todavía no llegas a los ochenta, no esperes a cumplirlos para empezar. Puedes fortalecerte ahora, puedes aprender algo nuevo ahora y puedes cuidar tu visión ahora; esto significará una gran diferencia cuando seas mayor.

Yo animo a los adolescentes a que trabajen con su flexibilidad. Cuando llegas a la madurez tendrás más probabilidades de poder sentarte en flor de loto (con las piernas dobladas, descansando un pie sobre uno de los muslos) si lo has hecho a los quince, que si intentas hacerlo por primera vez a los cincuenta. Por supuesto, puedes aumentar tu rango de movimiento a los cincuenta, y también mejorar día con día; no importa si no vuelves a ser tan flexible como a los quince años, te sentirás de maravilla.

Aliento a la gente entre los veinte y los treinta a desarrollar tanto flexibilidad como fuerza. Aunque muchos jóvenes desarrollan fuerza a los veinte, ésta suele acompañarse de tensión y rigidez.

Si bien tu cuerpo puede cambiar mucho entre los treinta y los setenta años, los ejercicios que recomiendo para esta larga etapa de la vida tienen mucho en común. Sin embargo, la intensidad debe ajustarse a tu capacidad en sus diversos momentos. El principio básico consiste en lo siguiente: observa qué clase de movimientos repites constantemente y cuáles son tus posturas más habituales; luego muévete y estírate de modo que el movimiento se oponga a la manera como usas el cuerpo a diario. Por ejemplo, si tu trabajo es más bien sedentario, intenta encorvarte menos y fortalece los glúteos. Cuando repites una y otra vez los mismos movimientos, o vuelves a la misma postura, haces que trabajen en exceso ciertos grupos de músculos, mientras que otros quedan poco desarrollados. Como consecuencia, el tejido conectivo de los músculos que tienen poca movilidad se endurece. Se acorta el espacio que hay entre los huesos; si eso te suena como avanzar un paso hacia la artritis, estás en lo cierto. La solución (moverte en sentido opuesto a tu movilidad habitual) puede ser sencilla, pero requerirá muchas repeticiones.

El siguiente es un buen ejercicio para la gente cuyo estilo de vida es muy sedentario.

Ejercicio para envejecer con gusto: desarrollo de los glúteos

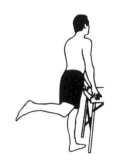

Estando de pie, apóyate en una mesa o coloca las manos extendidas en una pared frente a ti. Levanta una pierna hacia atrás, unos sesenta o noventa centímetros del suelo; mantén la pierna recta o dobla muy poco la rodilla. Siente el esfuerzo en los glúteos. Mueve la pierna en círculos, luego dobla y estira la rodilla, sin bajar el pie en absoluto. ¿Puedes mantener elevada la pierna durante dos minutos? Es más difícil de lo que parece. Repite los mismos movimientos con la otra pierna. Con glúteos más fuertes tu cuerpo se apoya mejor. Por supuesto, puedes adaptar el ejercicio a tu edad. Por ejemplo, a los treinta podrías practicarlo dos veces al día; a los sesenta, tal vez una vez cada tercer día.

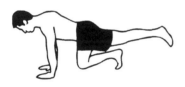

Una variante de este ejercicio consiste en apoyarte sobre las manos y las rodillas, levantar una pierna lo más alto que puedas y moverla trazando círculos. ¿Cuánto tiempo puedes hacerlo? Registra tu tiempo y desarrolla tu capacidad. Podrías empezar con treinta segundos y aumentar el tiempo hasta cinco minutos con cada pierna.

El siguiente ejercicio mantiene la movilidad de la articulación de la cadera mediante el desarrollo de los glúteos y los músculos abductores. Podría evitar la necesidad de un reemplazo de cadera. Haz este ejercicio sólo si la articulación de tu cadera es relativamente flexible.

Ejercicio para envejecer con gusto: glúteos y abductores

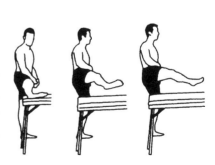

Párate a unos sesenta centímetros de una mesa que tenga una altura similar a la de tu cadera. No te ubiques de frente a la mesa, sino de costado. Levanta la

pierna que está del lado de la mesa y sube a ésta el pie y parte de la pantorrilla, con la rodilla ligeramente doblada y apuntando hacia el frente (no hacia
arriba) y los dedos de los pies apuntando hacia la espinilla. Ahora despega el
pie de la mesa y eleva varias veces la pierna; intenta que el pie llegue, tanto
hacia atrás como hacia delante, cada vez más lejos del sitio donde empezó.
Procura no golpear la mesa con el pie y muévelo con lentitud.

Ejercicio para envejecer con gusto: cuasi-*splits*

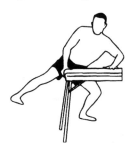

De pie, con los pies tan separados como te sea posible, cambia tu peso de una pierna a la otra; dobla
y estira un poco una rodilla y luego la otra. Busca
girar un poco la cadera. En esa posición, sostente
de la orilla de una mesa e intenta levantar un pie,
luego el otro. ¿Podrías mantener esta postura durante cuatro minutos sin descansar?

Si tienes un estilo de vida sedentario, hay algunas otras cosas que puedes hacer: camina o corre hacia atrás y de costado, y recuéstate boca arriba y rueda
de un lado a otro para usar los músculos laterales que no utilizas lo suficiente.
Trabaja con éstos y otros ejercicios que sugerí en el capítulo 9 ("Problemas
de espalda") para prevenir la tendencia al dolor crónico de espalda.

Además de explorar los movimientos que tu cuerpo no ha realizado
constantemente, pregúntate algo importante: ¿cuál de tus actividades te
ha causado lesiones? La gente abusa de su cuerpo sólo porque puede
hacerlo. Insisto en que debes escucharlo y ser amable con él. No importa
si se trata de practicar algún deporte, cargar las bolsas de las compras o
trabajar en la computadora hasta que tienes la espalda rígida y te arden
los ojos, no dañes tu cuerpo si no quieres verte obligado a pagar el precio
más adelante. En lugar de eso, invierte tiempo en desarrollar tu fuerza,
elasticidad y flexibilidad. Fortalece tus órganos internos con el "ejercicio
de la locomotora" descrito en el capítulo 10 ("Artritis").

La visión

Si no has cuidado tu visión, detente un momento para reflexionar al
respecto. Mira a tu alrededor y busca si hay alguna persona mayor que

no sufra de pérdida de la visión. Con el paso de los años he conocido gente que ha aprendido a vivir con artritis, con falta de energía o con un problema cardíaco, pero quienes siempre se lamentan son los que han perdido la visión.

Si tienes antecedentes de miopía o cualquier otro problema ocular —aun si has corregido la visión borrosa con anteojos (incluyendo anteojos para leer), lentes de contacto o cirugía—, considérate candidato a problemas mayores, incluso patologías oculares. Cataratas, glaucoma, desprendimiento de retina y degeneración de la mácula no son trastornos que se le presenten a la gente sólo debido a la edad. De hecho, no tienes que llegar a la vejez: basta con forzar la visión y acumular tensión durante años, junto con la corrección artificial que proporcionan los anteojos o una cirugía, para padecer alguna de estas enfermedades. La presbicia o vista cansada de la madurez es reversible; no esperes a que tus lentes sean tan gruesos que te diagnostiquen cataratas.

Deja que tus ojos descansen. Enséñales de nuevo a explorar los detalles, a sentirse cómodos bajo la luz del sol y a cooperar uno con el otro. He hablado mucho sobre esto en el capítulo 8 ("Problemas oculares"), pero aprovecho esta oportunidad para insistir en que no debes descuidar tu visión.

También te recomiendo que le des masaje a tu cara: coloca una mano sobre la otra y con las palmas de ambas manos dale masaje a todo el rostro con movimientos circulares. Presiona los pómulos y aplica una presión agradable en la frente.

Circulación

Un deficiente suministro de oxígeno y una mala circulación son factores esenciales en la degeneración que se presenta con la edad. La mala circulación no sólo es una carga para el corazón, sino que puede dar lugar al entorpecimiento de la actividad de órganos internos y a debilidad en las extremidades.

Por ejemplo, puede provocar accidentes vasculares cerebrales, lesionar la retina y producir trombosis. ¿Qué podemos hacer al respecto? Por supuesto, la dieta es muy importante para la salud de las arterias. Pero no menos importante es la reducción de la tensión muscular (para permitir que fluya mejor el torrente sanguíneo a través de las arterias) y la relajación de las articulaciones de los hombros y la cadera (importantes áreas de intersección de numerosos vasos sanguíneos).

Practica todos los días los tres ejercicios siguientes para relajar tus articulaciones y facilitar el trabajo del corazón.

Ejercicio para envejecer con gusto: giros de los hombros

Éste es un buen ejercicio para relajar los hombros. Recuéstate sobre un costado, con la cabeza apoyada sobre una almohada gruesa o en uno de tus brazos.

Gira el hombro que queda libre mientras apoyas tu mano frente a ti. Imagina que la parte superior de tu hombro guía el movimiento. Ahora mueve todo el brazo trazando círculos amplios e imaginando que las yemas de tus dedos dirigen el movimiento.

Ejercicio para envejecer con gusto: movilidad de la articulación de la cadera

Recuéstate sobre un costado con las rodillas ligeramente dobladas, luego alterna el movimiento de doblar y estirar las piernas desde la articulación de la cadera. Al doblar una pierna, estira la otra. Deja que la articulación de tu rodilla se doble cuando se dobla la articulación de la cadera.

Ejercicio para envejecer con gusto: movilidad pélvica

Ponte de pie con los pies separados por una distancia similar a la del ancho de tu cadera. Apoya las manos en las articulaciones de la cadera y mueve la pelvis en círculos amplios; procura que la parte superior de tu cuerpo no se mueva.

Cuando tus hombros y codos están relajados, tus manos están más calientes. De manera similar, cuando aflojas las articulaciones de la cadera, tus pies se calientan mejor ya que su circulación mejora. Haz lo posible para mantener siempre la cálida temperatura natural de tus manos y pies. Los ejercicios anteriores te ayudan a conseguirlo; pero, además, puedes frotarte las manos y darle masaje a tus brazos y pies.

ENTRANDO A LOS SESENTA

Tal vez seas aún fuerte y ágil al acercarte a los sesenta; quizá también te encuentres en la cima de tu desarrollo profesional. Ésta es una época estupenda para invertir tu fortaleza natural de tal manera que sea fuente de fuerza y dignidad durante los próximos treinta o cuarenta años. El de los sesenta es un periodo muy importante en el proceso de preparación para la vejez. Es una época en la que uno debe desarrollar con diligencia un sentido de expansión y asegurarse de que ninguna articulación se endurezca más que otra. Dedícale no menos de veinte o treinta minutos diarios al ejercicio de mirar a lo lejos, para compensar las horas que sólo usas tu visión de cerca. Si padeces alguna patología ocular trabaja con tus ojos no menos de hora y media al día. Casi todos encuentran muy placentera esta experiencia.

Al llegar a los sesenta, muchas personas desarrollan males degenerativos, como artritis o enfermedades cardíacas. En esta edad hay que ser cauteloso con el cuerpo como nunca antes. Si tienes la costumbre de tomar té negro, éste es el momento de dejarlo. No cenes tarde; toma tu último alimento del día por lo menos dos horas y media antes de irte a dormir. Tampoco comas alimentos pesados al despertar para no cargar tu sistema digestivo. Asegúrate de hacer ejercicio: al menos camina o nada.

En general, sugiero que las personas entre los sesenta y los setenta caminen por lo menos media hora diaria, si no es posible más. Pero mi recomendación más importante es que escuchen a su cuerpo para conocer sus necesidades. Aunque es conveniente caminar, algunos días podría serlo más hacer ejercicios para estirar los músculos o, simplemente, descansar. El objetivo consiste en emplear estos años para desarrollar tu flexibilidad y tu fuerza, así como para ampliar tu conciencia sobre tu propio cuerpo para responder a sus necesidades.

ENTRANDO A LOS SETENTA

Si estás en la década de tus setenta, te recomiendo que trabajes con tu cuerpo no menos de dos horas y media diarias. En este momento de tu vida no puedes dar por sentado que tu dieta no tiene repercusiones. Haz un esfuerzo adicional para prescindir de la comida chatarra y del azúcar. Si no has tomado complementos alimenticios, éste es un buen momento para empezar y ser constante. Diseña un programa de ejercicios para ti y modifícalo después de algunos meses, según las necesidades de tu cuerpo. Si algún factor te hace vulnerable en especial, haz todo lo posible por corregirlo; una fractura de cadera que no acaba de sanar puede implicar muchos años menos de vida. Muchos de los problemas que padecen las personas entre los setenta y los ochenta años tienen que ver con la rigidez del cuello. Un cuello rígido puede exacerbar un problema de glaucoma y hacernos propensos a un accidente vascular cerebral. A continuación encontrarás algunos ejercicios para aliviar la tensión del cuello.

Ejercicio para envejecer con gusto: estirar la espalda media

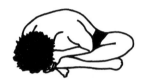

Siéntate en el suelo, si prefieres sobre un cojín, con las piernas cruzadas. Mueve en círculos la parte superior del cuerpo. Inclínate hacia una de tus rodillas; puedes estirarte un poco más al tomar la rodilla con las manos y apoyarte en ella para impulsarte. Inclínate hacia la otra rodilla y luego gira de nuevo la parte superior del cuerpo. Este ejercicio estira la espalda media y la vuelve más flexible; eso significa que el cerebro recibe la información de que hay estabilidad y apoyo en la espalda media, lo cual permite que se libere la tensión en el cuello.

Ejercicio para envejecer con gusto: relajar el cuello

Apóyate en las manos y las rodillas. Descansa la cabeza en el suelo y gírala de un lado a otro. Este movimiento relaja el cuello y lleva más circulación a la cabeza.

ENTRANDO A LOS OCHENTA

Las personas de ochenta años también deben trabajar con su cuerpo unas dos horas y media al día. Mientras que la gente de sesenta y setenta años puede pasarla bien aun si no se ejercita todos los días, quienes llegan a los ochenta necesitan invertir tiempo todos los días para conservar su masa muscular y su fuerza. Les sugiero que, si es posible, caminen por lo menos media hora diaria, aunque lo más conveniente es una hora. No es necesario hacer una larga caminata; cuatro caminatas de quince minutos producen los mismos beneficios. Hay que ejercitar la flexibilidad, ya sea para desarrollarla o para mantener la que ya existe. El objetivo no necesariamente es volverte cada vez más flexible.

Varias personas de esta edad han participado en mis cursos de entrenamiento. Una de ellas, Mary, tenía ochenta y dos años cuando tomó el entrenamiento intensivo, que implicaba diez horas diarias de trabajo durante quince días. Padecía incontinencia. Los ejercicios de reptar cruzando piernas y brazos que practicábamos en la playa le resultaban sumamente difíciles; tres días después de haberlos hecho aún se sentía adolorida. Y con razón. Reptar cruzando piernas y brazos requería recostarse boca abajo sobre la arena y empujarse hacia adelante con la pierna derecha mientras se impulsaba con el brazo izquierdo extendido, luego empujarse con la pierna izquierda e impulsarse con el brazo derecho extendido, y repetir los movimientos una y otra vez. Después de este ejercicio gateamos sobre manos y rodillas, alternando los movimientos simultáneos de pierna derecha con mano izquierda y después pierna izquierda con mano derecha. Mary realizó un esfuerzo enorme, pero cuando dejó de sentirse adolorida también desapareció su incontinencia.

No te esfuerces demasiado sin una supervisión apropiada. Pero, si sigues las instrucciones de un buen guía, puedes continuar fortaleciendo tus músculos. Yo recomiendo trabajar tres veces a la semana en el fortalecimiento muscular, y tres o cuatro veces en el desarrollo de flexibilidad. Además, podrías dedicarle un día a la semana a tus ejercicios de relajación.

Entre los setenta y los noventa debes ser más cuidadoso que nunca con tu peso. No te permitas el sobrepeso. Si estás demasiado delgado y requieres subir de peso, haz ejercicio dentro del agua.

ENTRANDO A LOS NOVENTA

A los noventa debes trabajar en ti mismo todos los días pero, para evitar la fatiga, reduce el tiempo a una hora y media. No te desanimes con la pérdida de cierta funcionalidad; presta atención a las funciones que no has perdido y que podrías mantener por el resto de tu vida. Es necesario que sigas trabajando con constancia si quieres llegar al final de los noventa y aún más lejos en la mejor forma posible.

Presta atención a las necesidades de descanso de tu cuerpo. Si duermes poco por las noches, quédate acostado y descansa: cierra los ojos, piensa en cosas agradables o, si prefieres, escucha buena música o un audiolibro. No prendas la luz y empieces a tener actividad. Además, tómate varios espacios breves durante el día para que tu cuerpo descanse. Si te sientes débil trabaja con tu respiración y realiza algunos ejercicios de estiramiento.

Una mente abierta puede hacer que una persona continúe desarrollándose durante muchos años. La gente de avanzada edad puede florecer al aceptar la oportunidad de probar algo nuevo, por ejemplo, lecciones de arte. Aun quienes permanecen todo el día en cama son capaces de dar un paseo alrededor de la manzana si alguien a quien aprecian los acompaña.

MÁS ELEMENTOS DE UN ENVEJECIMIENTO SATISFACTORIO

¿Será necesario mencionar que es importante cultivar las interacciones sociales positivas, que es mejor vivir entre gente a la que amamos? ¿Es de sorprender que se haya demostrado que la gente de edad avanzada que continúa estudiando (cualquier cosa) tiene, en general, un mejor funcionamiento cerebral que las personas que no lo hacen? ¿No es obvio que a quienes permanecen creativos, productivos, involucrados con su comunidad o interesados en alguna afición les irá mucho mejor cuando se retiren que a quienes se alejan de toda actividad?

Muchas personas mayores padecen depresión como consecuencia de la falta de propósitos o metas en su vida. Al dejar atrás una vida profesional llena de ocupaciones podrían toparse con una sensación de vacío y autodevaluación. Mi abuela solía decir: "Vivo para mis hijos y mis nietos". Me hubiera gustado que agregara: "...y vivo para mí misma". La gente necesita sentir que desempeña un papel importante en el mundo que la rodea y, también, que es importante para sí misma. Cuando cuentas con un objetivo que te alienta, trabajar en tu salud puede dar muchos resultados, y tendrás mucha más energía y habilidades para compartir con quienes te rodean. Siempre me ha parecido admirable la gente que mantiene una actitud positiva y sabe cómo madurar; son una fuente de inspiración tanto para mí como para quienes se encuentran a su alrededor.

Ruth, una de mis pacientes, se embarcó poco antes de llegar a los ochenta años en un proyecto de índole espiritual: perdonar. Enfrentaba una enfermedad que ponía en peligro su vida. Sentía que para poder morir en paz necesitaba limpiar su corazón de resentimientos. De una en una, reflexionó acerca de sus relaciones, las cordiales y las hostiles, las visualizó, exploró sus pensamientos y sentimientos, y perdonó a la gente cuando era pertinente. Al final recobró la salud y vivió todavía más de quince años.

Marguerite era una mujer amable, de complexión pequeña y ojos ardientes que por mucho tiempo había trabajado como bibliotecaria en Wisconsin. Kenneth, alto y delgado, era veterano de las fuerzas navales y, como reportero, siempre tuvo problemas con sus superiores por no apegarse a los protocolos.

Estas dos personas sumamente independientes se conocieron y se casaron cuando tenían más de cuarenta años.

Al llegar Marguerite a los ochenta, su cuerpo se debilitó. Su médico insistió en que tomara medicamentos para evitar la pérdida ósea, argumentando que era probable que se fracturara alguna articulación de la cadera, lo cual podría reducir mucho su expectativa de vida. No se sentía bien con el medicamento, que resultaba muy irritante para su intestino, por lo que decidió suspenderlo y, en su lugar, practicar yoga. De hecho, se cayó mientras viajaba por Europa, pero se fracturó las costillas, no la cadera.

Al acercarse a los noventa Marguerite perdió gran parte de la visión a causa de la degeneración de la mácula. Siguiendo las instrucciones de un video mío, trabajó con sus ojos y durante dos años consideró la posibilidad de hacer contacto conmigo. Por fin, poco antes de cumplir noventa años decidió ir a California por primera vez en su vida para trabajar conmigo. Kenneth la animó a que hiciera el viaje, tomó nota de todos los ejercicios, supervisó su trabajo y practicó con ella. Tengo la profunda certeza de que él desempeñó un papel crucial en la búsqueda de Marguerite de su proceso para envejecer con gusto.

Uno de los ejercicios que le puse a Marguerite fue el de usar las armazones de unos anteojos, pero sin lentes, y cubrir con cinta adhesiva el lado correspondiente a su ojo más fuerte. Con estos anteojos tenía que lanzar y atrapar una pelota. En determinado momento caminamos a la playa y practicamos el ejercicio de lanzar y atrapar la pelota y luego mirar a lo lejos. Después de pasar toda una vida viendo libros y detalles muy pequeños, mirar a lo lejos aliviaba mucho la tensión de sus ojos. El resultado fue que mejoró su visión a distancia. Luego se quitó las armazones y descubrió que podía ver con más claridad de lo que había podido hacerlo en años. Mientras caminábamos de regreso a mi consultorio me dijo:

—Siento las piernas adoloridas por la caminata en la playa y el corazón me late con fuerza.

—Bien —le respondí.

—Sí, muy bien —confirmó.

Fue una delicia trabajar con una mujer de su edad que podía disfrutar el dolor muscular procedente de un fuerte trabajo físico y que simplemente se ponía a trabajar con su respiración, sin preocuparse en gran medida por haberse quedado sin aliento después de correr.

Antes de regresar a Wisconsin Marguerite me dijo:

—No me gusta el verano frío y brumoso del Distrito de Sunset en San Francisco. Pensé que nunca volvería, pero, a pesar de San Francisco, es probable que me veas por aquí otra vez a causa de tus clases. Meir, realmente has logrado una gran diferencia; siento que comienzo una nueva y maravillosa etapa de mi vida.

Sentí que la maestra era ella, no yo.

PARTE 3
EL SIGUIENTE HORIZONTE

15

LA MENTE

La mente es una conciencia inmaterial que habita cada parte del cuerpo y cada parte del cuerpo humano es un reflejo de la mente. Para que ocurra cualquier cambio en el cuerpo, primero debe aceptarlo la mente. No es posible sanar el cuerpo sin que se involucre el apoyo de la mente. Por desgracia, la mente tiende a repetir patrones habituales y a no experimentar con ideas novedosas. Esta rigidez se manifiesta en todo el cuerpo.

Para poder cambiar la manera como funcionamos, primero debemos comprender la premisa que le permite a nuestro cuerpo funcionar incorrectamente: que el funcionamiento incorrecto, o enfermedad, es natural. Tal como estamos en la actualidad, ni siquiera podemos imaginar la posibilidad de una salud perfecta. Para mejorarla tenemos que visualizar el mejoramiento deseado y practicar el movimiento o ejercicio apropiado que le indique al cuerpo cómo lograrlo. Debemos trabajar a la vez con la mente y el cuerpo. La mayoría de los profesionales del cuidado de la salud trabaja casi en exclusiva con el cuerpo y descuida la importancia fundamental de la conexión cuerpo-mente.

CÓMO CONTROLA LA MENTE EL CEREBRO Y EL CUERPO

El cerebro (distinto de la mente) es el centro de todo el funcionamiento corporal. La mente controla la forma como el cerebro recibe la información transmitida por los sentidos y la manera de reaccionar ante esta información. En otras palabras, la mente establece los patrones de percepción. Si pienso que no puedo realizar determinada tarea, mi mente le informará esto al cerebro y éste dará instrucciones a los músculos de que no pueden hacerlo. La mente dirige los sentidos hacia los fenómenos que deben percibirse y luego, por medio del cerebro, dirige también el funcionamiento del cuerpo. Cuando vemos, oímos, probamos, olemos o tocamos algo, es la mente la que determina lo que experimentamos.

Nuestra mente limita nuestra habilidad para utilizar el cerebro. El cerebro acepta la restricción y queda programado para las limitaciones que la mente le ha impuesto. Todo el cuerpo, incluyendo el cerebro, es una manifestación de las ideas que una persona tiene de sí misma, lo que significa que el cuerpo es una creación de la mente. La actividad muscular está predeterminada y siempre se realiza de acuerdo con una serie de instrucciones rígidas. Los músculos tan sólo desempeñan el concepto que tiene la mente en cuanto a lo que los músculos son capaces de realizar.

La mente se ve influida por las circunstancias, en especial por aquellas que afectan las emociones. Si vives cerca de una avenida muy transitada y a toda hora escuchas el ruido del tránsito, no puedes evitar volverte irritable y tensar los músculos. Las dificultades de la vida y las situaciones que nos causan frustración pueden hacernos sentir tensos, débiles y vulnerables.

La inteligencia innata del cuerpo no puede manifestarse abiertamente a causa de las limitaciones que la mente le impone al cuerpo. No se trata de un dilema moderno; ha existido durante miles de años. En lugar de usar instintivamente el músculo apropiado para determinada actividad, recurrimos, de manera innecesaria e ineficiente, a otros grupos musculares, lo que nos deja exhaustos y tensos. La mente percibe este movimiento incorrecto como normal y se rehúsa con terquedad a verlo de otra manera.

No pueden presentarse patologías o enfermedades sin la total cooperación de la mente. Al imponerle a los músculos, a través de los nervios, su rigidez, la mente puede obstaculizar todo el funcionamiento del cuerpo: la circulación, cuyas funciones vitales son, por un lado, la provisión de oxígeno y sustancias nutrientes y, por otro, la limpieza, puede restringirse; la función nerviosa puede distorsionarse, y la respiración, limitarse. La tensión muscular prolongada produce daños incalculables.

La patología resulta inevitable cuando se perturba el funcionamiento normal del cuerpo. En el caso de la esclerosis múltiple, por ejemplo, es casi inútil la búsqueda de una sustancia química que reconstruya la capa de mielina cuando el cuerpo del paciente es el que, mediante sus actividades cotidianas, la destruye en forma activa y continua. La esclerosis múltiple y la artritis son *procesos* degenerativos, no enfermedades. A menos que contemos con la cooperación de la mente para reducir la tensión del cuerpo y disminuir la sobrecarga que se le impone al sistema nervioso, los nervios del paciente con esclerosis múltiple seguirán deteriorándose.

La medicina moderna ha logrado encontrar la cura de muchas enfermedades. Pero si las patologías que surgen debido a la rigidez de la mente sólo se suprimen, encontrarán otra forma de manifestarse. Si en lugar de abordar el problema fundamental seguimos encontrando curas para determinados padecimientos, la humanidad nunca se librará de la enfermedad. Mientras sigamos temiéndole a la enfermedad, ésta no desaparecerá. Por ejemplo, creo que, aun si dejáramos de vacunar a los niños contra la poliomielitis, es poco probable que se presentara una epidemia porque ha desaparecido el miedo a esta amenaza. Pero ese temor se ha transferido a otras enfermedades. Es inútil superar el miedo a determinada enfermedad; lo que debemos erradicar es el miedo.

Comprender que la mente gobierna al cuerpo es el primer gran paso para comprender el cuerpo y sus funciones. La mente se sirve del cuerpo para convertir el pensamiento en realidad física; es capaz de reeducar a los músculos y los nuevos patrones de movimiento que éstos adoptan pueden resultar perjudiciales o benéficos. La percepción de nosotros mismos como seres pequeños es capz de transformarnos, por la tensión física, incluso si somos altos, en personitas encorvadas, retorcidas, hundidas. De manera similar, una sensación de fortaleza y poder puede provocar que una persona de muy corta estatura se mueva con tanta energía y expansividad que su estatura se vuelva irrelevante e incluso pase inadvertida.

Por medio de la mente el proceso de degeneración física puede dar marcha atrás. Somos capaces de eliminar la idea de la inevitabilidad de la enfermedad. Si nos sentimos débiles, pequeños o desvalidos podemos practicar ciertos ejercicios tanto físicos como mentales que nos darán la sensación de expansividad. Si notamos en el cuerpo alguna señal de mejoría, cualquier indicio de que algún proceso degenerativo se está revirtiendo, debemos hacer todo lo que esté en nuestras manos para reforzar esta tendencia. Podemos lograr que el cuerpo se sienta más a gusto consigo mismo, más flexible y menos tenso. Aun si algunos nervios o músculos han sufrido lesiones, el tejido dañado puede regenerarse mediante un programa de ejercicios mentales y físicos. Para emprenderlo, tenemos que estar dispuestos a trabajar tanto con el cuerpo como con la mente, de manera que el concepto no material de salud se manifieste en nuestro ser material.

Esto implica mucho trabajo. Las manos amorosas de un amigo, terapeuta, familiar o compañero pueden ayudar, proporcionándole a nuestros músculos y nervios una estimulación saludable.

MI PROFUNDA EXPERIENCIA DE SANACIÓN PERSONAL

Cuando pasaba de los veinte y ya estaba establecido en Estados Unidos, decidí someterme a un ayuno de ocho días basado en jugos para limpiar mi cuerpo. Ya lo había probado antes y me resultó muy útil para los ojos. Uno de mis pacientes me llevó a las montañas de Sierra Nevada, a un albergue en una zona lejana cerca de Donner Pass. Mientras cruzábamos el paso entre las montañas, me invadieron pensamientos sombríos relacionados con la historia del lugar. Era irónico que estuviera a punto de iniciar un ayuno justo en el sitio donde un grupo de desdichados pioneros había muerto por falta de alimento.   -

En ese momento recordé que conocía personas que por cuestiones de salud habían hecho ayunos hasta de noventa días sin poner en riesgo su salud, mientras que otros mueren de inanición en sólo tres semanas. En apariencia son la mente y la voluntad los factores que determinan la diferencia. Ayunar con un propósito específico, con determinación y la intención de lograrlo no es lo mismo que ser despojado del alimento en contra de la voluntad. El miedo, la aflicción y la falta de esperanza son los verdaderos problemas, no la falta de alimento por sí sola. Ayunar limpia, purifica y descansa.

Con mi extractor de jugos me preparaba jugos de frutas y verduras, caminaba por las veredas de las montañas y me ejercitaba. En mi habitación practicaba los ejercicios de aplicación de las palmas de las manos y de respiración profunda. Con el primero disfrutaba de una sensación de relajación perfecta y de dicha. Descubrí que era capaz de vivir cómodamente con un vaso de jugo al día, aun cuando me encanta la comida y por lo general como mucho.

Alrededor del cuarto día entraba constantemente en un estado meditativo. Me sentaba a realizar el ejercicio de las palmas y podía percibir la oscuridad perfecta, logro poco común que implicaba que mis ojos y mi nervio óptico habían alcanzado un estado de absoluto reposo. La oscuridad se hacía más profunda a medida que continuaba con el ejercicio, y un sentimiento de profunda tranquilidad invadió todo mi cuerpo.

Luego empecé a sentir un dolor agudo en los ojos, el dolor de haberlos sometido a tensiones y esfuerzos excesivos. Después de unos minutos el dolor desapareció, pero sentí presión sobre los ojos y, de súbito, surgió un recuerdo muy vívido: evoqué el momento, seis meses atrás, en que me sentí tan desalentado que quise estar ciego de nuevo. Estudiaba anatomía y fisiología en la universidad y mi ritmo de lectura era insoportablemente lento, difícil y doloroso. Estudiaba de día y de noche y, sin embargo, obtenía calificaciones muy bajas en los exámenes. Me esforzaba demasiado. Si esto era lo que el mundo de la visión podía ofrecerme, ¡no lo quería! Estaba dispuesto a sacrificar todos esos años de trabajo con mis ojos, en aras de la paz que tenía con la ceguera.

En ese entonces mi deseo de estar ciego otra vez se hizo tan poderoso que consulté a un especialista en terapia Gestalt. Me pidió que visualizara un lugar en el que me hubiera gustado estar en ese momento y empecé a describir una habitación completamente a oscuras que le proporcionaba mucho descanso a mis ojos. Proseguí con la descripción de un jardín que rodeaba la habitación y que estaba muy iluminado por el sol: la vegetación tropical de brillantes tonos de verde, sus estanques de un azul resplandeciente, el azul de un cielo despejado y una penetrante luz dorada. El terapeuta sonrió:

—¿Lo ves? Quizá quieres ver más que nadie en el mundo.

Como por arte de magia, desapareció mi resistencia a ver y deseé más que nunca poder hacerlo.

La sensación de presión en los ojos que experimenté al practicar el ejercicio de las palmas fue igual que la presión que sentí durante aquellos exámenes y me tomó casi una hora de trabajo con las palmas lograr que la presión desapareciera. Luego sentí una terrible fatiga y empecé a sentir que me ardían los ojos. Durante los años en que estudiaba y leía sin anteojos me había habituado a estas sensaciones.

Enseguida empecé a experimentar todas las sensaciones que había tenido en los ojos a lo largo de toda la vida, como si retrocediera en el tiempo. Me sentí como me sentía a los 18, cuando por primera vez experimenté la luz en los ojos. Algunas veces me lastimaba y en ocasiones era tan deliciosa como un baño tibio. Sentí los ojos como cuando tenía 17 años, cuando la imagen borrosa que para mí significaba "ver" había empezado a corregirse y de vez en cuando aparecían, en forma sorpresiva, algunas imágenes reconocibles.

Fui aún más lejos, a la edad de quince años, cuando no veía más que un vacío nebuloso, y mis ojos carecían por completo de sensación. No sólo a mis ojos les sucedía esto: en todo mi cuerpo había una sensación insustancial, irreal, como si sencillamente no existiera. Permanecí en ese lugar de no existencia durante una hora, hasta que empecé a aburrirme; la música pop que provenía de la habitación de junto parecía más interesante que lo que yo hacía.

Aún con las palmas sobre mis ojos, me dejé llevar sin rumbo fijo y de pronto vi la imagen de un bebé. El bebé apenas podía respirar. Parecía estar sofocándose, así que le pregunté:

—¿Por qué no respiras?

—Porque tengo miedo —respondió en ruso, mi lengua materna.

—¿De qué tienes miedo?

—Tengo miedo de que nadie vea lo que yo veo.

Sabía que el bebé era yo mismo. Lloriqueaba miserablemente, y me era posible sentir una terrible restricción y miedo.

Supe que ésta era la representación de mi miedo más profundo, el que movía mi vida. Intenté encontrar palabras para convencer al bebé de que no tuviera temor; mientras las buscaba, la experiencia se volvió avasalladora. Bajé las manos, me recosté sobre la cama y me cubrí los párpados con una toalla. Estaba por entero en manos de mi miedo, pero estar en contacto con él me brindaba cierto alivio.

Puse de nuevo mis palmas sobre los ojos y el bebé seguía ahí. Una vez más le pregunté:

—¿Por qué no respiras?

Esta vez respondió en hebreo:

—Porque tengo miedo de ver.

Nunca había creído en experiencias como ésta y siempre menosprecié a quienes me hablaban de ellas. Pero aquí estaba yo, hablando conmigo de niño. Aunque yo mismo me moría de miedo, procuré consolarlo:

—No tengas miedo; no hay nada que temer.

Abrumado, bajé una vez más las manos. No me sentía lo bastante fuerte para enfrentar esta personificación de mi miedo más profundo.

Salí de la habitación y di un breve paseo bajo el sol de la tarde. Sintiéndome recuperado, volví a cubrirme los ojos con las palmas; la imagen del bebé ahora era muy tenue y desaparecía poco a poco. Me sentía relajado y abierto, quizá debido a la caminata. Entonces apareció otra imagen: estaba en Israel, en la biblioteca de Miriam, leyendo un libro situado a unos tres metros de distancia. Sentí mucha confianza y una profunda satisfacción.

No hay razón para no leer a esa distancia. Por el momento no podría hacerlo ni a la mitad, pero no veo más obstáculos en mi camino.

LA MENTE COLECTIVA

Así como la mente es la base de todo en el cuerpo físico, la "mente colectiva" es la fuente de todo en el mundo: todos los pensamientos, acciones, ideas y sentimientos. Es una conciencia compartida por toda la humanidad. No es infinita; tiene las mismas limitaciones y patrones que la humanidad se impone a sí misma en determinado momento.

Cada individuo establece un diálogo con la mente colectiva. Por consiguiente, cualquier cambio en una sociedad o en algún individuo nos afecta a todos. No hay nada que suceda en alguna parte que no refleje y a la vez sea reflejado en la mente colectiva. Los pensamientos, sentimientos, acciones o condiciones de cualquier individuo o sociedad, o de la humanidad misma, surgen de la mente colectiva y mediante su existencia la vuelven perpetua.

Las similitudes, presuposiciones, costumbres y rasgos de personalidad de una cultura específica son un reflejo en miniatura de cómo trabaja la mente colectiva. Así como las personas se desarrollan de manera similar dentro de una cultura, la humanidad deriva continuamente en la unidad a través de la mente colectiva.

Por la vía de esta mente colectiva cualquier acto individual resuena en toda la humanidad. Ningún individuo puede permanecer exento de la influencia de cualquier acto humano, aunque los efectos no se experimenten de manera consciente o inmediata. Cada pensamiento y acto contribuye a la imagen total de la humanidad y se convierte en parte de la mente colectiva.

Al igual que la mente de un individuo, la mente colectiva tiende a resistirse al cambio y se apega a conceptos y situaciones que le son conocidos. Las ideas novedosas y creativas provienen de ámbitos que trascienden la mente colectiva y son poco frecuentes debido a la fuerza de la misma.

Generar un cambio en la mente colectiva es la tarea más difícil a la que puede aspirar una persona. La mente de un individuo, por sí misma, implica un reto enorme. La idea de recobrar la salud es casi inconcebible para un paciente con distrofia muscular que ve cómo se deteriora su cuerpo; es casi imposible para esa persona aceptar la idea de que sus músculos pueden reconstruirse y fortalecerse. Sólo al demostrar que es posible hacer algo e indicar cómo puede hacerse podemos cambiar el mundo.

La mente individual es como un empleado que prefiere la repetición de tareas rutinarias al cambio que implica la creatividad. Por su parte, la mente colectiva, la mente de toda la humanidad, es como la costumbre de ese empleado; también opta con frecuencia por la repetición en lugar de preferir la creatividad. Pero hay momentos de gracia o liberación, cuando nos salimos de la mente colectiva y nos liberamos temporalmente de nuestros patrones. Es durante estos momentos cuando surgen las transformaciones tanto en la mente individual como en la colectiva.

16

UNA COMUNIDAD DE
SANACIÓN PERSONAL

Es necesario crear un nuevo tipo de hospitales, donde terapeutas y pacientes puedan trabajar juntos para generar salud. En lugar de curar a los pacientes, los terapeutas simplemente los guiarán por el camino de la sanación personal, de la *auto*sanación. De los pacientes dependerá el trabajo para mejorar su vida y su salud.

Los hospitales promueven una relación de dependencia entre pacientes y médicos. En una atmósfera de esa índole, los pacientes carecen del estímulo necesario para participar plenamente en su propio tratamiento. No hay lugar dentro de un hospital tradicional en donde los pacientes puedan trabajar junto con sus terapeutas con el propósito de realizar los cambios necesarios para sanar y evitar que recurra su enfermedad.

En la comunidad que imagino la función de los terapeutas consistiría tanto en guiar a pacientes como en trabajar en sí mismos. Instruirían y apoyarían a los pacientes en su terapia y proporcionarían ejemplos vivos al dedicar todos los días parte de su jornada a trabajar consigo mismos.

Las personas que llegaran a esta comunidad de autosanación desarrollarían una conciencia muy profunda de sí mismas y experimentarían tanto sus enfermedades como su salud de una manera que resulta casi imposible en circunstancias ordinarias. La transformación que implica sustituir patrones habituales y opiniones convencionales por una comprensión aguda y penetrante requiere tiempo, y es más probable que se lleve a cabo en un entorno tranquilo y nutriente. La intención de recuperar la salud después de años de tendencias autodestructivas requiere de un medio ambiente saludable y placentero donde podamos desprendernos de modo temporal de las tensiones de la vida cotidiana y dedicar toda nuestra atención a la sanación personal.

Me imagino este lugar situado en un área rural alejada, quizá de unos dos kilómetros cuadrados, con varios edificios centrales y unas cien cabañas. El salón principal podría usarse como comedor y para eventos grupales; el edificio de salones de clase, para el trabajo conjunto de terapeutas y huéspedes, tanto en forma individual como en grupos pequeños, y el "hospital", para que los terapeutas observaran a los pacientes, los guiaran, trabajaran con ellos y evaluaran su progreso. Las cabañas estarían separadas unas de otras por áreas arboladas y se conectarían entre sí por medio de senderos. Habría un arroyo y varios estanques naturales para nadar, así como un jardín en el que se cultivarían orgánicamente vegetales, hierbas y flores y donde podrían trabajar, si lo desearan, tanto pacientes como terapeutas.

En esta comunidad los huéspedes se reunirían con frecuencia para trabajar en grupo, y se incluirían pacientes con la misma enfermedad. ¿Qué podría ser más alentador para un grupo de pacientes con distrofia muscular progresiva que ver a otros con la misma enfermedad desarrollar poco a poco sus músculos? Las sesiones grupales proporcionarían a los huéspedes apoyo, conocimientos compartidos y ánimo. Cada huésped tendría la oportunidad de describir sus sentimientos y experiencias, lo cual resultaría muy benéfico para todos. El poder de un grupo que trabaje en conjunto para recuperarse es enorme. Las personas que pensaran que su estado es el más deplorable que podría imaginarse encontrarían gente en condiciones aun peores y también verían a otras personas que empezaron muy mal y mejoraron.

Los grupos realizarían ejercicios juntos y recibirían instrucciones apropiadas para sus necesidades en común. Cuando pacientes con asma trabajaran juntos en respiraciones profundas y uniformes, se ayudarían unos a otros a desarrollar la fortaleza necesaria para combatir los ataques. Pacientes con problemas similares podrían trabajar en grupos de entre dos y cuatro personas.

Los huéspedes trabajarían solos en sus cabañas de seis a ocho horas diarias. Una vez por semana, uno de los pacientes dirigiría un taller en el que participaría toda la comunidad, incluyendo los terapeutas. Una vez al mes un terapeuta veterano dirigiría un taller para todos de tres a cinco días. Si alguna persona prefiriera hacer algo diferente, siempre habría la posibilidad de hacerlo; aun tratándose de un trabajo comunitario, la gente siempre podría optar por la privacidad.

En la conciencia grupal estaría implícita la paz interior y la certeza de que ninguna enfermedad del cuerpo o de la mente es inevitable. Todos meditarían en el concepto de "no enfermedad". El progreso de los huéspedes se documentaría de manera minuciosa y, de ser posible, su tratamiento estaría supervisado por médicos.

No se trataría de un lugar de retiro, con el solo propósito de escapar de la vida cotidiana. Los pacientes y terapeutas que intentan huir de las presiones y problemas de su vida rara vez están abiertos al aprendizaje y el crecimiento. Tienden a apegarse a rígidos patrones de comportamiento conocidos.

Ésta es mi visión: una comunidad en el campo. Pero, siendo realistas, muchas personas opinan que eso sólo es posible en las ciudades. Así que una construcción perfectamente delimitada en una ciudad, o en algún sitio alejado pero dentro de la misma, podría ser un buen sustituto de la comunidad ideal de mis sueños y permitiría que un mayor número de personas experimentara el mismo proceso. Estaría rodeada por un jardín, tendría una cocina agradable y habitaciones separadas con espacio suficiente para llevar a cabo talleres.

Me imagino que en la práctica serían muy pocas las personas que querrían participar en una comunidad como ésta, y que no todas podrían permanecer mucho tiempo. Sería necesario comprometerse a quedarse unos seis meses para que ocurriera el proceso de autosanación. Nuestra resistencia al cambio, incluso a la mejoría, es muy poderosa; menos de seis meses no sería un lapso suficiente para la mayoría de los participantes. Al demostrar la eficacia de este trabajo y apoyarse y fortalecerse unos a otros, quienes vinieran primero prepararían el camino para que después les siguieran muchos más.

El primer paso para construir un mundo mejor es mejorar la salud de cada uno. La única manera de librar a la humanidad de la enfermedad es que cada persona se vuelva saludable, se convierta en su propio sanador o sanadora. Aliviados de las preocupaciones propias de un cuerpo adolorido o enfermo, podemos concentrar nuestra atención en la ampliación de nuestro nivel de conciencia. Sobre la base de individuos que aprenden a cuidar su salud podemos crear un nuevo mundo. Necesitamos liberar la mente de tal manera que no le impida al cuerpo desarrollar todo su potencial.

En mis talleres, le propongo a las personas diversos tipos de ejercicios. Les enseño a mover todas las partes de su cuerpo. Si dejamos de mover aunque sea una parte, el resto del cuerpo se ve afectado. Por ejemplo, las piernas con parálisis afectan los brazos y el torso. Cuando los pacientes aprenden a realizar más movimientos con un área rígida del cuerpo, descubren que los movimientos normales en otras áreas también se vuelven más sencillos. Para permitirse más movilidad, la gente debe romper con patrones que perpetúan la rigidez. El propósito de una comunidad de autosanación es el mismo: para que los seres humanos desarrollemos todo nuestro potencial, necesitamos tener más movilidad. La gente que no se encuentra bien experimenta una profunda melancolía con respecto a su cuerpo. Al agitar y aflojar esa rígida conexión, creamos la libertad física necesaria para una salud perfecta y una verdadera libertad espiritual.

Con lentitud y silencio se ha ido gestando una revolución en la actitud de muchas personas frente a la enfermedad y la salud. Son cada día más las que se dan cuenta de que es posible crear salud y no sólo combatir la enfermedad. Nuestra comunidad reflejaría y conduciría esta nueva conciencia. En lugar de perpetuar la noción de que la enfermedad es normal, ayudaríamos a crear un mundo que afirme la salud perfecta.

17

TREINTA AÑOS DESPUÉS

En fecha reciente, el día de mi cumpleaños, decidí que tenía que renovar mi fortaleza interna. Aunque me sentía satisfecho con el éxito de mis pacientes, había debido afrontar muchos retos a lo largo de mis treinta años de trabajo. Había sido rechazado por muchos escépticos y por los medios de comunicación más importantes, incapaces de aceptar lo inusual. La Junta Médica de California ha intentado cuatro veces acusarme, inútilmente, de practicar la medicina sin licencia.

Decidí pasar la mañana corriendo. Cumplía cuarenta y siete años y quería probarme a mí mismo que aún no estaba viejo, así que me lancé a correr por la playa cerca de veintiocho kilómetros, descalzo. Esto es algo que sólo hago en mis cumpleaños y es una maravillosa oportunidad para la contemplación.

Tomé una taza de té, un poco de jugo con vitaminas y salí de casa más tarde de lo que había planeado.

Cuando empecé a correr sentía los doce kilos adicionales que llevaba encima y avanzaba tan lento que casi parecía que caminaba. Cada paso era pesado y agobiante. Mi cuerpo mostraba señales de la tensión que había acumulado con el paso del tiempo. Al principio corrí rumbo al norte, hacia Cliff House, a unos tres kilómetros de distancia. El cielo no estaba muy brillante, ya que el sol no acababa de abrirse paso entre la neblina de la mañana. Me sentía pesado.

Mientras corría pensaba en todas las personas que se esfuerzan para desarrollar resistencia, masa muscular e incluso flexibilidad, sin escuchar durante el proceso las necesidades de su cuerpo. Por desgracia, la mayoría de la gente no inicia el trabajo con su cuerpo tomando conciencia de él; no busca el acceso a su poder sanador hasta que le invade la desesperación. No hay que esperar a encontrarnos en situaciones difíciles o imposibles para llamar a nuestros poderes de sanación. En aquel momento yo necesitaba recurrir a los míos.

Seguía corriendo y mis pensamientos empezaron a cambiar. Parecía que la niebla penetraba mi cuerpo y mi sensación de tensión llegó a un punto culminante. Mis pensamientos retrocedieron en el tiempo.

ༀ ༀ

La mañana siguiente al nacimiento de Gull, mi hijo, el pediatra que lo revisó le diagnosticó cataratas. Yo no sabía qué hacer con esa información. ¿Por qué mi hijo tenía cataratas? Nunca había pensado que mi problema de cataratas fuera genético. Nadie más en mi familia había nacido con el padecimiento. Me habían dicho que la causa del mío era que mi madre tuvo rubeola durante el embarazo. Así que, si no se trataba de algo genético, pensé, ¿acaso era karma?

Cuando Gull tenía dos días, el oftalmólogo insistió en que debía operársele de inmediato. El cerebro, me dijeron, sólo permitía un lapso de ocho semanas para que se desarrollara la visión; después de este tiempo se perdía la posibilidad de desarrollar esta función. Sin la cirugía Gull estaría tan ciego como yo de niño, cuando tuve que aprender a leer en Braille.

Consultamos a otro oftalmólogo, el doctor Hoyt, quien revisó los ojos de Gull a través de un microscopio. Las cataratas eran realmente densas y centrales, y Gull fue programado para cirugía una semana y media después. Pasamos ese tiempo cubriendo sus párpados con nuestras palmas durante sesiones maratónicas, sin resultados. Afligidos, tristes y con terribles dolores de cabeza, llevamos a Gull al hospital. Era pavoroso. Le removieron uno de los cristalinos opacos, y unos días más tarde, le quitaron el otro. Poco tiempo después, Dror, mi esposa, observó que se le estaba desarrollando al bebé una segunda catarata; una membrana incipiente llenaba el espacio vacío donde había estado uno de los cristalinos. Convenció a los médicos de que examinaran con más detenimiento lo que al principio no habían considerado un problema. Cuando lo hicieron se dieron cuenta de que tenían que volver a operar a Gull de un ojo. A diferencia de la cirugía de cataratas en adultos, no le implantaron cristalinos artificiales.

Una vez eliminados los obstáculos, Gull empezó a mirar objetos. De hecho, su proceso visual fue para mí una oportunidad fascinante para aprender en qué consistía ver bien. Me di cuenta de que lo que hacía (explorar cuadros en blanco y negro y otros patrones) era muy parecido a lo que yo hice, pero no cuando tenía ocho semanas sino a los diecisiete años. Aprendí a ver estudiando las ventanas y aparatos de aire acondicionado de un edificio. La diferencia entre Gull y yo consistía en que su cerebro era mucho más joven y más apto para el aprendizaje. Por esta razón su visión, con anteojos, se volvió cien por ciento normal, mientras que la mía es de cincuenta por ciento de la visión normal. Gull veía 20/80 sin graduación y más de 20/20 con anteojos. Para alguien sin cristalinos y con ojos pequeños, eso equivale a una verdadera visión de águila.

• •

Seguí corriendo, y corriendo, y corriendo. De pronto apareció el sol en el cielo como una bola de fuego. La espuma de la playa empezó a volverse más espesa, y sentí que las olas me deban cada vez más fuerza y poder. Gull, el nombre de mi hijo, significa "una ola" en hebreo.

• •

Cuando nació mi hija, Adar, estaba seguro de que ella no tendría cataratas. ¿Cómo podría tenerlas? Después de todo, lo que le había sucedido a mi hijo era una coincidencia, ¿no? Aun el médico coincidía en que los ojos de Gull no eran exactamente como los míos.

En cuanto nació Adar, Gull, de poco más de tres años, fue a conocer a su hermana recién nacida. La miró y dijo:

—¡Qué bebé tan bonita, qué linda bebé!

Y qué hermosa bebé era. Regresamos a casa esa tarde. Al día siguiente fue a verla el pediatra. Después de examinarla nos dijo:

—Está perfectamente bien. Todo en ella es perfecto, con una excepción. También tiene cataratas. ¡Ustedes saben qué hacer!

Dror y yo sabíamos qué debíamos hacer. Lo que no sabíamos en ese momento era qué hacer con nuestras emociones. Fui a correr a la playa. Era una tarde fría, y sólo traía puesto un traje de baño. Sentía los pies casi congelados. La sensación de frío reflejaba la manera como me sentía por dentro: helado, casi petrificado. Mi problema de la infancia había vuelto a perseguirme a través de mis niños. Adar, también, fue sometida a cirugía en ambos ojos.

Cuando Adar tenía un mes mi familia me acompañó a un centro de retiro en la costa de California, donde impartiría un taller de una semana. Un par de horas después de haber llegado, Dror notó que Adar estaba desarrollando de nuevo cataratas, como le sucedió a su hermano, pero en ambos ojos. Sentí que estaba bajo el hechizo de una maldición. Dror se dispuso a regresar de inmediato a San Francisco con los niños, con la expectativa de que Adar fuera sometida a otra cirugía en los próximos días. Me di cuenta de que tendría que dejar el taller antes de que terminara la semana, así que añadí un par de horas de trabajo a los primeros días para compensar las horas que faltarían.

Me impactó la reacción de los participantes del taller. Siempre había considerado que un retiro era un espacio de belleza, paz y quietud; sin embargo, ahí encontré a algunas de las personas más egoístas que he conocido. Una delegación del grupo expresó su inconformidad ante mi deseo de "traicionarlos" y volver a la ciudad antes de la fecha planeada para apoyar a mi esposa y mi hija durante la cirugía. Agregar unas cuantas horas a los primeros días del taller no era compensación suficiente para ellos, ya que les reducía su tiempo de descanso durante el retiro. En pocas palabras, dijeron que ya que yo no era un cirujano oftalmólogo, mi hija no me necesitaba durante la cirugía. Y, además, era demasiado pequeña como para poder apreciar mi apoyo emocional.

Algunas personas del grupo me apoyaron y me instaron a hacer lo que tenía que hacer, a no preocuparme por el taller. Por fin, resultó que la cirugía de Adar fue programada para la semana siguiente, por lo que no tuve que dejar el taller antes de tiempo.

Adar requirió ser sometida a cuatro cirugías y, como consecuencia, sus pupilas quedaron lesionadas. Una permanecía constantemente abierta, lo que la hacía muy sensible a la luz durante el día, y la otra quedó del tamaño de una punta de alfiler, lo que limitaba la cantidad de luz que llegaba al ojo, y, por ende, restringía su visión nocturna.

80 CR

Seguía corriendo. De súbito me sentí ligero. Sentía que corría tan bien como lo había hecho en mis cumpleaños cinco, diez, incluso quince y veinte años atrás. Visualicé que mi cabeza se expandía y cada articulación de mi cuerpo se movía en forma equilibrada. Redoblé la velocidad. El sonido de las olas era cada vez más fuerte y su color, más profundo. Completé el trayecto a Cliff House y luego giré hacia el sur para dirigirme a Daly City.

৪০ ঙ৪

La visión de Adar fue originalmente calificada entre 20/30 y 20/40 con gruesos lentes de contacto, es decir, alrededor de ochenta y cinco a noventa por ciento de la visión normal. Cuando tenía cinco años su visión se deterioró a 20/80, o cincuenta y cinco por ciento de la visión normal. Era el momento de empezar a trabajar.

El ojo izquierdo de Adar, el de la pupila de alfiler, era el dominante. Cada vez que lo cerraba, también se cerraba su párpado derecho. Nuestro primer ejercicio consistió en parpadear con un ojo a la vez. Adar alternaba rápidamente el ejercicio de cubrirse el ojo derecho y luego el izquierdo con sus palmas, mientras parpadeaba con el ojo descubierto. Al día siguiente pudo leer el renglón 20/50 del cartel optométrico (setenta y cinco por ciento de la visión normal). Le llevó dos años más de ejercicios oculares para poder ver casi 20/30 con lentes de contacto: fue una mejoría muy importante. Sin lentes de contacto veía 20/200 (veinte por ciento de la visión normal), mucho más de lo que podría esperarse de una niña con ojos más pequeños de lo normal, pupilas irregulares y sin cristalinos. Se esperaba que sin lentes de contacto su visión fuera de aproximadamente 20/800 (alrededor de cinco por ciento de la visión normal).

El programa de ejercicios oculares de Adar implicaba traer cubierto su ojo más potente, el izquierdo; pero cuando usaba el parche en la escuela sus compañeros la llamaban pirata. Se sentía cohibida y fuera de lugar y actuaba con timidez. Le expliqué a su maestra la importancia de los ejercicios oculares y ella, comprensiva y afectuosa, le pidió a Adar que se los enseñara a sus compañeros. Después de esto mi hija empezó a sentirse a gusto con el parche aun en la escuela.

La sala de nuestra casa se convirtió en un área de juegos lleno de pelotas para hacer ejercicios. Adar y yo nos cubríamos nuestro ojo más potente. Nos sentábamos en el suelo, uno frente al otro a más o menos un metro de distancia porque sin lentes de contacto o anteojos no podía ver más lejos. Usábamos pelotas de colores para definir nuestras "porterías", que tenían alrededor de un metro de ancho. Luego hacíamos rodar una pequeña pelota blanca hacia nuestras respectivas porterías. Anotar un gol significaba que en la siguiente ronda la portería sería más angosta. A medida que perfeccionábamos nuestros tiros, aumentamos la distancia que nos separaba, de un metro a metro y medio, luego a dos y a tres metros.

Para la época en que Adar tenía ocho años ganaba todos los juegos. Su visión era aún de 20/40 con lentes, pero aumentó a 20/70 sin ellos. Al llegar a este punto su oftalmólogo convino en reducir su graduación de veintiséis a diecinueve dioptrías (potencia de unas diez veces el promedio de unos lentes para leer). Sin embargo, me sorprendió conocer el informe oficial del médico; no mencionaba el hecho de que la visión de Adar, sin corrección, había mejorado a 20/70. Más adelante conocí a un profesor de optometría en una conferencia sobre mejoramiento natural de la visión y le pregunté:

—¿Por qué el médico, que se mostró tan impresionado como yo ante la buena visión de Adar, no mencionó que había avanzado de cinco por ciento a sesenta por ciento de la visión normal?

—Porque habría tenido que explicarlo —respondió el profesor— y no podía hacerlo.

&) C8

Continué corriendo. Había llegado a un lejano paraje de la playa. En San Francisco es habitual encontrar grupos de cinco a siete personas en ciertos tramos de la playa, y en ocasiones ves a diez o doce que hacen ejercicio, practican artes marciales, estiran los músculos o corren. Pero donde yo me encontraba no había nadie en unos ochocientos metros a la redonda. El sol empezaba a teñir de rojo las colinas de Daly City, aunque aún hacía frío en la playa. Pero para entonces yo había dejado de sentirlo. Corría y empezaba a ver frente a mí un panorama más agradable. Comprendí que, si bien los talleres y retiros que dirigía satisfacían sólo en parte mi sueño de crear comunidades de sanación personal, mi sueño de hacer llegar mi trabajo al mundo entero se materializaba día a día. Habían surgido momentos difíciles, pero también situaciones muy propicias.

A cada paso me sentía más ligero. Mi respiración era cada vez más profunda. De repente, algo dentro de mí me dijo: "No pienses, no recuerdes, no dejes que nada te distraiga. Siente el universo". De pronto empecé a sentir la fuerza del viento, su masaje en mi cuerpo y la fuerza de las olas. A pesar de que la temperatura era de cinco grados Celsius y mi única prenda era un traje de baño, tenía una sensación de calidez procedente de mi interior que compensaba el frío a mi alrededor. Volví a experimentar la sensación de emoción y calidez que tuve cuando inicié mi trabajo terapéutico. Sentí que las fuerzas del universo me alentaban para continuar con mi trabajo. El mundo externo empezó a fundirse con mi mundo interior y me sentí rejuvenecido. De nuevo me resultó claro que la comprensión de que el cuerpo cuenta con el poder necesario para sanarse de manera natural impregnaría la vida de mucha gente. Una vez me resultó claro que lo que yo tenía que hacer no era luchar para convencer a nadie, sino ayudar a que esa comprensión llegara a todos aquellos que estuvieran dispuestos a recibirla. Al fin y al cabo, esa sensación del poder de sanación llegaría a cada hombre, mujer, niño y niña del mundo.

Seguí mi carrera. Mis pensamientos fueron desvaneciéndose, pero la sensación de calidez persistió. Cuando llegué a Pacifica, mi mente estaba vacía. Corrí de regreso a casa, vacío de pensamientos y lleno de una sensación de expansión. Había completado mi carrera de veintiocho kilómetros en la arena suave.

Me esperaba un masaje esa misma mañana. Al pasar por Ocean Beach varias personas empezaban a hacer ejercicio en la playa. Algunas parecían sonreírme. Algunas intentaron hacerme conversación, pero yo continué corriendo. Al acercarme a las calles cercanas a mi casa me percaté de que la gente protegida con abrigos se estremecía sólo de verme correr en traje de baño. Una carrera de veintiocho kilómetros puede dar calor al cuerpo, pero la sensación interna de fuerza lo calienta aún más. Mi lección, que aprendí sólo mediante la profunda relajación y la aceptación del mundo, consistía en que mi trabajo habría de llevar esa sensación de fortaleza al corazón de la gente. De manera sorprendente, con la ayuda de algunos ejercicios de estiramiento, un buen masaje y pensamientos positivos, apenas me dolieron los músculos después de este gran esfuerzo. Me sentía listo para afrontar la vida, con sus dificultades y sus recompensas.

Seguí envuelto en la fuerza y la sensación de calor, preparado para imaginar un mundo habitado por gente motivada que aprende acerca de sus recursos internos y los aplica de manera práctica hasta que su cuerpo mejora a su máxima capacidad.

EPÍLOGO

Me encantó que me solicitaran que escribiera un epílogo acerca de la Escuela de Sanación Personal y el Método de Sanación Personal de Meir Schneider. Conocí a Meir como consecuencia de una tragedia, pero el método de Sanación Personal me ayudó a transformar ésta en un propósito en la vida y en la salud.

En 1992, cuando vivía en Texas, fui atropellada por una camioneta todoterreno y estuve al borde de la muerte. Mis lesiones masivas incluían la cara destrozada, lesiones cerebrales, fractura de costillas, un pulmón perforado, diplopía (visión doble) y muchos problemas musculoesqueléticos. Cuatro años después, un automóvil chocó contra la parte trasera del vehículo en el que yo viajaba, y a mis problemas se agregaron una ruptura de disco y una hernia en un disco del cuello. En 1997, después de años de terapia física y más de veintiséis cirugías reconstructivas, aún padecía dolores constantes, mis movimientos eran muy limitados y tenía visión doble. En ese entonces leí el libro *Self-Healing: My Life and Vision* de Meir y sentí que aún tenía esperanzas. Decidí ir a San Francisco y averiguar si Meir Schneider podía ayudarme.

Inicialmente recurrí a él porque estaba perdiendo la poca visión binocular que me había brindado la cirugía correctiva; los oftalmólogos se mostraban desconcertados y no me ofrecían una solución definitiva. Después de dos semanas de terapia con Meir, recuperé la fusión visual sin métodos agresivos. Pero lo más sorprendente fue que sentía menos dolor en el cuerpo y podía moverme con mayor libertad. Volví a casa llena de esperanza y con un programa de ejercicios.

Después de un par de visitas más, Meir me sugirió que tomara el curso básico de entrenamiento para comprender mejor cómo debía continuar con mi trabajo corporal. Me parecía que mi discapacidad era muy grave como para emprender esa tarea, pero él me animó y me dijo que me ayudaría durante las clases. Ese curso transformó mi vida. Emocionada con mis propios logros e intrigada por la eficacia del Método de Sanación Personal, acudí a la Comisión de Rehabilitación del estado de Texas (TRC) para inscribirme a más clases. Pero después de una evaluación vocacional, la Comisión me rechazó; el argumento fue que mi discapacidad era muy grave. Sin perder los ánimos, encontré otros apoyos por medio de familiares y amigos. En la actualidad tengo un empleo por primera vez en 10 años. Trabajo como practicante y educadora del método de Sanación Personal, en estrecha colaboración con la Self-Healing School. Con excepción de una mínima deformación en el rostro, nadie podría adivinar por lo que he pasado. Me dedico sin reservas a mis actividades favoritas, la jardinería y la cocina, lo que habría sido imposible hace unos cuantos años. Soy un milagro viviente, un caso de trauma trascendido y transformado.

Melissa Moody
Directora Educativa,
Self-Healing School
melissa@self-healing.org

Índice analítico

A

abdominales, músculos, fortalecimiento 211
abductores, glúteos y (ejercicio para envejecer con gusto) 245
accidente vascular cerebral 60, 247
actitud y curación
    comunidad de sanación personal 265-268
    Eileen (paciente con artritis) 150-156
    envejecer con gusto 252
    Gabi (paciente con problemas de espalda) 124
    Gefen, Sofía 181-189
    Ilana (paciente con esclerosis múltiple) 178-181
    miedo y 182, 259
    Naomi (paciente con problemas de espalda) 131-134
acupuntura 231
Adina (novia de David) 37, 38, 39
agruras 243
agua
    caliente con sal, para dedos de manos y pies (ejercicio para artritis) 162
    doblar brazos y piernas en (ejercicio para artritis) 169-170
    ejercicios en
        beneficios de 154
        para artritis 154, 158, 169-171
        para distrofia muscular 238, 239
    movimientos oscilatorios de las piernas en (ejercicio para artritis) 170
alcohol 243
Alexander, F.M. 128
    método 98, 128
analgésicos, dependencia de 156, 170-171
anteojos
    como impedimento para la visión 93, 116
    graduación reducida para 117
    para sol 117
Arkin, doctor 186, 189, 231, 233, 234
articulaciones
    funcionamiento de 166-169
    restablecimiento de 161-166
    rigidez en, y anemia 209
artritis
    alivio de 160-161
    articulaciones

        funcionamiento de 166-169
        restablecimiento de 161-166
    causas de 153, 159, 243
    definición 147-148
    Eileen 150-156
    ejercicios para
        agua caliente con sal para los dedos de manos y pies 162
        articulaciones de los hombros 163
        caminar bien 167
        caminar en agua 169
        de la espalda 166
        doblar brazos y piernas en agua 159
        escalar la pared de la piscina 170
        estiramiento de los dedos 161
        expansión con la respiración 160
        giro de antebrazos 162
        la locomotora 173-175
        masaje de espalda con una pelota de tenis 168
        masaje de pies 164
        mirar hacia el frente mientras caminas 167
        movimiento de tobillos 163
        movimiento oscilatorio de las piernas en agua 170
        movimiento pasivo del brazo en agua 170
        movimientos para la articulación de la cadera 165
        relajación de la cadera mediante círculos con las piernas 165
        sentarse bien 168
    Kristin 156-159
    medicamentos para 156-159, 170-171
    mente y 258
    Rachel 148-150
    terapia de sanación personal para 149, 152
    y aislamiento muscular 225
    y conciencia del movimiento 171-175
    y regeneración de cartílagos 159
asma 135
aspirina 154
astigmatismo
    anteojos y 116
    del autor 16, 27

autoinmunidad
 artritis y 147
 esclerosis múltiple y 177
ayuno 67, 156, 260-263

B

balanceo (ejercicio ocular) 113
baño de sol (ejercicio ocular) 12-20, 29, 70, 114, 118
Bates, William 18, 20, 69, 93-96, 112-115
 ejercicios oculares de 113
 método, malinterpretación de 101
Bella (hermana del autor) 3, 53
Bert (paciente con problemas de espalda) 134-135
Braille 9
brazo(s)
 doblar, en agua (ejercicio para artritis) 169-170
 estirar hacia atrás (ejercicio de toma de conciencia del cuerpo) 224
 movimiento, pasivo, en agua (ejercicio para artritis) 170

C

cabeza
 dolor de 20
 girar (ejercicio para esclerosis múltiple) 199
cadera(s)
 movilidad de la articulación (ejercicio para envejecer con gusto) 248
 movilidad pélvica (ejercicio para envejecer con gusto) 248
 movimientos de la articulación de la cadera (ejercicio para artritis) 165
 relajación mediante movimientos circulares de las piernas (ejercicio para artritis) 165
caminar
 con pesadez, y problemas de espalda 124
 bien (ejercicio para artritis) 167
 de lado o hacia atrás (ejercicio para la espalda) 138
 descalzo (ejercicio para la espalda) 141
 mirar hacia el frente (ejercicio para artritis) 167
 reaprender a (ejercicio de toma de conciencia del cuerpo) 217
cara, masaje para 247
cardíaco, ritmo, irregular 22
cartílago, regeneración del 159
cataratas
 cirugía de, 270
 del autor 3, 6, 13, 16
 ejercicios para 70-71
 envejecer con gusto y, 246-247
 Schneider, Adar 271-272

Schneider, Gull 270-271
 Vardi, 70-72
ceguera
 del autor 3, 4, 6-8
 ejercicios para 110-112
 Nancy 110-112
centrar y expandir (ejercicio de toma de conciencia del cuerpo) 220
Center for Self-Healing (San Francisco) 100
cerebro, mente y 257
Channi (paciente con polio) 61-63, 87
circulación
 envejecer con gusto y 247-248
 mala, efectos de 210, 247
 mente y 258
 Reuven 77
 visualización y 229
 Viva (paciente con anemia) 207-210
cirugía
 ortopédica 59, 82-86
 para problemas oculares 118, 270
clima y movilidad 201
columna vertebral
 curvatura de 122, 135
 ver también espalda
computadora, trabajo de, y cuidados oculares 115
conciencia kinestésica 123
contacto
 y alivio de la depresión 146
 y sensibilidad, importancia de 52, 148
contracción, evitar la 137
control de esfínteres, ejercicios 181
córnea, cirugía de 118
cuasi-*splits* (ejercicio para envejecer con gusto) 220
cuerpo
 centro físico de 121, 123, 220
 conciencia de
  incrementar 133, 216
  y caminar, reaprender 217
  y músculos poco utilizados 218-226
 ejercicios de toma de conciencia del
  aislar diversas áreas de la espalda 226
  centrar y expandir 220-221
  estirarse hacia atrás 224
  movimientos amplios de las piernas 224-225
  movimientos giratorios de antebrazos 222-223
  movimientos giratorios de las piernas 223
  prácticas sencillas de imaginación 228-229
  reaprender a caminar 217
  rodar de un lado a otro 215

separación de las funciones de
piernas y espalda 221-222
mente y 257-260
rigidez en 243-246
uso de, y tensión 213, 219

D

Danny (paciente con distrofia muscular)
como paciente 46-49, 231
como terapeuta 68-69, 72-75, 98, 149, 184
David (compañero de clase del autor) 37
David (paciente con problemas de espalda) 125-126
debilidad de la vejiga, ejercicios para 180
dedos
de las manos
estirar (ejercicio para artritis)
161-162
tamborilear, para recuperar sensación
187
de los pies
fortalecimiento (ejercicio para
esclerosis múltiple) 197
trabajo con (ejercicio para la espalda)
141
dependencia de analgésicos 156-159, 170-171
depresión
desplazamiento 23
y envejecer con gusto, 252
y problemas de espalda 145-146
desplazamiento
del punto focal (ejercicio ocular) 28
(ejercicio ocular) 23, 70, 114
desprendimiento de retina 247
dieta
ayuno 59, 156, 260-263
hábitos destructivos en 242-243
natural/vegetariana 67, 234
para envejecer con gusto 249, 251
diferenciación (ejercicio para la espalda) 120
diplopía
Dafne 108-110
Donald 104-108
ejercicios para 102-104, 105-110
Luelia 100-104
distrofia muscular
causas/efectos de 231-233
Danny 46-49
definición 231
Eli 41-44
Kominski 233-235
Lili 235-237
masaje para 38, 42 48-49
método de sanación personal y 237
Nascimento, Beatriz 239-240
Rosie 238-239

terapia de sanación personal y 42, 47, 50
Yankel 49-51
dolor
de cabeza
Adina 37, 38-39
del autor 20
masaje para 20
Vered 56
de espalda 145
Donald (paciente con problemas oculares) 104-108
Dorit (atacada por polio) 40-44
duchas, frías, beneficios de 169, 201, 208
Dvora (paciente con hernia) 211-214

E

eczema 208
educación, primeros años 8-13
Eileen (paciente con artritis) 150-156
ejercicios
oculares 17-22
aplicación de las palmas de las
manos, para mejorar la visión 17, 20,
23, 28, 70, 113, 262
balanceo 113
baño de sol 18-20, 29, 70, 114, 118
desplazamiento 23, 70, 114
del punto focal 28
envejecer con gusto, 247
equilibrio (ejercicio para esclerosis
múltiple) 200-202
oscilación 70, 113-114
para cataratas 273
para ceguera 110-112
para degeneración de la mácula 253
para visión doble 102-108
parpadeo 20, 28, 70
visión consciente, 23
pélvicos, 22
Eli (paciente con distrofia muscular) 41-44
masaje 42
emociones
bloqueadas, liberación de 226-228
mente y 257-258
negativas, en músculos del pecho 209
respiración y 206
y síntomas físicos 214
enfermedad
autoinmune 147,177
causas de 259
como indicador de problemas 75
ver también nombres de enfermedades
específicas
enojo, como energía constructiva 153
envejecer con gusto
a los noventa 251-252

a los ochenta 250-251
a los sesenta 249
a los setenta 249-250
ejercicios para
  cuasi-*splits* 246
  desarrollo de glúteos 245
  estirar la espalda media 250
  giros de los hombros 248
  glúteos y abductores 245-246
  movilidad pélvica 248
  movilidad de la articulación de la
    cadera 248
  relajar el cuello 250
y hábitos destructivos, superación de
  242-243
y la actitud 241
y la circulación 247-248
y la visión 246-247
y movilidad 243-245
equilibrio 183
escalar la pared de una piscina (ejercicio para
  artritis) 170
esclerosis múltiple
causas de 177-178
clima y movilidad 201
control fino del movimiento en 298-299
definición 177
ejercicios para
  abrir y cerrar la mano 199
  equilibrar los ojos 200
  fortalecimiento de los dedos de los
    pies y relajación de los tobillos 197
  girar la cabeza 199-200
  masaje del pie con una pelota de
    tenis 198
  relajación con la respiración 196
  sugerencias para 196
Gefen, Sofia 181-189
Ilana 178-181
medicamentos para 200
Menachem 189-194
mente y 258
Ruth 200-201, 252
Shannon 202-204
terapia de sanación personal para 178-181
y debilidad de la vejiga 180
y equilibrio 183
escuela profesional 54-55
esfuerzo ocular 115-119, 247
espalda
  aislar diversas áreas de (ejercicio de toma de
    conciencia del cuerpo) 226
  ejercicios para
    aislar diversas áreas de la espalda 226
    automasaje para mejorar la

circulación 137
caminar de lado o hacia atrás 138
caminar descalzo 141
desarrollar un programa de ejercicios
  145-146
diferenciación 136
estiramiento de la zona media de la
  espalda 250
estiramiento de las piernas 137
estiramiento y expansión 136
giros de los hombros 144
incorporarse sin usar los músculos
  de la espalda 139
masaje con una pelota de tenis, 142
relajar la tensión 139
rodar de un lado a otro 143-144
trabajar con los dedos de los pies 141
estiramiento (ejercicio para artritis) 166
evitar la contracción 137
funciones de piernas y espalda (ejercicio de
  toma de conciencia del cuerpo) 228
media, estirar (ejercicio para envejecer con
  gusto) 250
movimiento en muchos planos para
  143
músculos, incorporarse sin usarlos
  (ejercicios para la espalda) 139
pies y 141
problemas de
  a partir de lesiones 127-130
  Bert 134-135
  causas de 121
  dolor, 145
  espasmos 135
  Frida 63-64
  Gabi 124-125
  Naomi, 131-134, 215-216
  postura incorrecta, 125
  Shadmi, 127-130
  Solano, 205-207
  y aislamiento de músculos, 225
  y toma de conciencia del centro del
    cuerpo, 123-124
relajación 135
rigidez en 205
tensión y 140
tomar conciencia de 143
y extremidades, separar el uso de 139
Esther (tía del autor) 26, 53, 85, 96-97
estilo de vida, y osteoartritis 148
estiramiento y expansión (ejercicio para la espalda)
  136
estrabismo
  del autor 3, 16
  Luelia 100-104

estrés (tensión)
    masaje para 183
    nistagmo 27
    y artritis 172-175
    y movilidad 243
    y postura 140
    y problemas de espalda 145
    y problemas oculares 18, 95

F

fatiga
    dieta y 242
    ejercicios de relajación para 209
Feldenkrais, Moshe 35
flexibilidad. Ver movilidad
Frida (paciente con polio) 63-64
Frumer, doctor 67-68, 73, 86, 234
fuerza interna
    pérdida de 211-214
    renovar 269-275
    restablecimiento 211-214
fumar, 242

G

Gabi (paciente con problemas de espalda) 124
Gefen, Sofía 181-189
giro de antebrazos (ejercicio para artritis) 162
glaucoma 247
glúteos
    y abductores (ejercicio para envejecer con gusto) 245-246
    músculos, desarrollar (ejercicio para envejecer con gusto) 245
Gottlieb, Raymond 98

H

hábitos, destructivos 242-243
hernia 211-214
hipermetropía 116
holística, terapia, rechazo médico a 82-86, 94
hombros
    articulaciones (ejercicio para artritis) 163
    giros (ejercicio para la espalda) 144
hospital(es)
    dependencia fomentada por 265
    Hadassah (Jerusalén) 11
Hoyt (oftalmólogo) 270

I

Ida (madre del autor) 3
Ilana (paciente con esclerosis múltiple) 178-181
imaginación
    prácticas sencillas (ejercicio de toma de conciencia del cuerpo) 228-229
    ver visualización

indigestión 242
infarto 60
insomnio 101, 243
Isaac 16, 22, 24, 25-27, 37-39
    ejercicios oculares de 17-24, 28, 35
Israel 6, 8, 10-11
    Fuerzas de Defensa de 13
Italia 54

J

Junta Médica de California 269

K

Kenneth (esposo de Marguerite) 253
Kominski (paciente con distrofia muscular) 233-235
Kotter, doctora (oftalmóloga) 234
Kristin (paciente con artritis) 156-159

L

lentes de contacto, y cuidados oculares 116
Levov (Rusia) 3-5
Lili (paciente con distrofia muscular) 235-237
locomotora, ejercicio de la (ejercicio para artritis) 173-175, 246
Londres 239
Luelia (paciente con problemas oculares) 100-104
luz eléctrica, y esfuerzo ocular 115

M

mácula 28, 93
    degeneración de 247, 253-254
manos
    abrir y cerrar (ejercicio para esclerosis múltiple) 199
    falta de sensaciones en 181, 186
    masaje para 209
Marguerite (paciente con problemas oculares) 253-254
Mary (participante de un grupo de entrenamiento) 251
masaje 46
    Miriam y 22, 27
    para anemia 209
    para artritis 149, 157
    para distrofia muscular, 42, 47-49, 235, 237
    para dolores de cabeza 20
    para esclerosis múltiple 184
    para hernia 212
    para la cara 247
    para los primeros pacientes 42
    para polio 58, 61-62
    para problemas de espalda 124, 129, 133
    para ritmo cardíaco irregular 22
    para tensión nerviosa 183

Mazel (paciente con problemas oculares) 71, 84
medicamentos
    para artritis 156-159, 170-171
    para esclerosis múltiple 200
medicina moderna
    cirugía 59, 83, 118, 270
    dependencia fomentada por 265
    terapia holística rechazada por 82-86, 94
    visión, fenómeno fijo de acuerdo con 113, 119
    y anemia 208
    y curación 259
    y el método de sanación personal 231, 234, 237
    y esclerosis múltiple 189
    y tratamiento de síntomas, 76, 214
Menachem (paciente con esclerosis múltiple) 189-194
mente
    colectiva 263-264
    importancia de, en sanación 78, 182, 257
    rigidez de 180
    visualización y 228
    y cerebro/control corporal 257, 260
    y sanación personal, 259-260
método
    Alexander 98, 128
    Bates, malinterpretación de 101
miedo 182, 259
minusválidos, sanación personal y 64
miopía 116, 118
Miriam (bibliotecaria, masajista) 15-16, 18, 22
    terapia de sanación personal enseñada por 21-22, 27, 31-33, 35, 124, 187-189
    y primeros pacientes del autor 38, 40, 79
Moshe (tío del autor) 11, 12, 24-25, 75
movilidad
    articulación de la cadera (ejercicio para envejecer con gusto) 248
    clima y 201
    envejecer con gusto y 243-247
    pélvica (ejercicio para envejecer con gusto) 248
movimiento(s)
    conciencia de, y artritis 171-175
    control fino del, en esclerosis múltiple 198-199
    en muchos planos 143
    giratorios de antebrazos (ejercicio de toma de conciencia del cuerpo) 222-223
    importancia de 21, 31-33
    para anemia 209
    para artritis 152-155
    para distrofia muscular 50
    para polio 58, 62

pasivo 170, 235, 237, 240
    de brazos, en el agua (ejercicio para artritis) 170
sacádico 113
músculos
    aislamiento de 225
    distrofia muscular y 237
    mente y 257
    músculos esfinterianos, ejercicio para 173-175
    rigidez en, y anemia 209
    tensión en 185

N

Nancy (paciente con problemas oculares) 110-112
Naomi (paciente con problemas de espalda) 131-134, 215-216
Nascimento, Beatriz 239-240
Nayima (tía del autor) 26
niñez 3-6
nistagmo
    del autor 3, 23
    ejercicios para 23
    y tensión nerviosa 27

O

oftalmología
    Bates y 18
    terapia holística rechazada por 94
    visión, fenómeno fijo de acuerdo con 113, 119
ojos
    cuidado de 115
    movimiento *sacádico* de 113
optometría, conductual 117
órganos internos, ejercicio para 173-175, 246
oscilación (ejercicio ocular) 70-72, 113-114
osteoartritis 148
    ver también artritis

P

pacientes
    como maestros del método de sanación personal 155-156, 240
    con discapacidad, sanación personal y 64
    primeros 38-46, 52
    relación del médico con 265
    relación del sanador con 74-76, 265
    ver también Danny; Vered; nombres de pacientes específicos
palmas de las manos, aplicar (ejercicio ocular) 17, 20, 28, 70, 262
pantorrillas, desarrollo 197
parálisis 63
Parkinson, mal de 96

parpadeo (ejercicio ocular) 20, 28, 70
pecho, emociones atrapadas en 209
pelota de tenis, masaje con
    para artritis 168
    para esclerosis múltiple 198
    para la espalda 142
pesimismo, efectos del 124
peso corporal 242, 251
pierna(s)
    doblarlas en agua (ejercicio para artritis)
        169-170
    estiramiento (ejercicio para la espalda) 137
    movimientos amplios (ejercicio de toma de
        conciencia del cuerpo) 224
    movimientos circulares, relajación de la
        cadera mediante (ejercicio para artritis)
        165
    movimientos giratorios (ejercicio de toma
        de conciencia del cuerpo) 223-224
    movimientos oscilatorios en el agua
        (ejercicio para artritis) 170
    y espalda, separación de las funciones
        (ejercicio de toma de conciencia del
        cuerpo) 221-222
pies
    desarrollo 197-198
    espalda y 140-141
    falta de sensaciones en, 181, 186, 188
    masaje para (ejercicio para artritis) 164-165
polio
    Channi 61-63
    cirugía ortopédica y 59
    Dorit 40-41
    Frida 63-64
    mente y 259
    Rivka 79-89
    terapia
        de sanación personal para 58, 62, 81-82,
            87-89
        física y 59, 84
    Vered 55-61
post-polio, síndrome 60
postura 125
presbicia 247
problemas oculares
    a causa de esclerosis múltiple 185-186
    a raíz de lesiones en la espalda 127-130
    astigmatismo 3, 14, 27, 116
    causas de 18, 95, 115-119, 247
    ceguera 3-4, 6-8, 110-112
    cirugía de córnea para corregir 118
    enfoque de Bates para 93-96
    estrabismo 3, 14, 100-104
    glaucoma 247
    hipermetropía 116

Marguerite 253-254
    miopía 116, 118,
    nistagmo 3, 23, 27
    retina, desprendimiento de 247
    y tensión 18
    ver también cataratas; visión doble; mácula;
        nombres de problemas oculares específicos
prolapso uterino 22
pupilas, contracción de 117

R

Rachel (paciente con artritis) 148-150
Rachel (hermana de Rivka) 82-85
Raison, doctor 148-149
relajación
    efectos de 207
    ejercicios de 209-210
reptar cruzando piernas y brazos (ejercicio) 251
respiración/respirar
    expansión (ejercicio para artritis) 160-161
    importancia de 33, 206
    para artritis 149, 152, 160-161
    para distrofia muscular 48
    para esclerosis múltiple 178, 182
    para hernia 211
    para problemas de espalda 207
    relajación (ejercicio para esclerosis múltiple)
        196
    visualización de 207, 229
    y circulación 208
retina, desprendimiento de 247
Reuven (paciente con problemas circulatorios) 77
ritmo cardíaco 22
Rivka (paciente con polio) 79-89
rodar de un lado a otro
    (ejercicio de toma de conciencia del
        cuerpo) 218
    (ejercicio para la espalda) 143
rodillas, inflamadas 148-150
Rosie (paciente con distrofia muscular) 238-239
Ruth (paciente con esclerosis múltiple) 200-202,
    252-253

S

sacádico, movimiento 113
Sadi (tío del autor) 26
sanación (personal)
    comunidad y, 265-268
    importancia de la mente en 78, 182
    mente y 260-263
método de 100, 146
    aceptación médica de 231, 234, 237
    beneficios de 160
    pacientes como maestros de 155,
        156, 240

promoción de, por parte de
  pacientes 239
y distrofia muscular 237-238
rechazo médico de 82-87, 94
resistencia interna a 76-77 150-156
terapia, para problemas oculares 21-27
tomarse el tiempo para 130-131
ver también, respirar/respiración; masaje;
  movimiento; visualización; nombres de
  ejercicios o problemas de salud específicos
San Francisco 53, 97-100
sangre. Ver circulación
Savta (abuela del autor) 3-13
Schneider
  Adar (hija) 271-272
  Avraham (padre) 3, 7
  Bella (hermana) 3, 53
  Dror (esposa) 271
  Gull (hijo) 270-271
  Ida (madre) 3-5, 7
  Meir
    ceguera de 3-4, 6-8
    clases/talleres impartidos por
      226-228
    educación, primeros años 8-13
    fuerza interna renovada por 269-275
    infancia de 3-6
    mejorar la visión de 23, 27-29,
      44-46
    primera clínica de 68-70
    primeros pacientes de 38-44, 46-52
    rechazo de, por parte de la opinión
      pública 269
    y escuela profesional 54-55
  ver también paciente específico
Self-Healing School (San Francisco) 100
sentarse bien (ejercicio para artritis) 168
Shadmi (paciente con problemas de espalda)
  127-130
Shalom (barco de pasajeros) 6
Shannon (paciente con esclerosis múltiple) 202-204
Shlomo 33-35
silla de ruedas, dejar la 201-202
sobrepeso 242, 251
Sociedad Vegetariana (Tel Aviv) 67-70, 73-74, 148,
  205, 231
Solano (paciente con problemas de espalda) 205-
  207
Stein, doctor (oftalmólogo) 7

T

tensión
  causas de 213
  cuello, ejercicio para 250
  liberación de, y emociones 227-228

muscular 185
relajar la (ejercicio para la espalda) 139-140
terapia
  física 59, 84, 236
  holística, rechazo médico a 82-86, 94
Tirza (compañera de habitación de Channi) 87
tobillo(s)
  movimiento (ejercicio para artritis) 163
  relajación (ejercicio para esclerosis múltiple)
    174
Tovah (paciente con problemas oculares) 71
trampolín 153
trombosis 247
Tsippi (hermana adoptiva de Eli) 44

U

Universidad Bar Ilan (Tel Aviv) 55
útero, prolapso de, ejercicio para 22

V

Vardi (paciente con problemas oculares) 70-72
vegetarianismo 67, 234
Vered (paciente con polio)
  como paciente 55-61, 231
  como terapeuta 68-71, 72-74, 79-83, 97-98,
    180, 184
  resistencia a sanar 76-78
visión
  anteojos como impedimento para 93, 116
  Bates y 112-113
  consciente (ejercicio ocular) 23
  doble 100-110
  envejecer con gusto y 246-247
  mejoría de 44-46, 115-119
  visualización y, 228-229
  y desplazamiento del punto focal 70-71
visión doble. Ver *también* diplopía
  Dafne 108-110
  Donald 104-108
  ejercicios para 102-104, 105-110
  Luelia 100-104
visualización
  beneficios de 205, 214-216, 228-229
  de la respiración 207
  para artritis 152, 160
  para esclerosis múltiple 179
  para hernia 212
  para polio 63
  para problemas de espalda 125, 129, 133,
    207, 215-216
  sencilla (ejercicio de toma de conciencia del
    cuerpo) 228-229
  vocalización como alternativa de 223
  y músculos poco utilizados 218-226
Viva (paciente con anemia) 207-210

W

Whiteford, Aileen 115

Y

Yaffa (novia del autor) 55
Yankel (víctima de distrofia muscular) 49-51
yoga 33-35,253
Yosef (esposo de Naomi) 131-132

Z

zapatos, y cuidado de la espalda 141
Zimmerman, doctor (oftalmólogo) 93
Zvi (tío del autor) 20, 26